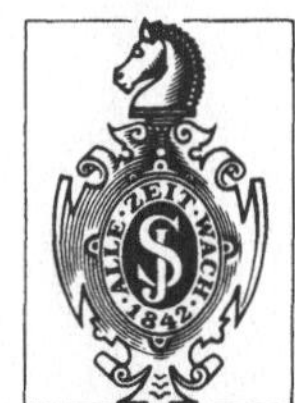

G. Hierholzer · H. J. Böhm (Hrsg.)

Reanimation im Rettungswesen

Mit 67 Abbildungen und 42 Tabellen

Springer-Verlag Berlin Heidelberg New York
London Paris Tokyo Hong Kong Barcelona

Professor Dr. med. G. Hierholzer
Dr. med. H.J. Böhm
BG-Unfallklinik Duisburg-Buchholz
Großenbaumer Allee 250, 4100 Duisburg

ISBN-13:978-3-540-52441-0   e-ISBN-13:978-3-642-75615-3
DOI: 10.1007/978-3-642-75615-3

CIP-Titelaufnahme der Deutschen Bibliothek
Reanimation im Rettungswesen / G. Hierholzer; H.J. Böhm (Hrsg.).
– Berlin; Heidelberg; New York; London; Paris; Tokyo; Hong Kong; Barcelona: Springer, 1990
ISBN-13:978-3-540-52441-0

NE: Hierholzer, Günther [Hrsg.]

2119/3145-543210 – Gedruckt auf säurefreiem Papier

Vorwort

Notfallmedizin ist eine interdisziplinäre Aufgabe. Die kardiopulmonale Reanimation, zentrales Thema dieses Buches, stellt eine große Herausforderung für alle an der Durchführung des Rettungsdienstes beteiligten Berufsgruppen dar. Darüber hinaus gewinnt die Thematik auch zunehmendes Interesse in der Bevölkerung, wie die Ergebnisse der verschiedenen Projekte zur Einweisung in die Laienreanimation zeigen. Folglich sollen Analyse und fachliche Zielsetzung der kardiopulmonalen Reanimation unter zwei Gesichtspunkten betrachtet werden: Zum einen aus dem Blickwinkel des Notarztes im Umfeld des institutionalisierten Rettungsdienstes, zum anderen unter Einbeziehung des Ersthelfers, der bei frühem Einsetzen und effektiver Durchführung seiner Maßnahmen entscheidend dazu beitragen kann, das therapiefreie Intervall zu verkürzen.

Die vorliegenden Einzelbeiträge wurden von den Autoren nach Vorträgen erarbeitet, die sie anläßlich der 9. Jahrestagung der Sektion Rettungswesen der Deutschen Interdisziplinären Vereinigung für Intensivmedizin (DIVI) in Duisburg am 9. und 10. Juni 1989 gehalten haben. Autoren verschiedener Fachbereiche haben ihren Beitrag geleistet und dadurch den Gedanken des interdisziplinären Charakters der Notfallmedizin zusätzlich untermauert.

Duisburg, im Juni 1990
G. HIERHOLZER
H. J. BÖHM

Inhalt

Teil III: Vermeidung und Behandlung von Komplikationen bei der kardiopulmonalen Reanimation

Mitarbeiterverzeichnis

AHNEFELD, F. W.,
Professor Dr. med.
Abteilung Klinische Anästhesiologie
der Universitätsklinik
Steinhövelstraße 9, 7900 Ulm

ANSORG, R., Professor Dr. med.
Institut für Medizinische
Mikrobiologie der Universität
Gesamthochschule Essen
Hufelandstraße 55, 4300 Essen 1

BAHR, J., Dipl.-Soz.
Zentrum Anästhesiologie
der Universität Göttingen
Robert-Koch-Straße 40
3400 Göttingen

BARTELS, F., Dr. med.
Arbeiter-Samariter-Bund
Keltenstraße 40, 5000 Köln 41

BARTSCH, A. C., Dr. med.
Institut für Anästhesiologie
der Universität Bonn
Sigmund-Freud-Straße 25
5300 Bonn 1

BÖHM, H. J., Dr. med.
Berufsgenossenschaftliche
Unfallklinik
Großenbaumer Allee 250
4100 Duisburg 28

BÖMMER, T., Dr. med.
Berufsgenossenschaftliche
Unfallklinik
Großenbaumer Allee 250
4100 Duisburg 28

BOUILLON, B., Dr. med.
II. Chirurgischer Lehrstuhl
der Universität Köln
Klinikum Merheim
Ostmerheimer Straße 200
5000 Köln 91

BRAUER, C., Dr. med.
Abteilung für Kardiologie und
Intensivmedizin
Universitätsklinikum
Rudolf Virchow
Augustenburger Platz 1
1000 Berlin 65

BUSSE, C., Dr. med.
Zentrum für Anästhesiologie der
Universität Göttingen
Robert-Koch-Straße 40
3400 Göttingen

CRAIN, S., Dipl.-Ing.
Berufsfeuerwehr Duisburg
Friedenstraße 5 – 9
4100 Duisburg 1

DAUL A., Priv.-Doz. Dr. med.
Abteilung für Allgemeine Chirurgie
Universitätsklinikum Essen
Hufelandstraße 55, 4300 Essen 1

DIEDRICH, N., Dr. med.
Neurochirurgische Universitätsklinik Köln
Joseph-Stelzmann-Straße 9
5000 Köln 41

EIGLER, F. W., Prof. Dr. med.
Abteilung für Allgemeine Chirurgie
Universitätsklinikum Essen
Hufelandstraße 55, 4300 Essen

ELLINGER, K. Dr. med.
Institut für Anästhesiologie und
Reanimatologie
Fakultät für klinische Medizin
Ruprecht-Karls-Universität
Heidelberg
Voßstraße 2, 6900 Heidelberg
Klinikum der Stadt Mannheim
Theodor-Kutzer-Ufer
6800 Mannheim

ENGELHARDT, G. H., Prof. Dr. med.
Chirurgische Klinik
Klinikum Barmen
Heusnerstraße 40, 5600 Wuppertal 2

FIRSCHING, R., Priv.-Doz. Dr. med.
Neurochirurgie
Universitätsklinik Köln
Joseph-Stelzmann-Straße 9
5000 Köln 41

FRESE, W., Dr. med.
Medizinische Klinik
Städtisches Krankenhaus
Lamprechtstraße 2
8750 Aschaffenburg

FROWEIN, R. A., Prof. Dr. med.
Neurochirurgische
Universitätsklinik Köln
Joseph-Stelzmann-Straße 9
5000 Köln 41

GESEMANN, M., Dr. med.
Institut für Medizinische Virologie
und Immunologie der Universität
Gesamthochschule Essen
Hufelandstraße 55, 4300 Essen 1

GÖNNER, D., Prof. Dr. med.
Tiefbau-Berufsgenossenschaft
Am Knie 6, 8000 München 60

HARLOFF, M., Dr. med.
Medizinische Klinik I
St.-Elisabeth-Klinik
Kapuzinerstraße 4, 6630 Saarlouis

HARLOFF, P., cand. med.
Medizinische Fakultät
der Universität Heidelberg
Im Neuenheimer Feld 346
6900 Heidelberg

HAX, P.-M., Dr. med.
Berufsgenossenschaftliche
Unfallklinik
Großenbaumer Allee 250
4100 Duisburg 28

HEINEGG, E. VON, Dr. med.
Institut für Medizinische
Immunologie
Universitätsklinikum Essen
Hufelandstraße 55, 4300 Essen 1

HEINRICH, H.
Institut für Anästhesiologie
Universität Würzburg
Josef-Schneider-Straße 2
8700 Würzburg

HEITEMEYER, U., Dr. med.
Berufsgenossenschaftliche
Unfallklinik
Großenbaumer Allee 250
4100 Duisburg 28

HOCHREIN, H., Prof. Dr. med.
Abteilung für Kardiologie
und Intensivmedizin
Universitätsklinikum
Rudolf Virchow
Augustenburger Platz 1
1000 Berlin 65

JACOBI, C. cand. med.
Universitätsklinikum Köln
Joseph-Stelzmann-Straße 9
5000 Köln 41

JUCHEMS, R. Prof. Dr. med.
Medizinische Klinik
Städtisches Krankenhaus
Lamprechtstraße 2
8750 Aschaffenburg

KETTLER, D., Prof. Dr. med.
Zentrum Anästhesiologie
der Universität Göttingen
Robert-Koch-Straße 40
3400 Göttingen

KLUG, N., Prof. Dr. med.
Neurochirurgische
Universitätsklinik Köln
Joseph-Stelzmann-Straße 9
5000 Köln 41

KNUTH, P., Dr. med.
Dipl.-Verwaltungswirt, Ärztlicher
Geschäftsführer
der Bundesärztekammer
Herbert-Lewin-Straße 1
5000 Köln 41

LANGE-BRAUN, P., Dr. med.
Abteilung für Kardiologie
und Intensivmedizin
Universitätsklinikum
Rudolf Virchow
Augustenburger Platz 1
1000 Berlin 65

LECHLEUTHNER, A., Dr. med.
II. Chirurgischer Lehrstuhl
der Universität Köln
Klinikum Merheim
Ostmerheimer Straße 200
5000 Köln 91

LEMBURG, P., Prof. Dr. med.
Pädiatrische Intensivmedizin
Zentrum für Kinderheilkunde
der Universität Düsseldorf
Moorenstraße 5, 4000 Düsseldorf

LINDE, H.,
Generaloberstabsarzt a. D.
DRK-Bundesarzt
Friedrich-Ebert-Allee 71
5300 Bonn 1

LINDNER, K. H.,
Priv.-Doz., Dr. med.
Universitätsklinik
für Anästhesiologie
Klinikum der Universität Ulm
Prittwitzstraße 43, 7900 Ulm

OBERTACKE, U., Dr. med.
Abteilung für Unfallchirurgie
Universitätsklinikum Essen
Hufelandstraße 55, 4300 Essen

PICHLMAIER, Prof. Dr.
Chirurgische Universitätsklinik
und Poliklinik,
Joseph-Stelzmann-Straße 9
5000 Köln 41

PURMANN, H., Dr. med.
Klinik für Allgemeinchirurgie,
Klinikum Barmen,
Heusnerstraße 40, 5600 Wuppertal 2

RICHARD, K.-E., Prof. Dr. med.
Universitätsklinik Köln
Joseph-Stelzmann-Straße 9
5000 Köln 41

ROSSI, R., Dr. med.
Universitätsklinik
für Anästhesiologie
Klinikum der Universität Ulm
Prittwitzstraße 43, 7900 Ulm

ROTH, H.-J., Dr. med.
Medizinische Klinik
Städtisches Krankenhaus
Lamprechtstraße 2
8750 Aschaffenburg

SANKER, P., Dr. med.
Neurochirurgische Klinik
Universitätsklinik Köln
Joseph-Stelzmann-Straße 9
5000 Köln 41

SCHMITT-NEUERBURG, K. P.,
Prof. Dr. med.
Abteilung für Unfallchirurgie
Universitätsklinikum Essen
Hufelandstraße 55, 4300 Essen

SCHUBERT, E. Dr. med.
Pädiatrische Abteilung
Klinikum Niederberg
Robert-Koch-Straße 2, 5620 Velbert

SCHÜTTLER, J. Priv.-Doz. Dr. med.
Institut für Anästhesiologie
der Universität Bonn
Sigmund-Freud-Straße 25
5300 Bonn 1

SCHWAN, C.,
Polizeihauptkommissar
Polizeipräsidium
Düsseldorfer Straße 161 – 163
4100 Duisburg 1

SCHWEINS, M., Dr. med.
II. Chirurgischer Lehrstuhl
der Universität Köln
Klinikum Merheim
Ostmerheimer Straße 200
5000 Köln 91

SEFRIN, P. Prof. Dr. med.
Institut für Anästhesiologie
der Universität Würzburg
Josef-Schneider-Straße 2
8700 Würzburg

STANNIGEL, H., Dr. med.
Pädiatrische Intensivmedizin
Zentrum für Kinderheilkunde
der Universität Düsseldorf
Moorenstraße 5, 4000 Düsseldorf

TERHAAG, D., Prof. Dr. med.
Universitätsklinik Köln
Joseph-Stelzmann-Str. 9
5000 Köln 41

THRAENHART, O.,
Priv.-Doz. Dr. med.
Institut für Medizinische Virologie
und Immunologie der Universität
Gesamthochschule Essen
Hufelandstraße 55, 4300 Essen 1

VOCK, B., Dr. med.
Berufsgenossenschaftliche
Unfallklinik
Pfennigsweg 13, 6700 Ludwigshafen

WALZ, M., Dr. med.
Abteilung für Unfallchirurgie
Universitätsklinikum Essen
Hufelandstraße 55, 4300 Essen

WENTZENSEN, A.,
Priv.-Doz. Dr. med.
Berufsgenossenschaftliche
Unfallklinik
Pfennigsweg 13, 6700 Ludwigshafen

ZAPF, C., Dr. med.
Fa. Hewlett Packard
Herrenberger Straße 110
7030 Böblingen

Stand der kardiopulmonalen Reanimation (CPR)

Technische Durchführung
der kardiopulmonalen Reanimation

R. Rossi, K.H. Lindner und F.W. Ahnefeld

Atmung und Kreislauf bilden die Voraussetzungen für die Tätigkeit der Gewebe und Organe des menschlichen Körpers. Eine schwerwiegende Beeinträchtigung oder das Erlöschen einer oder dieser beiden Vitalfunktionen (Abb. 1) hat innerhalb kürzester Zeit gravierende Auswirkungen, welche das Überleben des Betroffenen gefährden bzw. unmöglich machen. Vorrangige Aufgabe des Ersthelfers bzw. des erstbehandelnden Arztes ist die Wiederherstellung und Stabilisierung der Atem- und Herz-Kreislauf-Funktion [1].

Zur Erstversorgung eines Patienten mit Atem- und Kreislaufstillstand kommen primär die lebensrettenden Sofortmaßnahmen zur Anwendung. Sie erfordern keine speziellen Hilfsmittel und können jederzeit und überall zum Einsatz kommen. Sie umfassen das Freimachen und Freihalten der Atemwege, die Beatmung und die Überbrückung des Kreislaufstillstandes durch extrathorakale Herzdruckmassage. Durch ihre Anwendung kann die kritische Zeitspanne bis zum Einsetzen der erweiterten Maßnahmen überbrückt werden. Im folgenden werden die aktualisierten Empfehlungen zur kardiopulmonalen Reanimation dargestellt [2].

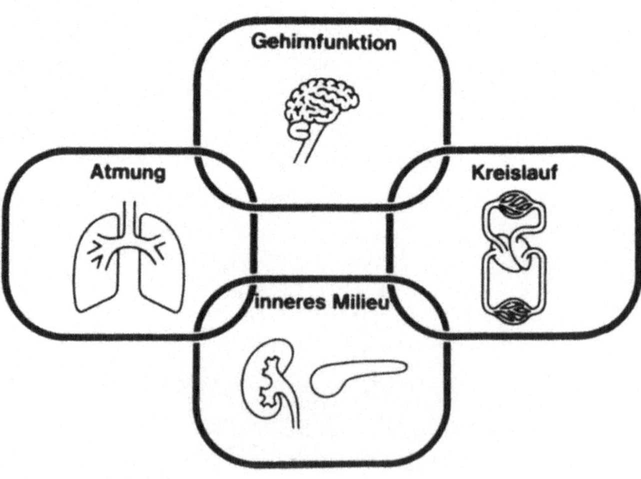

Abb. 1. Vitalfunktionen

Diagnose des Atem- und Kreislaufstillstandes

Leitsymptom des Atem- und Kreislaufstillstandes ist die Bewußtlosigkeit des Patienten, wenn der Betroffene weder auf lautes Ansprechen noch auf Schütteln reagiert.

Die Sofortdiagnostik der Atemfunktion basiert auf der qualitativen und quantitativen Beurteilung der Atembewegungen, des Atemstoßes und der Feststellung einer Zyanose. Auch eine Schnappatmung muß funktionell als Atemstillstand klassifiziert werden und ist als solcher zu behandeln.

Das Kardinalsymptom des Kreislaufstillstandes ist der fehlende Puls an den großen Arterien (A. carotis, A. femoralis). Die Blässe bzw. Zyanose der Akren und sichtbaren Schleimhäute, die Bewußtlosigkeit und weite, reaktionslose Pupillen sind als sekundär eintretende Symptome Zeichen der zerebralen Hypoxie und Ausdruck der Perfusionsstörung (Abb. 2).

Wurde ein Atem- und Kreislaufstillstand nachgewiesen, müssen die Basismaßnahmen der kardiopulmonalen Reanimation, also die Beatmung und die Herzdruckmassage, ohne Beachtung der Ursache, die zu dieser Situation geführt hat, sofort begonnen werden.

Basismaßnahmen der kardiopulmonalen Reanimation

Präkordialschlag

Mit dem präkordialen Faustschlag wird versucht, durch mechanische Energie eine möglichst große Zahl von Myokardzellen zu depolarisieren und wieder eine geordnete elektrische und mechanische Aktivität des Herzens zu erreichen. Voraussetzung für die Wirksamkeit ist eine noch intakte elektromechanische Kopplung. Der Präkordialschlag kommt deshalb nur bei (am EKG-Monitor) beobach-

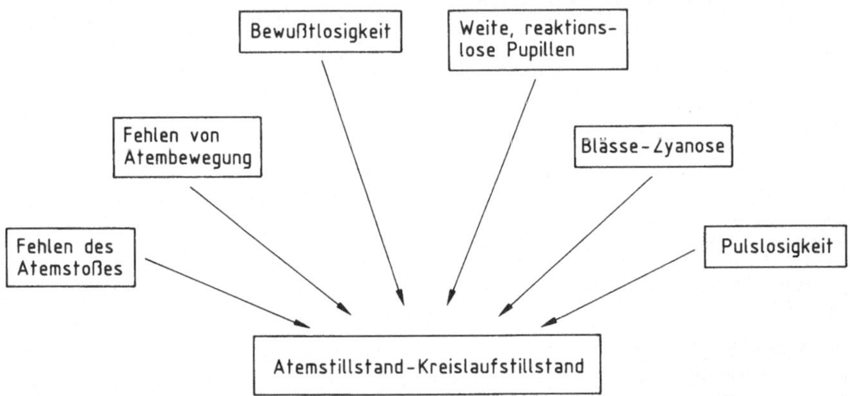

Abb. 2. Diagnose des Atem- und Kreislaufstillstandes

tetem Kreislaufstillstand zum Einsatz. Er ist dann indiziert, wenn der Kreislaufstillstand nicht länger als 30 s dauerte und das Herz nicht hypoxisch ist. Ein sofort
ausgeführter, kurzer Faustschlag auf die Mitte des Brustbeins aus ca. 30 cm Höhe
kann unter diesen Voraussetzungen eine elektrische Aktion hervorrufen, die zu
einer myokardialen Kontraktion führt. In einzelnen Fällen lösen wiederholte
Faustschläge in Abständen von 1–2 s am tastbaren Puls erkennbare effektive
Kammerkontraktionen aus (sog. Pacing).

Der präkordiale Schlag ist nicht ungefährlich. Er kann eine Bradykardie und
eine Kammertachykardie (Zustände mit massiv herabgesetztem, jedoch noch
vorhandenem Herzzeitvolumen) in eine Asystolie oder ein Kammerflimmern
(also einen Kreislaufstillstand) umwandeln [3].

Nicht zuletzt deswegen wurde die Indikation auf die Zustände des (am Monitor)
beobachteten Kreislaufstillstandes eingeengt. Er sollte wegen Traumatisierungs-
gefahr nicht bei Kindern angewandt werden.

Freimachen und Freihalten der Atemwege

Jede kardiopulmonale Reanimation beginnt unabhängig von der Ursache mit dem
Freimachen und Freihalten der Atemwege sowie der Beatmung. Hierzu wird eine
Inspektion des Mund-Rachen-Raumes (Öffnung durch Esmarch-Handgriff) und
ggf. eine manuelle oder instrumentelle Entfernung von Fremdkörpern durchgeführt. Vordringlich ist das Überstrecken des Kopfes und das gleichzeitige Vorziehen des Unterkiefers, da nur durch dieses Doppelmanöver die Atemwege sicher
freigemacht werden können. (Abb. 3). Wenn auch vereinzelt eingewendet wird,
daß bei primär kardial ausgelöstem Kreislaufstillstand nur durch frühestmögliche
Herzmassage, ohne vorheriges Freimachen der Atemwege und Beatmen, die
Phase der zerebralen myokardialen Hypoxie minimiert werden kann, so ergibt
sich schon aus kreislaufphysiologischen und ablauftechnischen Gründen, daß nur
bei Beachtung einer einheitlichen Systematik ein unter allen Umständen geeignetes Vorgehen gefunden werden kann. Dies basiert auf dem seit vielen Jahren
bewährten ABC nach Safar [4].

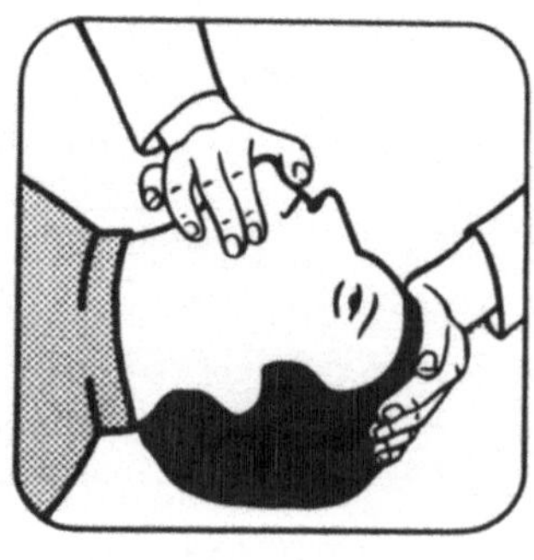

Abb. 3. Freimachen der Atemwege

Neben der Überstreckung des Kopfes können zusätzlich zum Freihalten der Atemwege Hilfsmittel, wie z. B. der Guedel- oder der Wendl-Tubus (Abb. 4), eingesetzt werden, die außerdem bei der Atemspende bzw. Beatmung als Luftbrücken fungieren können. Ihre Anwendung setzt in jedem Fall aber die korrekte Durchführung der Kopfüberstreckung und eine einwandfreie Plazierung voraus.

Wann immer möglich, sollte die frühzeitige endotracheale Intubation – entsprechende Kenntnisse und Hilfsmittel vorausgesetzt – durchgeführt werden. Nur sie sorgt stets für freie Atemwege, sicheren Schutz vor Aspiration und optimale Ventilationsmöglichkeiten hinsichtlich Atemzugvolumen und O_2-Konzentration (Abb. 5).

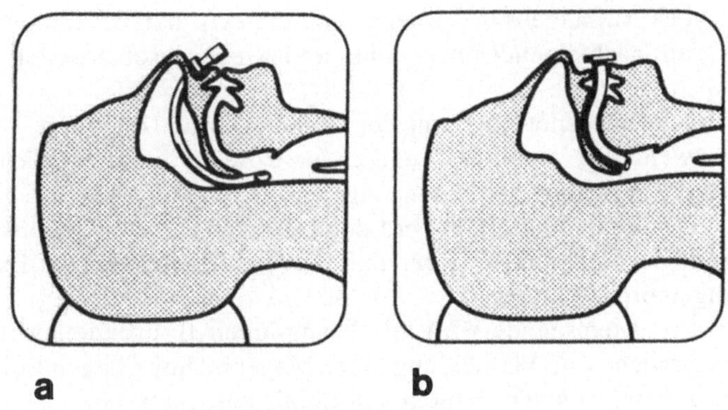

Abb. 4. a Wendl-Tubus, **b** Guedel-Tubus

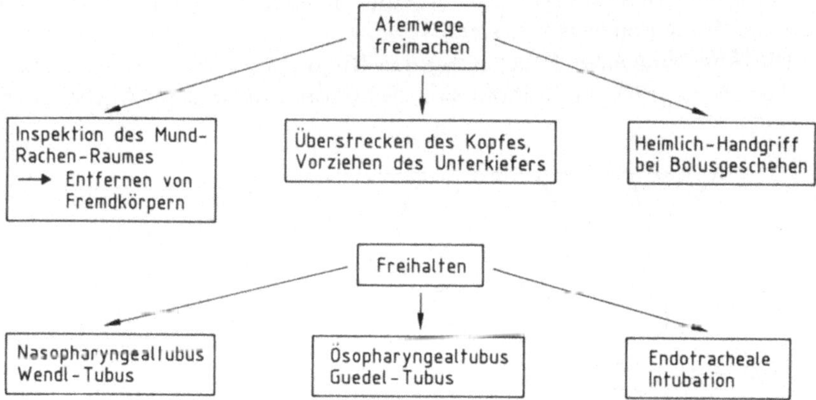

Abb. 5. Basismaßnahmen der kardiopulmonalen Reanimation / Atemwege

Beatmung

Die einfachste Form der Beatmung, die ohne jedes Hilfsmittel und in jeder Situation durchführbar ist, ist die Atemspende. Grundsätzlich besteht die Möglichkeit der Mund-zu-Nase- und Mund-zu-Mund-Beatmung. Die erstere ist stets vorzuziehen, da bei diesem Verfahren

1. Die Atemwege bei gleichzeitig geschlossenem Mund (kein Entweichen der Luft möglich) in optimaler Weise geöffnet sind;
2. der Beatmende seinen Mund leichter und sicherer über der Nase des Patienten aufsetzen und diese abdichten kann als bei der Mund-zu-Mund-Beatmung und
3. der Beatmungsdruck in den Nasengängen reduziert wird und so die Gefahr des Aufblähens des Magens und die evtl. daraus resultierende Regurgitation mit nachfolgender Aspiration und Atemwegsobstruktion verringert ist.

Die Atemspende in Form der Mund-zu-Mund-Methode kommt nur dann zur Anwendung, wenn die Mund-zu-Nase-Beatmung unmöglich ist (Verletzung der Nase, Verlegung der Nasengänge u. ä.).

Der Beatmungseffekt wird durch Sehen (Heben und Senken des Thorax während der Beatmung), Hören und Fühlen (Ausströmen der Exspirationsluft) ständig überprüft (Abb. 6).

Die Atemspende wird mit 2 langsamen Insufflationen innerhalb von 3–4 s begonnen. Zur Vermeidung einer Magenblähung beginnt die zweite Inspiration erst dann, wenn der Patient vollständig ausgeatmet hat. Die weitere Beatmungsfrequenz liegt bei Erwachsenen bei 12/min. In Abhängigkeit von der Größe und dem Körpergewicht des Patienten liegt das einzelne Beatmungsvolumen beim Erwachsenen zwischen 600 und 1200 ml. Hierdurch wird eine ausreichende alveoläre Ventilation gewährleistet.

Die Ausübung eines Druckes auf den Ringknorpel während der Atemspende (Sellick-Handgriff) zur Kompression des Ösophagus und zur Vermeidung einer

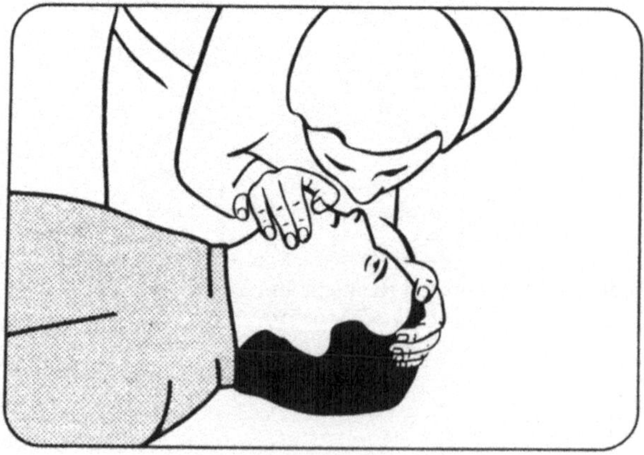

Abb. 6. Mund-zu-Nase-Beatmung

Luftinsufflation in den Magen wird für medizinisch vorgebildete Helfer, aber *nicht* für Laienhelfer empfohlen.

Masken-Beutel-Beatmung

Zur Ausrüstung von Kranken- und Rettungswagen sowie in Notfallkoffern stehen die Geräte, bestehend aus einem Beutel, einem Atemventil und einer Maske, zur Verfügung. Eine zusätzliche Zufuhr von Sauerstoff ist immer zu empfehlen. Hierdurch läßt sich die inspiratorische O_2-Konzentration auf ca. 40 Vol.-% anheben. Optimal ist die Verwendung eines Reservoirbeutels (Abb.7), der an den Beatmungsbeutel angesteckt wird und der bei einem O_2-Flow von 12–15 l/min effektive O_2-Konzentrationen von über 90 Vol.-% ermöglicht (Abb. 8). Zusätzlich kann evtl. durch Einsatz eines PEEP-Ventils beim endotracheal intubierten Patienten eine weitere Verbesserung des Gasaustausches erreicht werden.

Herzdruckmassage

Der Blutfluß während der kardiopulmonalen Reanimation und der Herzdruckmassage ergibt sich aufgrund zweier verschiedener Mechanismen. Nach der klassischen Vorstellung kommt durch Kompression des Herzens zwischen Sternum und Wirbelsäule eine Blutströmung zustande. Aufgrund neuerer Untersuchungen führen jedoch auch globale intrathorakale Druckschwankungen (z. B. während der Beatmung) zu einer Blutzirkulation. Das Herzzeitvolumen unter externer

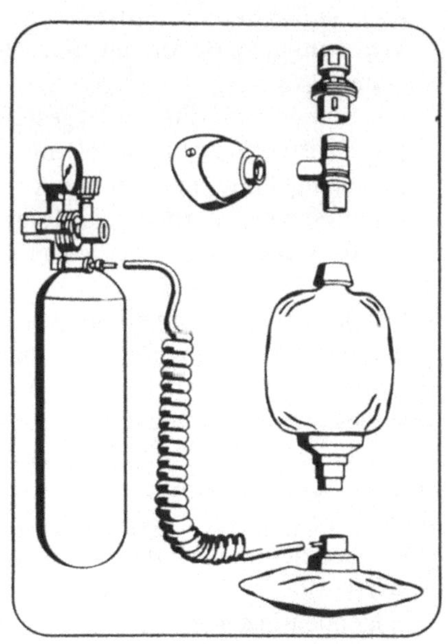

Abb. 7. Hilfsmittel zur Beatmung. (Näheres s. Text.)

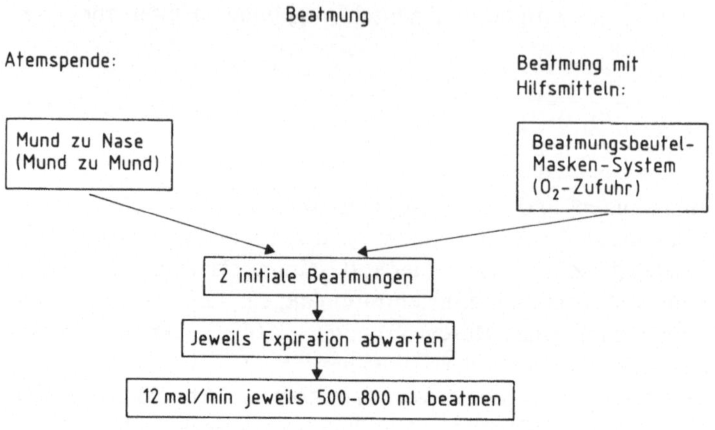

Abb. 8. Basismaßnahmen der kardiopulmonalen Reanimation: Beatmung

Herzdruckmassage beträgt auch bei Anwendung der optimalen Technik der kardiopulmonalen Reanimation jedoch nur ca. 20–40% des normalen Ruhewertes.

Durch Modifikationen der mechanischen Maßnahmen der kardiopulmonalen Reanimation wurde (meist im Tierexperiment, aber auch in klinischen Untersuchungen) versucht, die Hämodynamik zu verbessern. Zu diesen Variationen in der Technik gehören u. a.:

1. Die simultane Beatmung und Thoraxkompression mit einer Frequenz von 40/min,
2. die Reanimation mit einer gesteigerten Kompressionskraft und einer Kompressionsfrequenz bis zu 150/min,
3. die manuell oder mit einer Binde ausgeübte, kontinuierliche oder in der Entlastungsphase interponierte Kompression des Abdomens,
4. der Einsatz der sog. „medical anti shock trousers" (MAST).

Mit all diesen Techniken konnte bisher weder eine Erhöhung der Überlebensrate noch eine Verbesserung des neurologischen Endergebnisses erzielt werden. Diese Verfahren werden deshalb für die Praxis nicht empfohlen. Der Hauptgrund mag darin liegen, daß alle diese Vorgehensweisen nicht nur den systolischen Aortendruck steigern und damit eine verbesserte Perfusion der Koronarien bewirken würden, sondern auch den Druck im rechten Vorhof erhöhen und damit den diastolischen, venösen Blutfluß behindern. Auch der intrakranielle Druck kann analog bei diesen Techniken steigen und die zerebrale Durchblutung verschlechtern.

Folgende Einzelschritte bei der Durchführung der externen Herzdruckmassage sind von Bedeutung:

1. Der Patient wird flach auf harter Unterlage gelagert.
2. Der Druckpunkt liegt in der kaudalen Sternumhälfte, 3 Querfinger oberhalb des Processus xiphoideus.
3. Das Sternum wird etwa 4 cm imprimiert.
4. Der Kompressionsdruck wird mit gestreckten Ellenbogen, übereinandergelegten Handballen und angehobenen Fingerspitzen senkrecht von oben ausgeübt.
5. Druck- und Entlastungsphase sind gleich lang (Abb. 9), um sicherzustellen, daß beide Mechanismen zur Erzielung eines Blutflusses wirksam werden.

Praktische Durchführung der Basismaßnahmen

Abhängig von der Zahl der anwesenden Helfer wird zwischen der Einhelfermethode und der Zweihelfermethode unterschieden. Aufgrund der größeren Effektivität und der besseren technischen Durchführbarkeit sollte, wann immer möglich, die kardiopulmonale Reanimation von 2 Helfern durchgeführt werden. Zur Vereinfachung der Schulung der Ersthelfer beschränkt man sich hier allerdings auf die Einhelfermethode.

Nach Flachlagerung des Patienten werden zuerst die Atemwege freigemacht. Wenn keine Spontanatmung nachweisbar ist, wird der Patient 2mal von einem Helfer beatmet. Danach sofortiges Fühlen des Karotispulses. Wenn kein Puls tastbar ist, Beginn der kombinierten kardiopulmonalen Wiederbelebung.

Immer wieder wurde zur Systematisierung die Zusammenfassung der Untersuchung der Atemfunktion und der Kreislauftätigkeit in einem „diagnostischen Block" vorgeschlagen. Gegenwärtig wird aber aus Gründen der Einheitlichkeit im internationalen Vergleich darauf verzichtet.

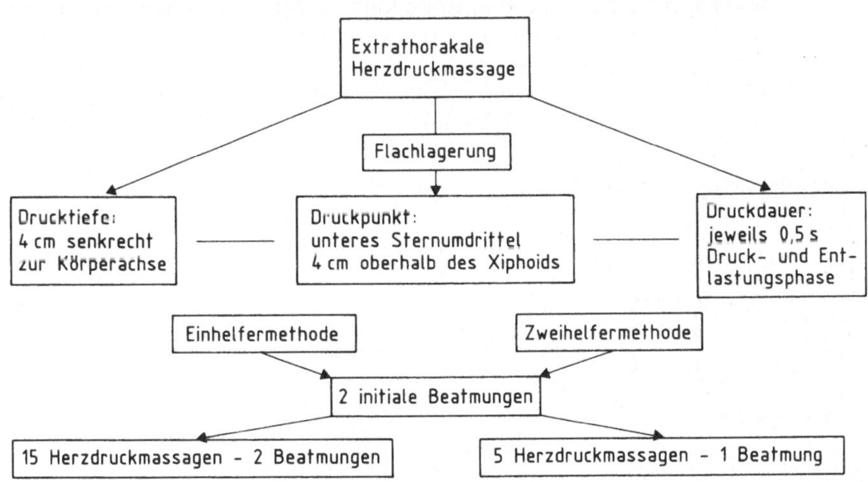

Abb. 9. Basismaßnahmen der kardiopulmonalen Reanimation: Zirkulation

Der zweite Helfer leitet sofort die Herzdruckmassage mit einer Frequenz von 80/min ein. Am Ende jeder 5. Kompression wird in einer Pause von 1–1,5 s einmal beatmet, um beim Nichtintubierten eine Magenblähung zu vermeiden (Abb. 10).

Kommt es unter den dargestellten mechanischen Maßnahmen nicht zu einer kurzfristigen Wiederherstellung der Pumpfunktion des Herzens, gilt die Regel, daß bei exakt durchgeführten mechanischen Maßnahmen mit einem ausreichenden Minimalkreislauf das Herz für ca. 15 min wiederbelebbar bleibt. Innerhalb dieses Zeitraumes müssen die erweiterten Maßnahmen der kardiopulmonalen Reanimation wie elektrische Defibrillation und Medikamentenapplikation zur Verfügung gestellt und eingesetzt werden, wenn die Chancen auf einen endgültigen Reanimationserfolg erhalten bleiben sollen. Voraussetzung der Differentialtherapie des Kreislaufstillstandes ist eine EKG-Ableitung.

Defibrillation

Der Übergang von Kammerflimmern in einen Rhythmus mit einer spontanen Herzaktion ohne elektrische Defibrillation ist beim Menschen extrem selten und kann auch durch Medikamente wie Lidocain, Chinidin o. ä. alleine nicht erreicht werden. Deshalb ist bei Kammerflimmern die elektrische Defibrillation die Behandlungsmethode der Wahl. Nach gleichzeitiger Depolarisation einer möglichst großen Zahl von Myokardzellen kann es, wenn das Myokard ausreichend oxygeniert ist, durch selbständige Repolarisation ermöglicht werden, daß ein Schrittmacherzentrum wieder die Kontrolle über die Herztätigkeit übernimmt und einen geordneten Erregungsablauf mit effektiven Herzkontraktionen erzeugt. Zur Durchbrechung des Kammerflimmerns muß nicht jede Myokardzelle defibrilliert werden, sondern eine sog. kritische Myokardmasse (ca. 75 % der Zellen).

Die Elektroden werden so plaziert, daß der Strom durch einen möglichst großen Teil des Myokards fließt. Eine Elektrode wird rechts parasternal unterhalb der Klavikula, die andere Elektrode über der Herzspitze aufgesetzt, um einen ausreichenden Stromfluß durch das Herz zu erzielen. So fließt der Defibrillations-

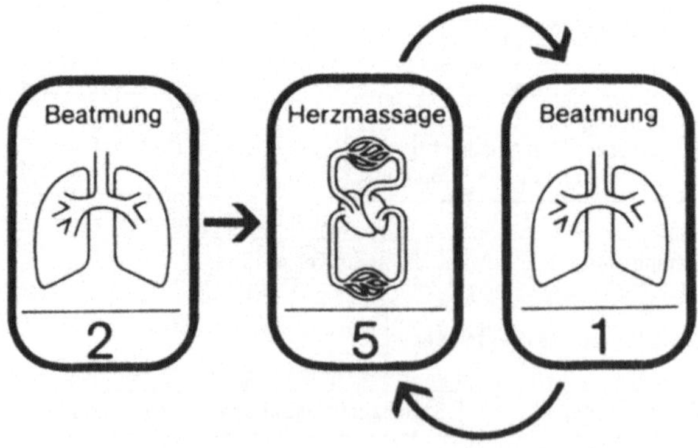

Abb. 10. Kardiopulmonale Reanimation: Zweihelfermethode

strom entlang der Herzachse. Die üblichen Gleichstromdefibrillatoren liefern Energien bis zu 400 Ws (= Joule, J). Nicht so sehr das Körpergewicht, sondern mehr noch die lokalen Verhältnisse am Thorax (wie Emphysem, Thoraxkonfiguration, Dicke des Fettpolsters, Größe des Herzens) bestimmen die Defibrillationsenergie. Die Dosis-Gewichts-Empfehlungen sind dennoch von Bedeutung, da Kinder mit deutlich weniger Energie als Erwachsene defibrilliert werden können. Die heute gültigen Empfehlungen lauten, daß ein Erwachsener initial mit 3 J/kg KG defibrilliert wird und die Energie bei wiederholt erfolgloser Durchführung bis auf 5 J/kg KG gesteigert werden kann.

Die Reanimationsmaßnahmen werden während der Defibrillation für max. 10 s unterbrochen. Die Helfer müssen, um eine Eigengefährdung durch den Defibrillationsimpuls auszuschließen, dabei jeden Körper- bzw. Metallkontakt mit dem Patienten vermeiden (Abb. 11).

Gelingt die Defibrillation trotz technisch korrekter Durchführung und optimalem Stromfluß bei maximaler Energie nicht, kann dafür v. a. ein Mißverhältnis zwischen O_2-Angebot und aktuellem myokardialem O_2-Bedarf ursächlich sein. Erst nach Verbesserung der (metabolischen) Situation durch entsprechende Reanimationsmaßnahmen (Beatmung mit 100 % Sauerstoff, korrekte Herzdruckmassage, Azidoseausgleich) kann evtl. eine Defibrillation erfolgreich durchgeführt werden.

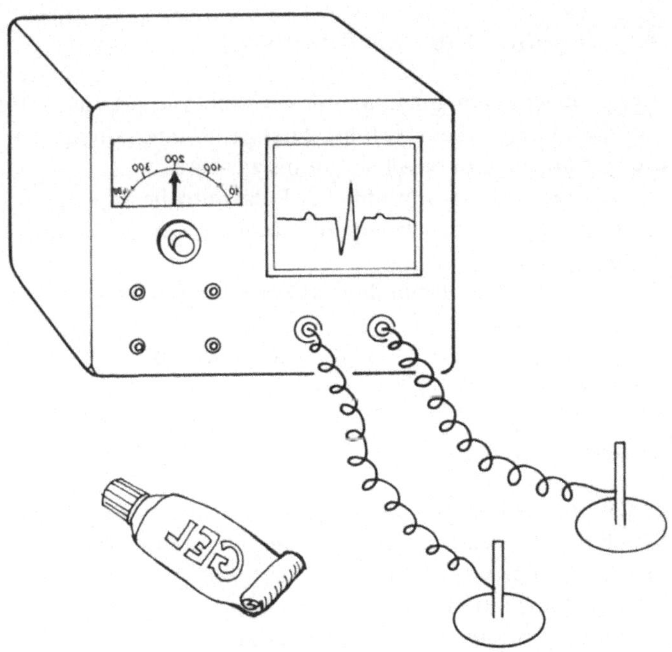

Abb. 11. EKG-Monitor mit Defibrillator

Generell gilt:

Falls das Auftreten von Kammerflimmern beobachtet wird, sollte möglichst schnell (primär) defibrilliert werden. In völliger Übereinstimmung mit den Erfahrungen anderer Zentren konnten im Notarztdienst Ulm in den Jahren 1983–1987 über 50% der Patienten mit Kammerflimmern primär erfolgreich wiederbelebt werden. Trat das Kammerflimmern in Anwesenheit des Notarztes auf, lag die Erfolgsrate sogar bei 81%. Gelingen die ersten 3 Defibrillationsversuche nicht, wird der weitere Erfolg wesentlich von der Güte der mechanischen kardiopulmonalen Reanimationsmaßnahmen bestimmt.

Durch eine Defibrillation kann Kammerflimmern auch in eine Asystolie oder Hyposystolie umgewandelt werden, die dann entsprechend der für diese Situation gegebenen Empfehlungen durch Applikation von Adrenalin in einer Dosis von 0,5–1 mg behandelt wird.

Die externe oder interne elektrische Stimulation des Herzens bei Kreislaufstillstand ist der medikamentösen Therapie meistens nicht überlegen und wird im außerklinischen Bereich selten empfohlen und zur Erstbehandlung des Kreislaufstillstandes eingesetzt. Lediglich bei ausgeprägter Bradykardie mit Hypotension sind Erfolge zu erwarten.

Praktisches Vorgehen bei Defibrillation

EKG-Befund: Kammerflimmern

- Bei beobachtetem Entstehen des Kammerflimmerns: sofortige Defibrillation mit 200 J. Falls kein Erfolg, 2malige Wiederholung der Defibrillation und Steigerung der Energiedosis auf bis zu 400 J.
- Nach jeder Defibrillation für 5 s: Pulskontrolle.
- Nach der 3. erfolglosen Defibrillation werden 0,5–1 mg Adrenalin i. v. zugeführt.
- Zusätzlich werden 1 mmol/kg KG Natriumbikarbonat über 10 min infundiert.
- Erneute Defibrillation.
- Bei Erfolglosigkeit 0,5–1 mg/kg KG Lidocain i. v. (Abb. 12).

Venöser Zugang

Zur Differentialtherapie des Kreislaufstillstandes ist die Anwendung von Medikamenten notwendig. Im Rahmen der kardiopulmonalen Reanimation kommt hierfür v. a. die i. v.-Zufuhr in Betracht. Als Ausweichmöglichkeit gilt die endotracheale Applikation.

In den allermeisten Fällen wird es möglich sein, einen peripher-venösen Zugang zu legen. Als Zugangswege der Wahl gelten großlumige Venen am Unterarm und in der Ellenbeuge. Praktisch bewährt hat sich auch die V. jugularis externa. Da

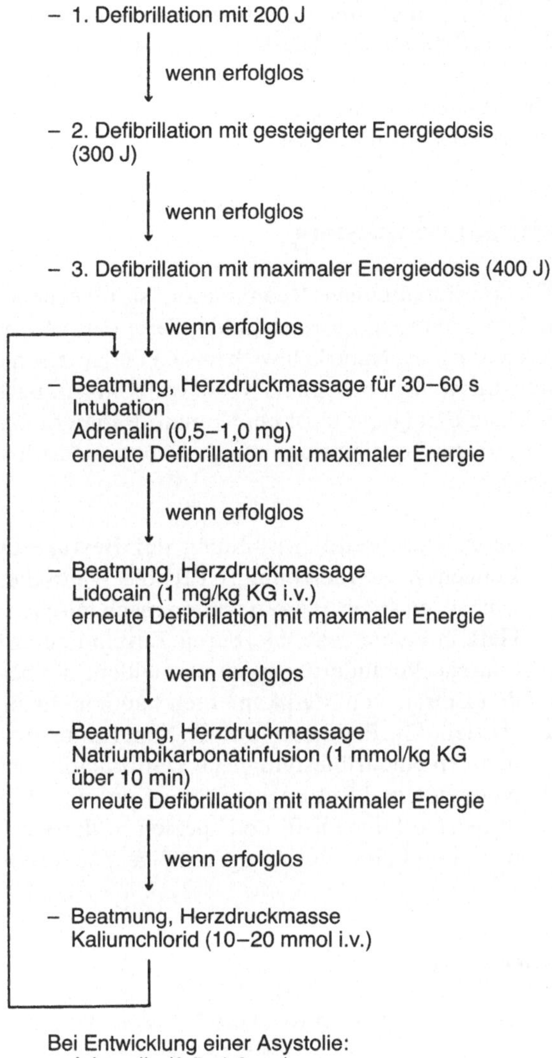

Abb. 12. Praktisches Vorgehen bei Kammerflimmern

die periphere Zirkulation beim Kreislaufstillstand drastisch reduziert ist, muß eine Injektion in eine periphere Vene von einer anschließenden Infusion gefolgt werden, um die Einspülung in die Zirkulation zu garantieren.

Das routinemäßige Einführen eines zentralvenösen Katheters während der Reanimation wird nicht empfohlen. Hierzu wäre eine Unterbrechung der Herzdruckmassage notwendig. Eine erhöhte Komplikationsrate und unzureichende sterile Bedingungen belasten dieses Vorgehen zudem.

Wenn keine rasche i.v.-Injektion möglich ist (z. B. Patienten mit schlechten Venenverhältnissen, Kinder), können Adrenalin, Lidocain (und Atropin) in der 1- bis 2fachen Dosis, die für den i.v.-Weg empfohlen ist, verdünnt auch über den Endotrachealtubus appliziert werden. Die Wirkung setzt nahezu ebenso schnell ein wie bei der i. v.-Gabe.

Zusammenfassung

Die kardiopulmonale Reanimation ist in bezug auf die mechanischen Basismaßnahmen heute in ausreichender Weise definiert und bei Einhaltung der Technik auch effizient. Natürlich wirken sich die unterschiedlichen Ursachen eines Kreislaufstillstandes, besonders Vorerkrankungen, nachhaltig auf den Erfolg aus. Die höchste Erfolgsquote ist bei Kammerflimmern nachweisbar. Verbesserungen der bisherigen Reanimationserfolge können jedoch nur erwartet werden, wenn es gelingt,

1. durch eine breite Ausbildung der Bevölkerung in Erster Hilfe bzw. Herz-Lungen-Wiederbelebung (CPR) die Wahrscheinlichkeit zu erhöhen, daß Augenzeugen sofort mit effizienten mechanischen Maßnahmen beginnen, um das Herz in einem reanimierbaren Zustand zu erhalten, d. h. ausgeprägte metabolische Veränderungen zu vermeiden, die bei zu spätem Beginn auch durch den Einsatz von Medikamenten kaum mehr zu beeinflussen sind;
2. speziell für Patienten mit Kammerflimmern durch organisatorische Maßnahmen eine frühestmögliche Defibrillation sicherzustellen;
3. Notärzten und Rettungssanitätern eine einheitliche, v. a. fundierte Ausbildung in der Notfallmedizin und speziell in der kardiopulmonalen Reanimation zu bieten und diese durch regelmäßige Wiederholungen zu festigen.

Literatur

1. Ahnefeld FW, Lindner KH, Lotz P, Rossi R (1987) Kardiopulmonale Reanimation. Wissenschaftliche Verlagsgesellschaft, Stuttgart
2. American Heart Association (1986) Standards and guidelines for cardiopulmonary resuscitation. JAMA 255 [Suppl]: 2841
3. Donegan JH (1988) CPR-Update for adults.Annual Refresher Course Lectures. American Society of Anesthesiologists
4. Safar P, Bircher NG (1988) Cardiopulmonary cerebral resuscitation. Saunders, Philadelphia

Pharmakotherapie – Herzinfarkt, akuter Herztod

H. HOCHREIN

Die Pharmakotherapie bei akutem Herzinfarkt und beim akuten Herztod ist gerade in Verbindung mit einer Reanimation zwar eng begrenzt, häufig eine prophylaktische oder symptomatische Maßnahme, auf jeden Fall aber äußerst differenziert, gefährlich und nie schematisch.

Die pathophysiologischen Mechanismen eines lebensbedrohlichen Zustandsbildes müssen dabei ebenso berücksichtigt werden, wie die pharmakologischen und toxischen Effekte der hierzu notwendigen Substanzen, deren richtiger und rechtzeitiger Einsatz über Leben und Tod eines akut erkrankten Patienten entscheiden kann.

Die Pharmakotherapie ergänzt mechanische und elektrische Maßnahmen bei der kardiopulmonalen Wiederbelebung und gehört somit zu einem rationellen Gesamtkonzept, das Lebensrettung in letzter Konsequenz erst möglich macht. Die Pharmakotherapie ist grundsätzlich eine ärztliche Aufgabe, die die Kenntnisse der gesamtmedizinischen Zusammenhänge voraussetzt. Kompromisse bei medizinischen Laien können hier nicht eingegangen werden, da jede Fehlhandlung fatale Konsequenzen haben kann.

Alle zur Stabilisierung eines lebensrettenden Eingriffes oder bei einer Wiederbelebung notwendigen Medikamente sind einerseits dringend erforderlich, andererseits können diese aber auch gerade hier besonders toxisch und reich an Nebenwirkungen sein. Mit anderen Worten: Je stärker das Herz geschädigt oder gefährdet ist, desto gefährlicher wirken die dabei erforderlichen Medikamente (Digitalis, Antiarrhythmika, Katecholamine, Diuretika, Elektrolyte).

Frühbehandlung des akuten Herzinfarktes

Neben der richtigen Lagerung des Patienten, der Sedierung, Analgesie und Gabe von Nitroglyzerin zur Entlastung des Herzens gehört heute zur Basistherapie des akuten Herzinfarktes in der Frühphase der rechtzeitige Einsatz von Thrombolytika (Streptokinase, APSAC, rt-PA):

Herzinfarkt – akute präklinische Basistherapie:

1. Lagerung;
2. Sedierung: 5 mg Valium i.v.;
3. Analgesie: Temgesic + Paspertin oder 10 mg Morphin i.v.;
4. Nitroglyzerin: 1–4 mg/h;
5. Frühlyse: 1–1,5 Mio. E Streptokinase oder 30 mg APSAC i.v.;
6. Aspirin: 0,5 g Aspisol i.v.;
7. Lidocain: bei VES oder prophylaktisch 100–200 mg i.v.,
                   anschließend 2–6 mg/min;
8. Heparin: 5000–10 000 E i.v., anschließend 1000 E/h.

Damit kann in einem Zeitabschnitt bis maximal 4 h nach Beginn des Infarktereignisses (Schmerz-Lyse-Intervall) das Infarktereignis begrenzt, die Herzfunktion verbessert, die Mortalität gesenkt und in besonders günstigen Fällen bei Einsatz des Fibrinolytikums innerhalb der Einstundengrenze, der Herzinfarkt sogar verhindert werden. Um Zeitverluste zu vermeiden, ist man dazu übergegangen, bei gesicherten Infarkten (typisches Schmerzereignis, typischer EKG-Verlauf) die Früh-Kurz-Lyse bereits in dem Notarztwagen durchzuführen bzw. zu beginnen. Die meiste Erfahrung besteht mit der Streptokinase (1–1,5 Mio. IE in 30 min infundiert). In zunehmendem Maße aber hat sich auch die Bolusinjektion des einfach zu handhabenden APSAC (Eminase) bewährt. Inwieweit man gleichzeitig zur Fibrinolyse auch noch frühzeitig Azetylsalizylsäure (Aspirin) einsetzt und heparinisiert, ist noch nicht endgültig entschieden, scheint jedoch zusätzliche Vorteile zu bieten. Grenzen der Anwendung und Kontraindikationen zur Fibrinolyse sollten beachtet werden, wenngleich die Nebenwirkungsrate im Sinne von Blutungskomplikationen äußerst gering ist.

Pharmakotherapie von Infarktkomplikationen

Jeder an einem akuten Herzinfarkt erkrankte Patient ist in erster Linie durch mehr oder minder gefährliche Herzrhythmusstörungen bedroht, da sich hieraus, oft ohne vorherige Warnzeichen, ein Kreislaufstillstand durch Kammerflimmern entwickeln kann. Besonders in den ersten Stunden des Infarktgeschehens, mit oder ohne thrombolytische Therapie, sind diese Komplikationen besonders häufig und gefürchtet. Deshalb sind im Akutstadium des Herzinfarktes oft auch einfache, asymptomatische Herzrhythmusstörungen zu beachten, zu überwachen und zu behandeln (s. Übersicht).

Pharmakotherapie bei Infarktkomplikationen:

1. Bradykarde Herzrhythmusstörungen (unter 50/min):
   - 0,5 mg Atropin i.v.
     Wenn ohne Effekt, dann
   - 0,5 mg Orciprenalin (Alupent) i.v. oder
   - 1,0 mg Suprarenin i.v. oder
     Schrittmacher.
2. Tachykardes Vorhofflimmern:
   - 5 mg Verapamil i.v.,
   - 0,6 mg Digoxin i.v. bei kardialer Dekompensation.
3. Supraventrikuläre Tachykardie:
   - 5 mg Verapamil i.v.
4. Ventrikuläre Extrasystolen + Kammertachykardie:
   - 100 mg Lidocain, anschließend 2–6 mg/min.
5. Kammerflimmern:
   - Defibrillation und Reanimation.

Bradykarde Herzrhythmusstörungen werden mit Atropin, Orciprenalin, bedarfsweise auch mit Suprarenin medikamentös behandelt; im Bedarfsfalle wird auch frühzeitig ein Herzschrittmacher appliziert.

Tachykardes Vorhofflimmern, beim akuten Herzinfarkt oft Ausdruck einer akuten kardialen Dekompensation, kann zunächst mit Verapamil zur einfachen Senkung der Kammerfrequenz, besonders aber bei kardialer Dekompensation mit Digitalisglykosiden behandelt werden.

Supraventrikuläre Tachykardien sollten mit Verapamil (5 mg i.v.) therapiert werden. Ventrikuläre Extrasystolen und Kammertachykardien können mit Lidocain (Bolus, dann Infusion) als Initialmaßnahme angegangen werden.

Bei eingetretenem Kammerflimmern ergibt sich eine akute lebensbedrohliche Notfallsituation, wo Reanimationsmaßnahmen eingeleitet und eine möglichst frühzeitige Elektrodefibrillation durchgeführt werden sollte. Daneben kommt eine Reihe antiarrhythmischer Maßnahmen in Betracht, die bis zum endgültigen Sistieren des Kammerflimmerns der Reihe nach zum Einsatz kommen sollten.

Neben dem Lidocain, das häufig genug bei Kammertachykardie und Kammerflimmern des akuten Herzinfarktes nicht zuverlässig effektiv ist, sollte als nächstes Antiarrhythmikum Ajmalin (Gilurytmal) zunächst intravenös, dann per infusionem zum Einsatz kommen. Sollte auch dies nicht wirksam sein, sollte man keine weiteren Umwege machen und rechtzeitig Amiodaron (Cordarex) anwenden.

Da Kammerflimmern gleichbedeutend ist mit einer Kreislaufunterbrechung, sollte bei nicht rechtzeitiger Beherrschung der Situation nach wenigen Minuten auch Natriumbikarbonat und eine vorsichtige Kaliumsubstitution erfolgen.

Die Fibrinolyse als Ultima ratio bei einem nicht beherrschbaren Kammerflimmern in Verbindung oder als Folge eines akuten Herzinfarktes hat sich schließlich in einigen Fällen als effektiv erwiesen und gehört somit zum Gesamtkonzept einer antiarrhythmischen Therapie beim Kammerflimmern (s. Übersicht).

Antiarrhythmisches Profil bei Kammerflimmern:

1. Lidocain:	100–200 mg i.v., anschließend 2–6 mg/min;
2. Ajmalin (Gilurytmal):	50 mg i.v. (10 mg/min), anschließend 15–30 mg/h;
3. Amiodaron (Cordarex):	300 mg i.v.;
4. Natriumbikarbonat:	1 mval/kg KG;
5. Kalium (als KCl):	20 mval/h, beginnend mit 5-ml-Bolus einer einmolaren KCl-Lösung;
6. Fibrinolyse:	als Ultima ratio.

Pharmakotherapie bei Reanimation

Ein plötzlicher Herz-Kreislauf-Stillstand als Folge eines Kammerflimmerns oder einer Asystolie ist nur beherrschbar, wenn Laienhilfe, Rettungswesen und Notarztsystem organisiert sind und lückenlos funktionieren. Neben der sofort durchzuführenden externen Herzmassage mit Atemspende (Mund-zu-Mund-Beatmung) und der schnellstmöglichen Elektrodefibrillation beim Kammerflimmern, sind nach Venenpunktion folgende medikamentöse Maßnahmen zur Vollendung oder Stabilisierung eines Reanimationserfolges von Bedeutung: Adrenalin (Suprarenin) intravenös oder auch intratracheal, Natriumbikarbonat (nie sofort einsetzen) und Lidocain als Antiarrhythmikum. Neuerdings hat sich auch hier bei frustranen Reanimationen die Fibrinolyse mit Streptokinase oder APSAC als Ultima ratio als effektiv dargestellt. So konnten damit bei sonst erfolglosen Reanimationen Lebensrettungen erreicht werden.

Pharmakotherapie bei Reanimation:

1. Adrenalin (Suprarenin):
   - 0,5–1,0 mg i.v. alle 3–5 min oder
   - 1,0–2,0 mg in 10 ml NaCl-Lösung intratracheal;
2. Natriumbikarbonat (nicht sofort!):
   - 1 mval/kg KG,
   - Wiederholung nach 5–10 min;
3. Lidocain:
   - 2 · 100 mg i.v.,
   - Wiederholung nach 5 min;
4. Streptokinase oder APSAC:
   als Ultima ratio!

Pharmakotherapie des kardiogenen Schocks

Der kardiogene Schock als schwerwiegende Komplikation einer meist akuten kardialen Erkrankung, meist bei einem Herzinfarkt, ist gekennzeichnet durch die Schocksymptomatik als Folge einer der schwersten Beeinträchtigungen der kardialen Förderleistung.

Die rechtzeitige Erkennung, am besten schon der Entwicklung eines kardiogenen Schocks, ist entscheidend für den therapeutischen Erfolg, wenngleich die Überlebensrate nach wie vor relativ gering ist. Das richtige Zusammenspiel des kombinierten Einsatzes von pharmakotherapeutischen Möglichkeiten ist die unabdingbare Voraussetzung für einen möglichen therapeutischen Erfolg. Blutdruckabfall und Pumpversagen des Herzens können durch die kombinierte Anwendung der Katecholamine, Dopamin und Dobutamin vermieden werden, wobei jedoch gleichzeitig auch Möglichkeiten zur Entlastung des schwer geschädigten Herzens beachtet und eingesetzt werden müssen. Dazu gehört die Vorlastsenkung durch Nitroglyzerin und die diuresesteigernde Wirkung von Furosemid oder aber auch der Etacrynsäure. Zur Überwindung einer Azidose muß auch hier rechtzeitig unter Beachtung der Blutgase Natriumbikarbonat eingesetzt werden (s. Übersicht).

Pharmakotherapie des kardiogenen Schocks:

1. Dopamin/Dobutamin:	je 2–10 μg/kg KG, beginnend im Verhältnis 1:2;
2. Nitroglyzerin:	2–6 mg/h;
3. Furosemid (Lasix) oder	40 mg i.v.
Etacrynsäure (Hydromedin):	50-mg-Kurzinfusion in 30 min;
4. Natriumbikarbonat:	1 mval/kg KG.

Therapiekontrolle: durch Messung des rechts- und linksventrikulären Zuflußdruckes, HMV, Blutgasanalyse.

Eine richtige und erfolgreiche Behandlung eines kardiogenen Schocks ist jedoch nur unter Meßbedingungen mit Beurteilung der Fluß-Druck-Verhältnisse möglich, da hierdurch das Zusammenspiel und die Dosierung der eingesetzten Pharmaka reguliert werden kann. Auch beim kardiogenen Schock hat sich als Ultimaratio-Therapie neben dem Einsatz von Noradrenalin, bei sonst nicht beherrschbarer Hypotonie, die Fibrinolyse erwiesen. Sie sollte bei Nichtstabilisierung eines kardiogenen Schocks rechtzeitig zum Einsatz kommen, da hierbei nicht nur mögliche Koronarthrombosen, sondern auch Mikrozirkulationsstörungen in der Kreislaufperipherie günstig beeinflußt werden können (s. Übersicht.)

Ultima-ratio-Therapie beim kardiogenen Schock:

1. Noradrenalin (Arterenol):	10–100 μg/min in Kombination mit Dopamin und Dobutamin;
2. Fibrinolyse:	Streptokinase oder APSAC.

Schlußfolgerungen

Die Pharmakotherapie ist zur Überwindung und Beherrschung einer lebensbedrohlichen kardialen Erkrankung, bei Reanimationssituationen und zur Überwindung des akuten Herztodes eine ebenso wichtige wie notwendige Maßnahme wie die übrigen Säulen, die Lebensrettung erst möglich machen. Das Überleben bei Herz-Kreislauf-Stillstand setzt eine Kette von organisatorischen, technischen und medikamentösen Maßnahmen voraus. Dazu gehört die Rettungskette von der Laienhilfe über ein gut funktionierendes Rettungssystem mit Notarztwagen und Rettungshubschrauber mit schnellstmöglicher Defibrillation, Herzmassage, Beatmung und die geschilderten pharmakologischen Maßnahmen. Eines ist ohne das andere unvollkommen, würde eine gefährliche Lücke bedeuten und sollte aus ärztlicher Sicht auch immer gemeinsam gesehen und beurteilt werden.

Wer dabei was macht, bedarf einer genauen Definition, wobei im Falle der Anwendung von Medikamenten der Arzt nicht nur am Ende aller Bemühungen stehen sollte, sondern rechtzeitig, in der Frühphase des Geschehens, durch ein gut funktionierendes Notarztwagensystem, zum Ort des Geschehens gebracht werden sollte. Laienreanimation, Erste Hilfe, Elektrodefibrillation durch Rettungssanitäter bleibt ein u. U. riskantes Stückwerk, wenn nicht die weiteren Wege lebensrettender Maßnahmen bis hin zur Intensivstation eines Krankenhauses beschritten werden können.

Wiederbelebung von Säuglingen und Kleinkindern

P. Lemburg

Epidemiologie des Herz-Kreislauf-Stillstandes im Kindesalter

Der Herz-Kreislauf-Stillstand ist im Kindesalter sehr selten ein rein kardial verursachtes Ereignis. Meistens ist er das Endergebnis einer sich allmählich verschlechternden respiratorischen und/oder kardiozirkulatorischen Funktion. Der Schwerpunkt liegt bei der Funktionsstörung der Atmung, und der Kreislauf ist sekundär betroffen. Das unterscheidet den Herz-Atem-Stillstand im Kindesalter vom gleichen Ereignis beim Erwachsenen, das weitaus überwiegend vom Herzversagen ausgeht.

Außerhalb des Krankenhauses wird das Ereignis nur selten in seinem Ablauf beobachtet. Der Zeitpunkt des Eintritts liegt deshalb meistens nicht fest, deshalb sind Zeitangaben für die Dauer des Herz-Atem-Stillstandes bis zum Beginn Erster Hilfe immer mit Vorsicht zu bewerten.

Die Ergebnisse der Reanimation von Kindern sind durchaus unterschiedlich. Sie sind bei Herz-Atem-Stillständen außerhalb des Krankenhauses und der Intensivstation deutlich schlechter als dort, wo fachkundige Erste und weitergehende Hilfe sofort zur Verfügung steht. Präklinisch reanimierte Kinder haben weniger als 10% Überlebenschance, im Krankenhaus steigt die Zahl auf 20–30% an [6]. Bei reinem Atemstillstand mit eingeschränkter Herztätigkeit ist die Reanimation erfolgreicher als bei einem Herzstillstand mit nachfolgendem Atemstillstand [13].

Das Ereignis trifft – über das gesamte Kindesalter gesehen – mit fast 50% das Säuglingsalter, Kleinkinder und Kinder bis zum 16. Lebensjahr in selteneren Fällen. Dabei spielt der plötzliche Kindstod („sudden infant death") im 1. Lebensjahr eine Hauptrolle. Unfälle durch Ertrinken, Vergiftung, Verbrennung und Ersticken kommen gleich danach [3].

Symptome und Diagnose des Herz-Atem-Stillstandes

Das Kind ist bewußtlos, die Spontanatmung fehlt, ein Puls läßt sich an der A. brachialis (Innenseite Oberarm), A. carotis (Halsseite), A. radialis (an der Innenseite des Unterarms vor dem Handgelenk) oder der Leistenarterie nicht mehr tasten. Die Hautfarbe kann blau gestaut oder „leichenblaß" sein. Die Pupillen sind weit und reagieren nicht auf Lichteinfall. Hautfarbe und Pupillenweite können je nach Beleuchtungssituation mitunter nicht gut beurteilt werden. Für den Beginn von Wiederbelebungsmaßnahmen ist ihre Untersuchung ohne Bedeutung. In vielen Fällen ist je nach Zeitdauer seit dem Herz-Atem-Stillstand schon eine mehr oder minder starke Unterkühlung eingetreten.

Ein Versuch, mit leichtem Schütteln, Hochnehmen und Anrufen das Kind aufzuwecken, kann in manchen Fällen zum schlagartigen Wiedereinsetzen der Atmung und zum allmählichen Aufwachen führen. Es sollte jedoch kein wesentlicher Zeitverlust bis zum Einsetzen von Wiederbelebungsmaßnahmen vergehen.

Einfache Erstmaßnahmen

Es gilt das ABC der Wiederbelebung wie beim Erwachsenen, jedoch mit einzelnen Ergänzungen (Abb. 1):

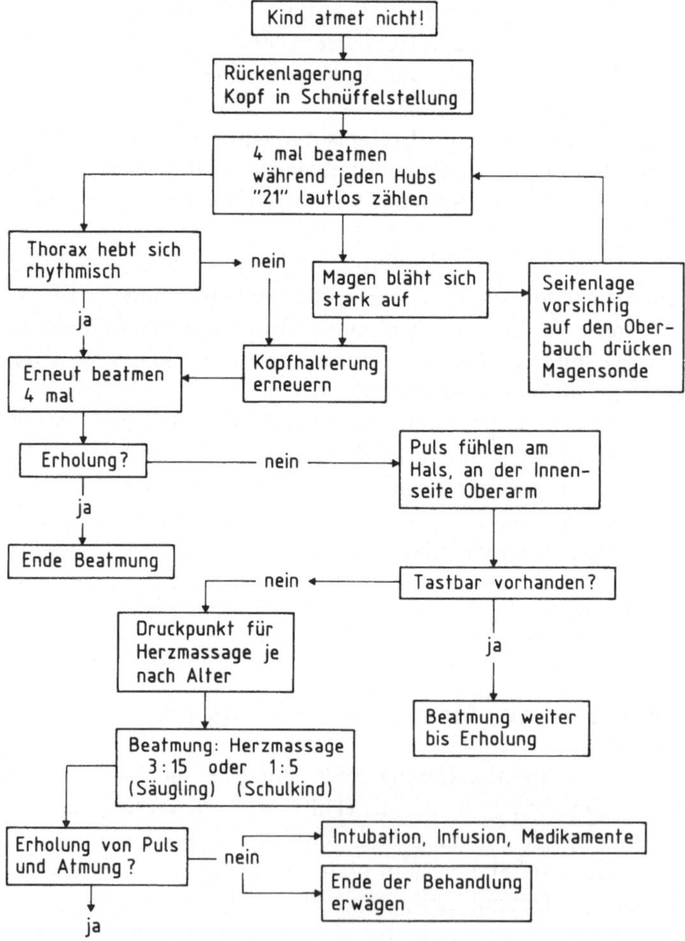

Abb. 1. Handlungsablauf für die einfachen Erstmaßnahmen zur Wiederbelebung

A – Atemwege freimachen

Hierbei ist folgendes zu tun:

▷ Lagerung des Kindes in Rückenlage,
▷ Überstrecken des Kopfes in die sog. Schnüffelstellung mit dem Esmarch-
  Handgriff (Abb. 2).

Zum Überstrecken kann auch die eine Hand des Helfers unter das Kinn des
Kindes gelegt werden, dieses muß nach vorn/oben gehoben werden, während
gleichzeitig die andere Hand die Stirn leicht nach hinten gegen die Unterlage
drückt. Der Kopf des Kindes wird sich dann auf der Unterlage nach hinten
strecken. Der Mund ist dabei meistens geschlossen.
   Allein die Atemwege freizumachen, kann schon zum Wiedereinsetzen der
Atmung führen und eine Beatmung überflüssig machen. Der Helfer muß deshalb
sorgfältig darauf achten, ob es wieder zu spontanen Atembewegungen des Brust-
korbes und der Bauchdecken kommt, und mit dem Ohr am Munde des Kindes
horchen und gleichzeitig fühlen, ob Ein- und Ausatemluft hin- und herströmt
(Abb. 3). Atembewegungen ohne Luftströmung sprechen für eine Verlegung der
Atemwege, z. B. durch einen Fremdkörper.

B – Beatmen

Ohne jedes Hilfsmittel ist nur die Mund-zu-Mund- bzw. Mund-zu-Nase-Beatmung
geeignet, O_2-Versorgung und Ventilation für das Kind zu gewährleisten. Im Rettungsdienst ist jedoch eine Beutel-Masken- oder -Tubus-Beatmung die einzige
Wahl. Die hygienische Sicherheit ist weitaus weniger problematisch. Die Beatmungsfrequenz wird so gewählt, daß bequem die Zahl 21 ausgesprochen wird,
während der Beutel mit der Hand komprimiert wird. Zur Exspiration wird dann
losgelassen und gleich wieder komprimiert. Man erreicht dann etwa eine Frequenz

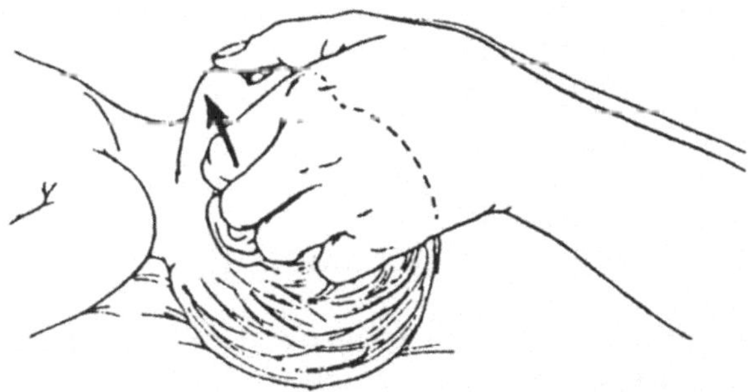

Abb. 2. Freimachen der Atemwege durch den Esmarch-Handgriff (Vorziehen des Unterkiefers).
(Aus [3])

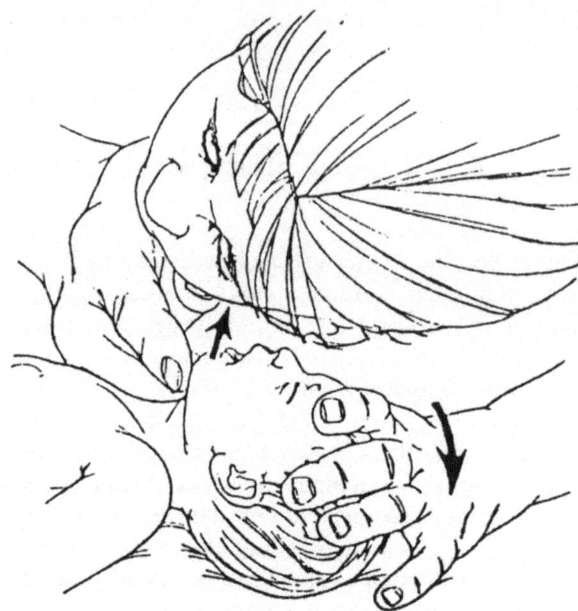

Abb. 3. Stirn-Kinn-Griff und Horchen auf vielleicht vorhandene Atmung. (Aus [3])

von 30 Atemzügen pro Minute. Von dieser Frequenz und den Atembewegungen des Thorax ausgehend, kann man je nach Alter des Kindes schneller oder langsamer beatmen.

Vor allem bei unzureichender Überstreckung des Kopfes oder wenn der Unterkiefer nicht genügend vorgezogen wird, kann die Luft über die Speiseröhre in den Magen ausweichen und diesen aufblähen. Die Beatmung kann dann sogar unmöglich werden. Mit sanftem Druck auf den Magen in Seitenlage kann man versuchen, die Luft wieder herauszudrücken. Wird dabei auch Restnahrung aus dem Magen hochgedrückt, muß die Mundhöhle durch oropharyngeales Absaugen wieder freigemacht werden.

Schon die Beatmung allein kann zu einem Wiedereinsetzen der Spontanatmung führen, was der Helfer einmal an Bewegungen von Brustkorb und Bauchdecken sehen kann, aber auch durch rhythmischen Widerstand gegen seine Beatmung spürt.

C – Zirkulation („circulation")

Während bei Kindern im Schulalter der Puls an der A. carotis oder auch an der A. radialis getastet werden kann, empfiehlt sich beim Säugling die A. brachialis an der Innenseite des Oberarmes. Liegt ein Atemstillstand zusammen mit Pulslosigkeit vor, muß unverzüglich mit der Herzmassage begonnen werden.

Beim Säugling kann man den Brustkorb von oben oder auch von unten umfassen (Abb. 4). In jedem Fall müssen beide Daumen parallel auf der unteren Brustbeinhälfte liegen, unterhalb einer gedachten Linie zwischen den beiden Brustwarzen. Die Handflächen liegen dem Brustkorb an der Seite bis zum Rücken hin an und bilden das Widerlager, wenn die Daumen das Brustbein gegen die Wirbelsäule drücken und so das im Vergleich zum Erwachsenen beim Kind eher hoch und quer liegende Herz komprimieren.

Beim Klein- und Schulkind ist das Areal für die Kompression vom unteren Brustbeinende her zu suchen (Abb. 5). Beim Kleinkind befindet es sich 1 Fingerbreite, beim Schulkind etwa 2 Fingerbreiten aufwärts. Hier wird der Daumenballen einer Hand, auf die die andere zur Kompressionsunterstützung aufgelegt ist, positioniert.

Beim Säugling wird die Herzmassage nach 4 ersten Beatmungshüben 15mal bei gleichzeitigem Zählen „eins, zwei, drei ..." bis zu den nächsten 3 Beatmungshüben vorgenommen. Das Klein- oder Schulkind wird ebenso behandelt, man zählt jetzt lediglich „eins und zwei und drei und ...", um so eher der etwas langsameren Herzfrequenz der älteren Kinder gerecht zu werden.

Beatmung und Herzmassage haben dabei ein Verhältnis von 3:15. Ob es von Bedeutung ist, ein Verhältnis von 1:5 einzuhalten, also nach jedem Beatmungshub 5 Herzmassagestöße folgen zu lassen, ist hinsichtlich des Reanimationserfolgs bis heute nicht klar. Allerdings sind Herzmassage und Beatmung bei der dann weitaus schnelleren Abfolge durch die häufigeren Positionswechsel des Helfers so stark gestört, daß dadurch zusätzlich Zeit verlorengeht. Auch ist dieses Vorgehen weitaus anstrengender für den Helfer.

Beim Säugling führt die Abfolge 3:15 zu etwa 6 Zyklen von Beatmung und Massage pro Minute, beim älteren Kind sind es weniger. Die Abfolge 1:5 ist etwas häufiger, wird aber durch Positionswechsel des Helfers unterbrochen, der die Kopfhaltung des Kindes zur Beatmung wiederherstellen und immer wieder das Kompressionsareal auf dem Thorax aufsuchen muß; Zeitverluste sind die Folge.

Die Herzmassage kann in Kopftieflage des Kindes eine wirkungsvollere Zirkulation bewirken. Auch können Arme und Beine des Kindes gegen den Körper angehoben und so ein verstärkter venöser Rückstrom aus den Extremitäten erreicht werden. Die Behinderung der Zwerchfellbewegung durch die zurückfallenden Bauchorgane ist bei der Beatmung meistens zu vernachlässigen.

Heimlich-Manöver bei Erstickungsanfällen durch verschluckte hochsitzende Fremdkörper

Gerade Kinder stecken sich leicht allerlei Fremdkörper in den Mund, die mitunter im Rachenraum steckenbleiben und die Atmung behindern, ja sogar zur Erstickung führen können. Schläge auf den Rücken bei abwärts hängendem Kopf sind bei Säuglingen und Kleinkindern wirkungsvoll (Abb. 6). Bei älteren Kindern wird empfohlen, den Oberbauch des Kindes von hinten her zu umfassen. Dabei drückt

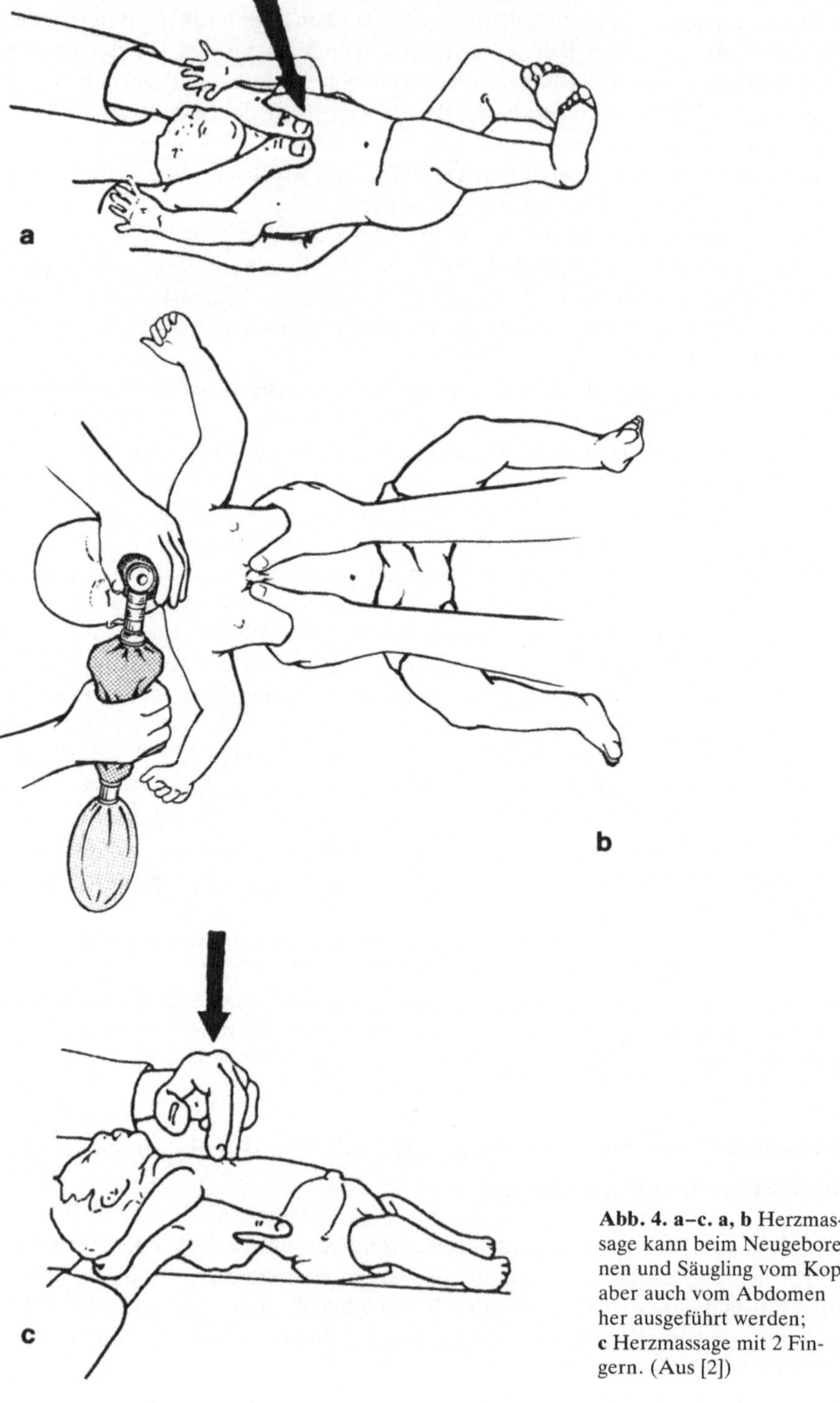

Abb. 4. a–c. a, b Herzmassage kann beim Neugeborenen und Säugling vom Kopf, aber auch vom Abdomen her ausgeführt werden; **c** Herzmassage mit 2 Fingern. (Aus [2])

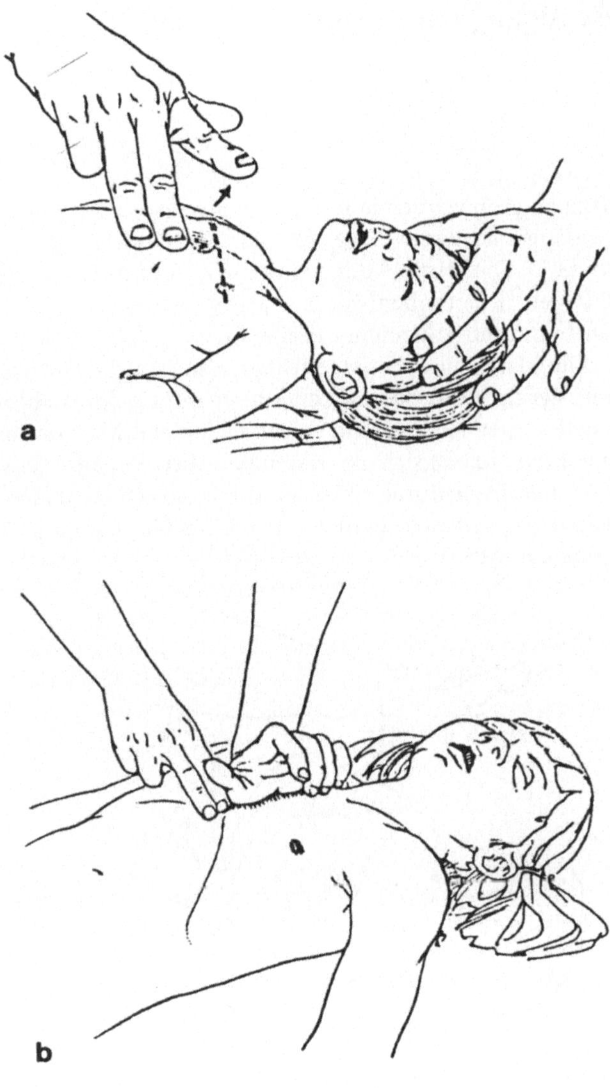

Abb. 5 a, b. Druckpunkte beim Klein- und Schulkind für die Herzmassage. (Aus [3])

die eine Hand die andere Faust in den Oberbauch. Durch ruckartiges Anziehen beider Arme wird der Oberbauch komprimiert und dadurch ein plötzlicher Druck-anstieg im Brustkorbraum bewirkt (Abb. 7). Der Fremdkörper wird so vielleicht herausgebracht.

Beatmung mit Beutel und Maske

Beatmungsbeutel gibt es in Erwachsenen- und Kindergrößen. Selbst für die Anwendung beim Säugling sollte man wegen der an der Maske immer wieder auftretenden Lecks einen Beutel der Kindergröße oder einen sog. Kombibeutel verwenden, der durch eine am Beutel ausgebildete Griffmulde das Hubvolumen nicht zu groß werden läßt. Der Atemwegsdruck kann mit Überdruckventilen auf verschiedene Werte eingestellt werden. Übliche Druckgrenzen liegen bei 20–40 cm H_2O. Die Beutel können mit O_2-Zufuhr in Konzentrationen von etwa 40 und 100 Vol.-% betrieben werden. Dazu sind dann Reservoirbeutel oder -schläuche am Luftansaugstutzen notwendig [9].

Die Maske muß am kindlichen Gesicht dicht abschließen. Der Totraum spielt eine geringere Rolle und kann durch ein größeres Hubvolumen mit dem Beutel leicht ausgeglichen werden. Runde, weiche Masken mit dünnem lippenartigem Innenrand haben sich am besten bewährt. Bei älteren Kindern sind dem Gesicht anatomisch angeformte Masken aus durchsichtigem Kunststoff mit weichem Rand üblich. Sie gestatten Durchsicht auf das Gesicht und erlauben eine genaue Kontrolle des Sitzes.

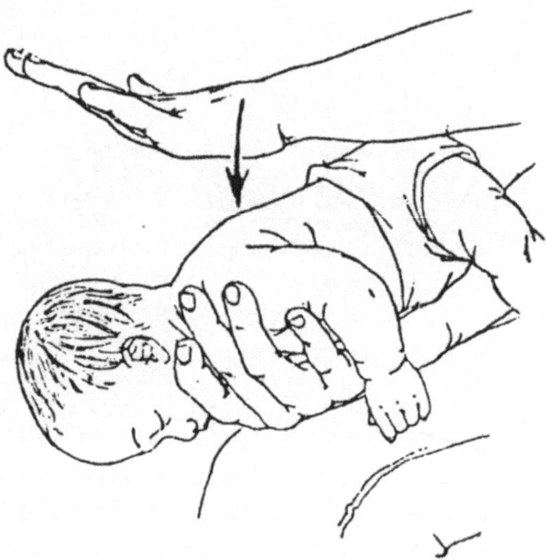

Abb. 6. Schläge auf den Rücken, um einen Fremdkörper im Rachen zu lockern und herauszubringen. (Aus [3])

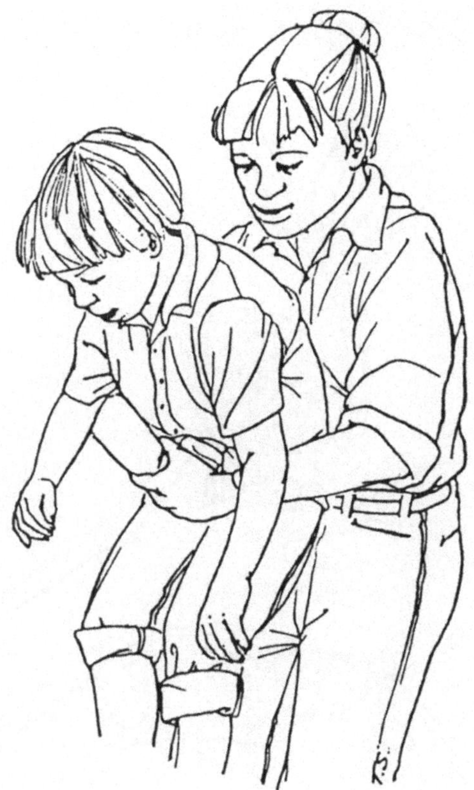

Abb. 7. Heimlich-Manöver, um einen Fremdkörper herauszubringen, der die Atemwege verlegt. (Aus [3])

Beutel und Maske werden genauso angewendet wie oben beschrieben. Die Wirkung ist durch die besondere Grifftechnik übungsabhängig. Die Maske wird mit Daumen und Zeigefinger umfaßt, die 3 anderen Finger liegen unter dem Kinn auf dem Mundboden. Es muß dabei darauf geachtet werden, daß sich die Finger nicht in den Mundboden bohren. Der Kopf bleibt dabei leicht überstreckt (Abb. 8).

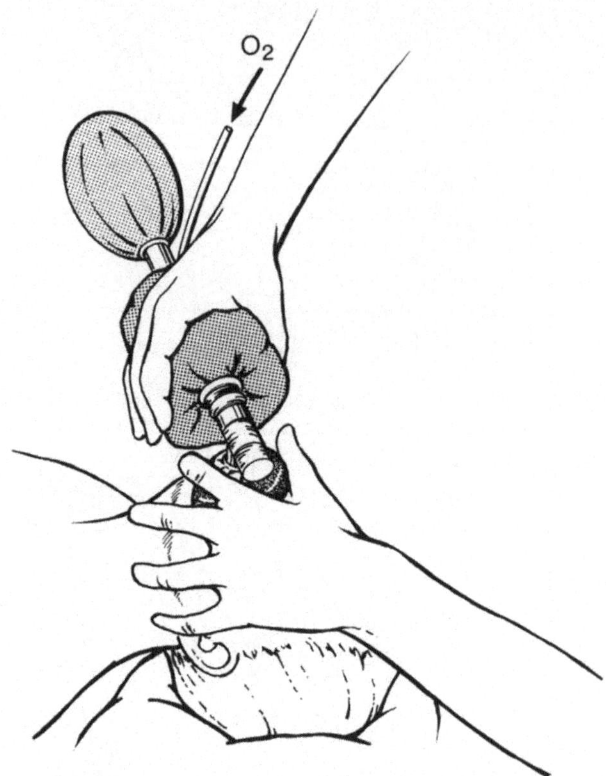

Abb. 8. Handhaltung bei Beutel-Masken-Beatmung mit O$_2$-Zusatz

Sauerstofftherapie

Mit dem Beatmungsbeutel kann über die Maske Sauerstoff zugeführt werden.
Für die Wiederbelebung ist 100% Sauerstoff bis heute obligat.

Bei Spontanatmung haben sich O$_2$-Sonden bewährt, die aus einem dünnen, am
Ende verknoteten Absaugkatheter bestehen, in den im Abstand beider Nasenlöcher Löcher von 1–2 mm geschnitten wurden. Die Sonde wird so über das
Philtrum vor die Nase gelegt und festgeklebt, damit der O$_2$-Strom aus den Löchern
der Sonde direkt in die Nasenlöcher gelangt. Der Strom beträgt etwa 1–1,5
l/min. Jede in die Nase gesteckte O$_2$-Sonde bewirkt beim Kind Abwehrbewegun-
gen durch unerträglichen Juckreiz. Pulsoximetrie kann auch im Rettungsdienst
die Behandlung optimieren lassen.

Intubation

Erholt sich der Patient nicht unter Beutelbeatmung und Herzmassage, ist Intubation angezeigt. Gerade beim Kind darf sie nur vom Erfahrenen durchgeführt werden und nicht länger als 15 s dauern. Für etwa 2 min ist mit 100% Sauerstoff über den Beutel zu beatmen, wenn nicht schon ohnehin vorher so verfahren wurde.

Für die Intubation von Kindern benötigte Geräte:

---

1 Laryngoskop
 – gerader Spatel (Foregger, Miller) Länge 7 cm,
 – Spatel (Foregger, Miller oder McIntosh) Länge 11 cm und größer,
1 Magill-Zange für Kinder,
Plastiktuben gerade, für nasale Intubation 10–24 Charr ohne Cuff,
Plastiktuben gerade, für die orale oder nasale Intubation 26 Charr und größer mit Cuff,
Absaugkatheter 5–16 Charr, Mindestlänge 40 cm,
Konnektoren für Tuben 15 mm Konus (soweit nicht am Tubus),
1 Handbeatmungsbeutel für Kinder/Kombibeutel,
Masken der Größen 00 bis 5,
1 Absaugpumpe (mindestens −0,5 bar),
Heftpflasterstreifen,
1–2 biegsame Mandrins verschiedener Dicke,
1 O_2-Anschluß, mindestens 20 l Durchfluß.

Gerade, rohrartige Laryngoskopspatel (Foregger, Miller) werden für Säuglinge vorgezogen, sie helfen, Zahnkeimverletzungen im Oberkiefer zu vermeiden. Bei Klein- und Schulkindern hat sich der MacIntosh-Spatel bewährt.

Der Tubus soll so groß gewählt werden, daß er durch das Nasenloch paßt. Damit erübrigt sich die Anwendung von Tabellen mit Maßangaben. Am vorderen Ende muß der Tubus über etwa 2 cm Länge gefärbt sein, damit die Spitze auch im Rachenschleim oder Blut sichtbar ist. Über die ganze Länge ist eine Zentimetereinteilung angebracht, um die eingeführte Strecke bestimmen und dokumentieren zu können. Im Säuglings-, Kleinkindes- und frühen Schulalter bis etwa 8 Jahren werden Tuben ohne aufblasbare Manschette verwendet. Tuben unterliegen Normen [4, 7].

Eine Prämedikation ist bei der Intubation zur Wiederbelebung überflüssig.

Ob orotracheal oder nasotracheal intubiert wird, richtet sich nach dem Alter des Kindes und nach der Erfahrung des Arztes. Säuglinge und Kleinkinder sind am besten nasotracheal intubiert. Beim Intubieren hat man freie Übersicht über den Rachenraum bis zum Kehlkopf hin. Der Tubus kann sicher fixiert werden. Für den Unerfahrenen stellt die eher rundlich dicke Zunge, die durch den Laryngoskopspatel zur Seite gedrückt werden soll, mitunter ein Intubationsproblem dar. Der Kehlkopf befindet sich weit vorne und imponiert beim auf dem Rücken liegenden Kind „hoch oben".

Um zu vermeiden, einen der beiden Hauptbronchien zu intubieren, kann man den Tubus soweit wie möglich hineinschieben und unter Beatmung mit dem Beutel sowie auskultatorischer Kontrolle beider Thoraxseiten wieder zurückziehen, bis das Atemgeräusch überall gleich laut ist. Schiebt man den Tubus nur so weit in den Kehlkopf, daß die gefärbte Spitze eben darin verschwindet, ist die zu tiefe Intubation sicher vermieden.

Es ist überflüssig, einen sog. Bißschutz für den Tubus beim zahnlosen Säugling und Kleinkind in Form eines „Guedel-Tubus" einzuführen. Beim älteren Kind kann er angewendet werden, problematisch ist mitunter der korrekte Sitz und das Einführen.

Der endotracheale Tubus dient nicht nur zum Beatmen, sondern auch zur endobronchialen Zufuhr von Medikamenten wie Adrenalin zur Reanimation. Dazu wird ein dünner Absaugkatheter bis zum Ende eingeführt und die verdünnte Lösung weit nach peripher in die Lunge instilliert.

Es empfiehlt sich, nach der Intubation eine nasogastrische Sonde einzuführen.

Absaugung

Um die Mundhöhle frei zu haben und später endotracheal absaugen zu können, braucht man eine Absaugeinheit, die mindestens 0,5 bar Unterdruck aufbringen und genügend Volumen absaugen kann. Nicht der kleinste Absaugkatheter, sondern der größtmögliche ist beim Notfallintubieren erforderlich. Die Absaugeinheit muß zum Intubieren immer funktionsbereit hergerichtet sein.

Intravasaler Zugang

In der Notfallsituation ist ein i.v.-Zugang oft schwer herzustellen. Beim Säugling und Kleinkind können die Skalpvenen (Vv. temporales superficiales), aber auch Handrückenvenen oder die Vv. saphenae am inneren Malleolus mit einer dünnen Stahl- oder Teflonkanüle punktiert werden. Eine großzügige Volumenzufuhr ist damit meistens nicht möglich, jedoch die Applikation von Medikamenten.

Einen zentral-venösen Zugang anzubringen, erfordert in diesem Alter erhebliche Übung, zu leicht kommt es bei der Subklavia- oder V.-Jugularispunktion zum Pneumothorax oder zur Katheterfehllage und Infusothorax. In vielen Fällen gelingt es, einen Katheter über die externe Jugularvene vorzuschieben [5, 11]. Die Femoralvene zu kanülieren, wird wegen der Infektionsgefahr am besten vermieden.

Bei älteren Kindern sind solche Zugänge eher möglich. Sorgfältige Lagerung ist unumgänglich. Die Zeitverluste bei der fortlaufenden Reanimation dürfen nicht zu groß sein [5].

In besonderen Fällen kann noch die Venae sectio am inneren Malleolus vorgenommen werden.

Neuerdings wird auch die intraossäre Infusion für Notfälle vorgeschlagen. Dabei wird mit einer Stahlkanüle (18–19 gg.) die vordere Tibiawand etwa 1 Fingerbreite unterhalb der Tuberositas tibiae anteromedial durchstoßen, die Stichrichtung ist fußwärts gerichtet [8]. Über diesen Zugang können alle für die Reanimation und Volumentherapie notwendigen Lösungen infundiert werden. Geeignet sind Lumbalpunktionskanülen, Knochenmarkpunktionskanülen, auch Butterfly-Kanülen.

Die intrakardiale Injektion ist heute praktisch verlassen, v.a. im Kindesalter. Allzuoft liegt die Nadelspitze nicht dort, wo es erwünscht ist, und Komplikationen sind die Folge. Peripher- und zentral-venöse sowie die intraossäre Zufuhr haben ihre Wirksamkeit im Vergleich zur intrakardialen Injektion längst erwiesen bei gleichzeitig weitaus geringerer Komplikationsrate.

Medikamente und Infusion zur Reanimation

Adrenalin: Zur Zeit ist Adrenalin das Medikament der ersten Wahl für die Wiederbelebung beim Kind. Wie beim Erwachsenen dürfte seine Wirkung auf einer β-adrenergen Stimulation der Herzmuskelkontraktilität beruhen, die durch die periphere Widerstandserhöhung infolge seiner α-adrenergen Wirkung und eine Erhöhung des diastolischen Druckes unterstützt wird. Der Koronarblutfluß wird so erhöht [1].

Die Dosierung beträgt 0,1 ml/kg i.v. oder 0,2 ml/kg KG endotracheal bei einer Verdünnung von 1:10000. Die Gabe kann alle 5 min wiederholt werden. Eine starke Azidose muß respiratorisch durch eine wirksame Beatmung und/oder metabolisch mit Natriumbikarbonatzufuhr korrigiert werden, andernfalls ist die Adrenalinwirkung verringert.

Natriumbicarbonat: Es ist nicht sicher bekannt, ob beim Kind ähnlich wie beim Erwachsenen schon bei einem pH-Wert $<7,20$ durch die Lactatazidose während der Hypoxie die gleichen kardiozirkulatorischen Depressionen auftreten, u.a. auch die verringerte Ansprechbarkeit auf Katecholamine. Deshalb kann man ohne Kenntnis von Blutgaswerten auch nicht angeben, wann $NaHCO_3$ während der Reanimation nicht angewendet zu werden braucht. Bei „blinder" Verabreichung wird 1 ml/kg KG der 1molaren Lösung zur Wiederholung alle 10 min 0,5 ml/kg KG i.v. gegeben. $NaHCO_3$ ist ein wirksames Antidot bei Hyperkaliämie. Entscheidend für die Bekämpfung der kombinierten metabolisch-respiratorischen Azidose ist nicht so sehr die Wirkung des $NaHCO_3$, sondern vielmehr eine wirkungsvolle Ventilation und Oxygenisierung, also Beatmung mit 100% Sauerstoff und effektive Herzmassage. Als Nebenwirkung ist bei Überdosis die Hypernatriämie und Hyperosmolalität zu beachten. K+ und Ca+ im Serum fallen rasch ab.

Kalzium: Die Anwendung von Kalzium als Chlorid oder Glukonat bei der Reanimation ist heftig umstritten. Seine u.U. positive Wirkung beim Kind mag neben anderem in seiner Kalium-antagonistischen Funktion begründet sein. Auch sind i. allg. die Kinder mit Herz-Atem-Stillstand myokardial „gesund", da die Ursache des Ereignisses meistens extrakardial liegt. Deshalb ist ein Einstrom von Kalzium in eine ischämische Myokardregion wie beim Infarkt des Erwachsenen weniger zu fürchten. Seine Indikation ist deshalb die hyperkaliämische kardiale Depression, die bei vielen langdauernden Herz-Atem-Stillständen angenommen werden darf, die nachgewiesene Hypokalzämie, sowie die Kalziumblockerüberdosierung. Die Dosierung beträgt 0,5–1 ml/kg KG des 10%igen Glukonates (50–100 mgCa/ml oder 0,23–0,45 mECa/ml) in langsamer Infusion über 5 min, Bolusinjektionen können Bradykardie bis zum Herzstillstand auslösen. Beim digitalisierten Patienten ist Vorsicht geboten.

Infusionslösungen: Welcher Lösungstyp während einer Reanimation ohne Schaden mit größtmöglichem Nutzen angewendet werden sollte, ist umstritten. Die richtige Wahl richtet sich auch nach den besonderen Umständen, die zum Herz-Atem-Stillstand geführt haben. Bei Säuglingen in der Dehydratationssituation der akuten Gastroenteritis sind Elektrolytlösungen angezeigt, beim hypovolämischen Kind nach einem Unfall eher kolloidale Lösungen, z.B. Albumin, Dextran- oder Hydroxäthylstärkelösung. Im Falle eines plötzlichen Kindstodes wird die Infusion im wesentlichen als Medikamenten„träger" gebraucht. Hier ist eine Lösung aus 0,9%igem Kochsalz und 5%iger Glukose zu gleichen Teilen oder Ringer-Lactat angezeigt. Die Infusionsgeschwindigkeit kann nicht sicher festgelegt werden und richtet sich nach den Umständen. Da auf die Hypoxie immer ein erhebliches Hirnödem folgt, sollten die zur Reanimation erforderlichen Mengen eher zurückhaltend dosiert werden, damit nicht allzuviel freies Wasser zur Verfügung gestellt wird, das sich zwischen dem Intra- und Extrazellularraum hin- und herbewegen kann und das Ödem verstärkt.

Defibrillation

Kammerflimmern und ventrikuläre Tachykardien sind Hauptindikationen der elektrischen Defibrillation. Azidose, Hypoxie, Elektrolytverschiebungen und Hypothermie können Flimmern und Flattern unterhalten. Die wichtigste Maßnahme am Beginn der Reanimation eines Kindes ist deshalb Beatmung und Herzmassage und nicht eine Frühdefibrillation. Nur bei Starkstromunfällen darf man „blindlings" davon ausgehen, daß ein Flimmern vorliegt, und daher früh defibrillieren. Auch ein präkordialer Schlag mag hier wirksam sein.

Die Einstellung am Gerät ist 2 J/kg KG, zur Wiederholung sind 4 J/kg KG möglich zur direkten Defibrillation. Zur synchronisierten Kardioversion werden 0,1–1 J/kg KG angewendet [1, 12]. Es werden die größtmöglichen Elektroden mit viel Leitpaste gebraucht (Säuglinge 4,5 cm, Klein- und Schulkinder 8 cm Durchmesser).

Literatur

1. Ahnefeld FW, Lindner KH, Lotz P, Rossi R (1987) Kardiopulmonale Reanimation (CPR). Wissenschaftliche Verlagsanstalt, Stuttgart
2. Ahnefeld F, Dick W, Schuster H-P (1986) Notfallmedizin Klinische Anästhesiologie und Intensivtherapie, Bd. 30. Springer, Berlin Heidelberg New York Tokyo
3. American Heart Association (1986) Standards and guidelines for CPR and emergency cardiac care.
4. Borland M (1988) Establishing the pediatric airway. Int Anesthesiol Clin 26: 27
5. Burri C, Ahnefeld FW (1977) Cava-Katheter. Springer, Berlin Heidelberg New York
6. Dick W (1987) Reanimation im Kindesalter– Ergebnisse im internationalen Vergleich. Notfallmedizin 13: 440
7. Downes JJ (1988) Standards for airway equipment. Int Anesthesiol Clin 26: 14
8. Harte FA, Chalmers PC, Walsh RF, Danker PR, Sheik FM (1987) Intraosseous fluid administration: A parenteral alternative in pediatric resuscitation. Anesth Analg 66: 687
9. Lotz P, Schlipt M, Ahnefeld FW, Dick W (1986) Vergleichende Untersuchungen von Handbeatmungsgeräten. Notfallmedizin 12: 396
10. Meuret GH, Löllgen H (1988) Reanimationsfibel. Springer, Berlin Heidelberg New York Tokyo
11. Nicolson SC, Sweeney MF, Moore RA, Jobes DR (1985) Comparison of internal and external cannulation of the central circulation in the pediatric patient. Crit Care Med 13: 747
12. Rogers MC (1987) Textbook of pediatric intensive care. Williams & Wilkins, Baltimore/MD
13. Zaritzky A (1987) Cardiopulmonary resuscitation in children. Clin Chest Med 8: 561

Reanimationsmaßnahmen nach Unfällen aus chirurgischer Sicht

P.-M. HAX und U. HEITEMEYER

Unter den Ursachen eines Herz-Kreislauf-Stillstandes stehen internistische Erkrankungen weit im Vordergrund. Ein Kreislaufstillstand nach Trauma wird dagegen häufiger bei jüngeren und bis dahin gesunden Menschen beobachtet, die bekanntlich einen hohen Anteil der Schwerverletzten stellen. Er ist dann nicht Endpunkt eines chronischen Krankheitsbildes, sondern hängt unmittelbar mit dem Trauma zusammen, so daß seine Ursachen günstigenfalls reversibel sind. Damit steigt einerseits die Chance der erfolgreichen Reanimation. Andererseits wird der Erfolg einer Reanimation nach Trauma in sehr vielen Fällen davon abhängen, ob diese Ursachen rechtzeitig erkannt und – sofern möglich – behandelt bzw. beseitigt worden sind. Die eigentliche Technik der kardiopulmonalen Reanimation ist ansonsten immer gleich, unabhängig von der Ursache des Herz-Kreislauf-Stillstandes.

Bei entsprechendem Schweregrad einer Verletzung sind die Aussichten auf eine erfolgreiche Reanimation sicherlich sehr gering. In einer jüngst erschienenen Arbeit [7] wird über die Ergebnisse nach Reanimationsversuchen bei 37 Patienten berichtet, deren klinischer Tod infolge eines Polytraumas mit stumpfer Gewalteinwirkung wenige Minuten zuvor eingetreten war. Von diesen Patienten konnten 16 primär erfolgreich wiederbelebt und in eine Klinik transportiert werden. Von diesen 16 Patienten starben 15 innerhalb der nächsten Tage; 1 Patient erlag nach 3 Monaten den Folgen der schweren zerebralen Schädigung, so daß letztendlich keiner der 37 Patienten überlebte. Die Autoren kommen in derselben Arbeit nach Zusammenstellung der Ergebnisse aus 15 Studien mit insgesamt 562 Patienten zu dem Schluß, daß eine Reanimation bei Herz-Kreislauf-Stillstand nach stumpfem Polytrauma nur in 0,18 % der Fälle Aussicht auf Erfolg im Sinne eines endgültigen Überlebens ohne wesentlichen zerebralen Dauerschaden hat. Auch Patienten mit penetrierendem Thoraxtrauma, die schon ohne spontane Herzaktion am Unfallort angetroffen werden, sind erfahrungsgemäß nicht einmal mehr durch sofortige Notthorakotomie und offene Herzmassage zu retten [5].

Neben dem Polytrauma können aber auch relativ geringfügige Traumen unter besonderen Umständen sehr rasch zum Tode führen, so daß bei rechtzeitiger Erkennung und richtiger Behandlung der Ursachen eine Reanimation sehr gute Erfolgsaussichten hat. Unmittelbar nach Intubation und Beatmung, Beginn der Herzmassage und Einleitung der medikamentösen Therapie sind daher bei Reanimation nach Trauma dringlichst, also möglichst durch Blickdiagnose, folgende mögliche Ursachen des Kreislaufstillstandes auszuschließen bzw. entsprechend zu behandeln, weil ansonsten alle Wiederbelebunsversuche scheitern werden [4]:

- Massive äußere Blutung,
- Hämorrhagischer Schock,
- Spannungspneumothorax,
- Herzbeuteltamponade,
- Mediastinalemphysem.

Eine eventuelle Verlegung der Atemwege oder eine Atemlähmung sind durch die obligatorische Intubation und Beatmung bereits adäquat behandelt.

Äußere Blutungen sind leicht erkennbar und lassen sich in den meisten Fällen durch Hochlagern und Anlegen eines Druckverbandes beherrschen. Bei Eröffnung eines großen Gefäßes kann es notwendig sein, direkt in die Wunde zu greifen und das Gefäß zu komprimieren bzw. das Leck mit dem Finger zu verschließen. Effektiv und bei vitaler Indikation sicherlich gerechtfertigt ist das Anlegen einer Blutdruckmanschette an einer Extremität als Blutsperre. Auch das ansonsten abzulehnende instrumentelle Abklemmen eines Gefäßes kann in dieser Situation angezeigt sein.

Blutstillung:

- Hochlagerung,
- Druckverband/Tamponade,
- Digitale Kompression,
- Nur ausnahmsweise: Abbinden, Abklemmen.

Beim hämorrhagischen Schock nach multiplen Frakturen und Blutungen in die Körperhöhlen wird der Blutverlust vielfach unterschätzt. Die notwendige aggressive Volumensubstitution mit kristalloiden oder kolloidalen Lösungen in Mengen bis zu mehreren Litern kann daher kaum eine Überinfusion zur Folge haben. Durch Druckinfusion über mehrere großlumige periphere Zugänge sollte eine Infusionsgeschwindigkeit von mindestens 100 ml/min erreicht werden [2].

Volumenersatz:

- mindestens 2 großlumige Zugänge,
- kristalloide Lösung (große Mengen),
- kolloidale Lösung (Mengenbegrenzung),
- Druckinfusion.

Durchflußraten (Druck 1 m WS, Aqua dest. ▶ 9,8 kPa)

Braunüle 1,2 mm:	4 l/h,
Braunüle 1,7 mm:	11 l/h,
Cavafix 1,1 mm:	2 l/h,
Cavafix 1,4 mm:	6 l/h.

Der Effekt der Antischockhose (MAST = „medical anti-shock-trousers") wird unterschiedlich beurteilt [1, 3, 6]. Der schnellstmögliche Transport in das nächste Krankenhaus hat nur bei massiven, am Unfallort nicht beeinflußbaren Blutverlusten, z. B. nach penetrierenden Thorax- oder Abdominalverletzungen, Vorrang gegenüber der Schockbehandlung.

Aus jedem einfachen Pneumothorax kann – insbesondere unter Beatmung – ein Spannungspneumothorax werden. Auf die Bedrohlichkeit dieses nicht gerade seltenen Krankheitsbildes, das unbehandelt in kürzester Zeit zum Tod führt und jeden Reanimationsversuch vereitelt, kann nicht oft und eindringlich genug hingewiesen werden.

Symptome des Spannungspneumothorax:

- aufgehobenes Atemgeräusch,
- hypersonorer Klopfschall,
- Erweiterung der Interkostalräume,
- Einflußstauung,
- Kreislaufdepression.

Die Entlastungspunktion mit einer dicken Verweilkanüle im 3. oder 4. ICR in der Medioklavikularlinie ist schon bei hinreichendem Verdacht angezeigt, ggf. auch doppelseitig.

Therapie bei Spannungspneumothorax:

- Entlastungspunktion 3./4. ICR Medioklavikularlinie mit großlumiger Kanüle,
- Probepunktion bei hinreichendem Verdacht,
- evtl. Saugdrainage,
- evtl. doppelseitig!

Der Anschluß der Kanüle an ein exspiratorisch offenes Ventil ist bei ohnehin stattfindender PEEP-Beatmung überflüssig. Insbesondere beim doppelseitigen Pneumothorax kann es vorteilhaft sein, die Entleerung der Pleurahöhlen durch Legen von Thoraxdrainagen zu beschleunigen.

Wesentlich seltener, aber ebenfalls akut lebensbedrohlich bzw. eine erfolgreiche Wiederbelebung verhindernd sind die Herzbeuteltamponade und das Mediastinalemphysem. Eine Blutansammlung im Perikard kann nach stumpfer oder penetrierender Verletzung auftreten und ist ab etwa 150 ml hämodynamisch wirksam. Ein konstant niedriger Blutdruck trotz Volumensubstitution und ausreichender Ventilation sowie eine überschießende Reaktion des zentralen Venendrucks auf Volumenzufuhr, am Unfallort erkennbar an einer Einflußstauung, rechtfertigen bereits die Probepunktion, die – sofern positiv – u. U. auch wiederholt werden muß. Das Mediastinalemphysem mit lebensbedrohlichem Druckanstieg im Mediastinum nach penetrierender Verletzung, Tracheal- oder Bronchusruptur, Ösophagusverletzung oder Läsion der mediastinalen Pleura erfordern ebenfalls eine sofortige Druckentlastung durch kollare Mediastinotomie.

Literatur

1. Holcroft JW, Link DP, Lantz BMT, Green JF (1984) Venous return and the pneumatic antishock garment in hypovolemic baboons. J Trauma 24: 928–937
2. Kalbe P, Kant CJ (1988) Erstmaßnahmen am Unfallort aus der Sicht des Unfallchirurgen. Orthopäde 17: 2–10
3. Mackersie RC, Christensen JM, Lewis FR (1984) The prehospital use of external counter-pressure: Does MAST make a difference? J Trauma 24: 882–888
4. Orbach H, Hax PM (1988) Erstversorgung am Unfallort. Thieme, Stuttgart New York
5. Sunder-Plassmann L, Brandl R, Heberer G (1986) Penetrierendes und perforierendes Thoraxtrauma. Chirurg 57: 668–673
6. Thomas A, Dieing W, Schäfer HP, Bock KH (1986) Brauchen wir in Deutschland die Anti-Schock-Hose im Rettungsdienst? Rettungsdienst 9: 4–9
7. Waydhas Ch, Schneider K, Neumann A, Nast-Kolb D, Schweiberer L (1989) Reanimation polytraumatisierter Patienten: notwendig, erfolgversprechend oder sinnlos? Notfallmedizin 15: 282–285

Differentialdiagnose der inspiratorisch verursachten Luftnot im Kindesalter

E. Schubert

Akute Luftnot beim Kind ist ein Alarmierungsgrund für den Notarzt, der zu Recht mit einer großen Besorgnis des ausrückenden Notarztes einhergeht.

Atembehinderungen beim Kind sind wegen der Gefahr der raschen Progredienz und der evtl. zu erwartenden Probleme, insbesondere bei einer notwendigen Intubation, gefürchtet.

Symptome

Die wichtigsten Symptome, die besonders bei initialer Luftnot auftreten, sind:

Einatmung
 – erschwert/verlängert;
Einziehungen
 – jugulär,
 – interkostal,
 – epigastrisch;
Stridor;
Tachypnoe.

Im Rahmen der Progression der Luftnot lassen sich 4 Stadien differenzieren (Tabelle 1).

Häufig wird der Notarzt ein Kind vorfinden, das im Rahmen z. B. einer Hu-

Tabelle 1. Stadien des Kruppsyndroms

Symptome	Stadium			
	I	II	III	IV
Bellender Husten	+	+	+	−
Stridor	−	+	+ +	+ + +
Einziehungen	−	+	+ +	+ + +
Tachykardie	−	(+)	+	+ +
Zyanose	−	−	−	+
Motorische Unruhe	−	−	+	−
Bewußtseinstrübung	−	−	−	+

stenattacke deutliche Symptome der inspiratorischen Luftnot zeigt, in Ruhe jedoch keine oder minimale Dyspnoezeichen aufweist. Ein wesentliches Alarmsymptom für den Notarzt muß das Auftreten von Dyspnoezeichen in Ruhe sein.

Differentialdiagnose

Bei Kindern können, aufgrund der engen anatomischen Verhältnisse, auch bei pulmoparenchymatösen und bronchoobstruktiven Lungenerkrankungen Symptome auftreten, wie wir sie eigentlich bei der inspiratorischen Luftnot finden, nämlich insbesondere die sog. Einziehungen.

Der Auskultationsbefund trägt in dieser Situation evtl. wenig zur Differenzierung bei, da schwerste bronchiale Obstruktionen mit einer deutlichen Abschwächung des Atemgeräusches und dem Fehlen des typischen Giemens und Brummens einhergehen können.

Unterscheidbar wird die Ursache der Atemnot dann durch die Beobachtung der In- und Exspiration, die bei bronchoobstruktiven Erkrankungen mit einer deutlich verlängerten und erschwerten Exspirationsphase einhergeht.

Daraus müssen selbstverständlich entsprechende differentialtherapeutische Überlegungen abgeleitet werden.

Ursachen

Die Ursachen, gruppiert nach ihrer differentialdiagnostischen Problematik und Häufigkeit, sind:

- Entzündung,
- Allergie,
- Trauma,
- Tumor,
- angioneurotisches Ödem.

Entzündliche Ursachen

Das sog. Kruppsyndrom zeigt ein Spektrum von der hochakuten, lebensbedrohlichen Epiglottitis bis zum harmlosen Pseudokrupp oder Spasmodec-croup-Syndrom:

- Epiglottitis,
- Laryngotracheobronchitis
- stenosierende Laryngotracheobronchitis,
  Tonsillen,
  Retropharynx.

Die wichtigsten differentialdiagnostischen Gesichtspunkte zur Erkennung der Epiglottitis sind:

1. hochfieberhaftes, schwerstkrankes Kind,
2. massive Halsschmerzen mit Unvermögen zu trinken oder den eigenen Speichel herunterzuschlucken,
3. aphone Sprache,
4. Unterdrücken von Husten bzw. kein Husten.

Insbesondere die starke Halsschmerzsymptomatik und der nicht vorhandene Husten sind signifikante differentialdiagnostische Kriterien. Bei allen anderen Formen des Pseudokrupps kann zwar hohes Fieber auftreten, auch ein reduzierter Allgemeinzustand bestehen, jedoch ist immer damit verbunden ein mehr oder weniger ausgeprägter Reizhusten, der teilweise produktiv sein kann, sowie eine heisere Stimme.

Therapie

Unabhängig von der Diagnose sollte folgendermaßen vorgegangen werden:
 Stadium II (s. Tabelle 1): Einweisung in eine Kinderklinik.
 Stadium III:

1) Klinikeinweisung unter ärztlicher Begleitung,
2) O_2-Inhalation
3) Patient in der Körperposition belassen, in der man ihn vorfindet.

Stadium III–IV bzw. IV (d. h. drohender Atemstillstand bzw. Atemerschöpfung, Bewußtseinstrübung): Maskenüberdruckbeatmung, assistierend mit 100 % Sauerstoff.
 Nur in dem Fall, daß eine Maskenüberdruckbeatmung nicht möglich ist oder unmittelbar ein Atemstillstand bevorsteht, Versuch der Intubation.

Laryngotracheitis (Pseudokrupp):

1) Frischluftbehandlung,
2) Steroide, lokal (Dosieraerosol), *besser* systemisch: i.m., i.v. (rektal).

Transport bei Verschlechterung von Stadium III und IV sowie bei Epiglottitis.

Traumatische Ursachen

Die traumatischen Ursachen einer inspiratorischen Luftnot machen differentialdiagnostisch in der Regel keine Schwierigkeiten:

- Trauma
  Verbrennung,
  Trauma,
  Fremdkörper,
  Insektenstich,
  iatrogen
- Allergie,
- Tumor,
- angioneurotisches Ödem.

Sie bedürfen bei Verbrennungen im Gesichtsbereich, bei direktemTrauma wegen der Gefahr der zunehmenden Schwellung des Larynxeinganges, der frühzeitigen Intubation.

Fremdkörper

Der hochsitzende epipharyngeale, laryngeale und hochsitzende ösophageale Fremdkörper kann akut erhebliche Luftnot bis zum Ersticken herbeiführen.

In der Regel ist die Situation aufgrund anamnestischer Angaben klar, so daß ein Freimachen der Atemwege oberstes Gebot ist.

Vor einem blinden Austasten des Rachenraumes sei eindringlich gewarnt, da dadurch Fremdkörper, die im Larynxeingang sitzen, tief in den Larynx hineingeschoben werden können, und damit zum akuten Erstickungstode führen.

Die üblichen Maßnahmen wie Lagerung, Absaugen, Racheninspektionen haben hier ihren Platz. Sollten die sichtbaren oberen Atemwege keinen Fremdkörper beinhalten, aber akute Erstickungsgefahr bestehen, ist eine Maskenüberdruckbeatmung, bei nicht ausreichendem Erfolg die Intubation indiziert.

Das sog. Heimlichmanöver mit Kompression der unteren Thoraxapertur ist als Ultima ratio zu versuchen, jedoch erheblich umstritten.

Insektenstiche in den Zungengrund

Rasches Eingreifen erforderlich, frühzeitige Intubation, abschwellende Therapie mit Adrenalin (Medihaler-Stoß) möglich. Punktionskoniotomie.

Allergie

Differentialdiagnostisch in der Regel ohne Probleme, da andere allergische Symptome wie Urtikaria und Juckreiz bestehen. Als Ursache kommen insbesondere Insektenstiche, jedoch auch Medikamente und Nahrungsmittel in Frage.

Therapie

– Nach Möglichkeit Beseitigung des allergenen Agens,
– bei Atemnot frühzeitiger Einsatz von Adrenalin (0,01 mg/kg, subkutan) oder
– ein Sprühstoß Adrenalin Medihaler,
– Steroide: 2 mg/kg Prednisolonäquivalent bzw. 0,4 mg/kg Dexamethason,
– Antihistaminika.

Bei gleichzeitig bestehendem Bronchospasmus Xanthinderivate (Euphyllin, Bronchoparat) 6 mg/kg über 15 min i. v.

Iatrogene Ursachen

Inspiratorische Atemnot nach Intubation (Narkose) oder Endoskopie, insbesondere bei gleichzeitig bestehendem leichtem Infekt der oberen Luftwege, häufig in Form eines Kruppsyndroms, ist in der Regel kein Einsatzgrund für den Notarzt, sondern passiert in klinischem Zusammenhang.

Dort hat sich die Verneblerbehandlung mit Ultraschallvernebler bzw. die Medikamentenzerstäubung von Mikroephrin (razemisches Adrenalin) sowie Steroiden bewährt.

Tumoren des oberen Mediastinums, insbesondere Lymphome

Sie können in der Regel, jedoch nicht perakut, zu einer deutlichen Luftnot des Patienten führen, so daß auch diese Ursache differentialdiagnostisch in Betracht gezogen werden muß.

Angioneurotisches Ödem (C1-Esterase-Inhibitormangel)

Bei dieser seltenen hereditären Stoffwechselstörung im Komplementsystem kann es aus verschiedenen Ursachen heraus zum Auftreten erheblicher lokaler Ödeme, z. B. auch zu einem Larynxödem, kommen.

Im Gegensatz zum Quincke-Ödem, das auf die antiallergische Therapie anspricht, ist das angioneurotische Ödem therapieresistent und bedarf der Behandlung mit C1-Esterase-Inhibitor, das in allen Notfalldepots vorrätig ist.

Allgemeine Hinweise

Racheninspektion:
Die immer wieder kontrovers diskutierte Frage, ob zur Differentialdiagnose der inspiratorischen Luftnot eine Racheninspektion durchzuführen ist, möchte ich hier wie folgt beantworten:

Bei einem nichthypoxischen Patienten in gutem Allgemeinzustand ist eine Racheninspektion ohne großes Risiko für den Patienten möglich und damit sinnvoll.

Bei Patienten in sehr schlechtem Zustand mit deutlicher Hypoxie bzw. Hyperkapnie ist jedoch vor einer Manipulation im Rachen eindringlich zu warnen, da in dieser Situation die Gefahr des vagalen Herzstillstandes oder einer schweren Bradykardie nicht zu unterschätzen ist.

Wenn man sich zu einer solchen Inspektion genötigt sieht, sollte vorher unter allen Umständen versucht werden, den Patienten über Maske ausreichend zu oxygenieren.

Intubation:

Die Intubation eines Kleinkindes im Notarztdienst bedeutet eine erhebliche Anforderung an den Notarzt und ist mit großen Risiken verbunden. Selbstverständlich ist bei unmittelbar bevorstehendem Atemstillstand, eingetretenem Atemstillstand oder Nichteffektivität einer Maskenüberdruckbeatmung eine solche Intubation unumgänglich. Die Erfahrung hat jedoch gezeigt, daß bei den Krankheitsbildern Epiglottitis und Laryngotracheitis eine Maskenüberdruckbeatmung mit reinem Sauerstoff in fast allen Fällen hervorragend gelingt und damit die Notwendigkeit einer Notintubation im Rettungsdienst nicht besteht.

Die Intubation dieser Patienten sollte in tiefer Inhalationsnarkose (Halothan) im OP-Bereich bzw. auf der pädiatrischen Intensivstation erfolgen.

Der Vorschlag für einen solchen Stufenplan ist Abb. 1 zu entnehmen.

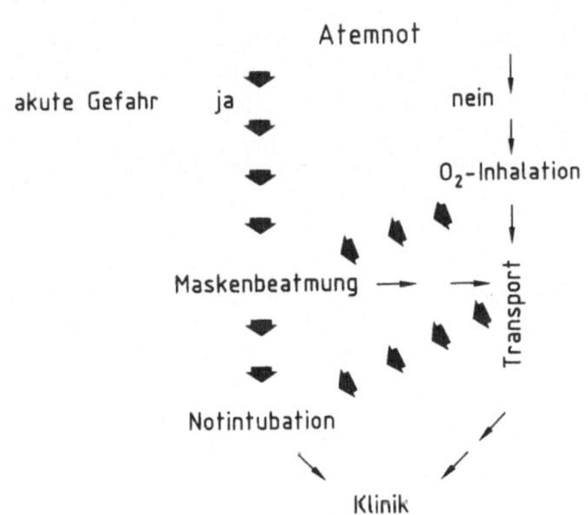

Abb. 1. Stufenplan für Kleinkinder mit Atemnot

Literatur

1. Kilhan H, Gillis J, Benjamin B (1987) Severe upper airway obstruction. Pediatr Clin North Am 34/1: 1–14
2. Mauro RD, Poole SR, Lockart CH (1988) Differentiation of epiglottitis from laryngotracheitis in the child with stridor. Am J Dis Child 142: 1302–1306

3. Smalhout B, Hill-Vayhan AB (1979) Das dispnoische Kind. Fa. Thomae Biberach Riss
4. Emmerich P, Sitzmann FC, Truckenbrodt H (1989) Kinderärztliche Notfälle. Thieme, Stuttgart

Reanimationserfolge in Klinik und Prähospitalphase

P. LANGE-BRAUN, C. BRAUER und H. HOCHREIN

Seit Einführung der kardiopulmonalen Reanimation in den 50er Jahren ist es in zahlreichen Fällen gelungen, Atem- und Kreislaufstillstände langfristig erfolgreich zu beheben. Medizinische Intensivstationen (IPS) und der Notarztwagen (NAW) als mobile Intensiveinheit sind heute aus dem klinischen Alltag nicht mehr wegzudenken. Je besser unsere Reanimationsmethoden werden, um so mehr sollten wir jedoch überprüfen, ob eine medizinisch-technisch erfolgreiche Wiederbelebung auch mit der Wiederherstellung einer lebenswerten Lebenssituation einhergeht.

Reanimationserfolge unter klinischen und präklinischen Bedingungen werden im Anschluß anhand der Zahlen des Patientengutes der Kardiologischen Abteilung des Universitätsklinikums Rudolf Virchow der Freien Universität Berlin demonstriert. Eine anschließende Befragung überlebender Patienten nach erfolgreicher Reanimation sollte eine vorsichtige Abschätzung ermöglichen, in welchem Ausmaß das Reanimationserlebnis für das weitere Leben des Patienten eine Rolle spielt.

Ergebnisse

Aufschlüsse über die Reanimationserfolge im eigenen klinischen und präklinischen Bereich erhielten wir anhand der beiden folgenden Studien (Tabelle 1).

Die erste erfolgte prospektiv auf der Intensivstation. Im Untersuchungszeitraum von 19 Monaten wurden insgesamt 1368 Patienten versorgt. Davon wurden 15% kurz vor oder während ihres Intensivaufenthaltes reanimiert.

Tabelle 1. Ergebnisse zweier Studien zur Erfolgsquote von kardiopulmonalen Reanimationen

	Intensivstation	Notarztwagen
Untersuchungszeitraum	19 Monate	10 Jahre
Gesamtzahl der Patienten	1368	21414
Davon reanimiert	15% (n = 202)	11% (n = 2337)
Geschlecht	m: 62%	m: 66%
	w: 38%	w: 34%
Altersdurchschnitt	65 Jahre	63 Jahre

Die zweite, retrospektiv durchgeführte Studie schloß alle in 10 Jahren auf dem unserer Abteilung angegliederten NAW versorgten Patienten ein. Die Gesamtzahl der Patienten betrug hier 21 414. Davon mußten 11 % vom Notarzt wiederbelebt werden.

In der Alters- und Geschlechtsverteilung gab es in beiden Studien keine wesentlichen Unterschiede.

Beide Untersuchungen befaßten sich neben den absoluten Erfolgsraten in erster Linie mit den wesentlichen Faktoren, welche den Erfolg einer Reanimation in Klinik und Prähospitalphase beeinflussen.

Erfolg

Von allen Reanimationen im Intensivbereich waren 73 % primär erfolgreich, d. h. es ließ sich ein stabiler Kreislauf etablieren (Tabelle 2). Im weiteren Verlauf konnten 34 % das Krankenhaus lebend verlassen. Von den NAW-Reanimationen verliefen 35 % primär erfolgreich, so daß es dem Notarzt gelang, den Patienten unter stabilen Kreislaufverhältnissen im nächstliegenden Krankenhaus abzuliefern.

Alter und Geschlecht

Sowohl das Patientenalter als auch das Geschlecht hatten in beiden Untersuchungen keinen signifikanten Einfluß auf den Erfolg. Selbst die ältesten Patienten wiesen noch beachtliche Erfolgsquoten auf (Tabelle 3). Von den über 80jährigen Patienten konnten 39 % vom Notarzt primär reanimiert werden; in der IPS-Gruppe waren immerhin 21 % der Reanimationen in diesem Alter langfristig erfolgreich.

Zeitfaktor

Der Zeitfaktor als wichtigster Parameter für den erfolgreichen Ausgang einer Reanimation stellte sich besonders eindrucksvoll für die auf dem NAW versorgten Patienten dar. Etwa 1/4 der Kreislaufstillstände ereignete sich im Beisein des

Tabelle 2. Reanimationserfolge im klinischen und präklinischen Bereich

	Intensivstation [%] n		Notarztwagen [%] n	
Primär erfolgreich	73	148	35	808
Letztendlich erfolgreich	34	68	–	–
Gesamt		202		2337

Tabelle 3. Reanimationserfolge bei über 80jährigen Patienten

	Intensivstation [%]	Notarztwagen [%]
Primär erfolgreich	75	39
Langfristig erfolgreich	21	–
n	28	231

Tabelle 4. Der Zeitfaktor

	Reanimation primär erfolgreich [%]	n
Kreislaufstillstand		
– im Beisein des Notarztes	87	558
– vor Eintreffen des Notarztes	18	1779

Tabelle 5. Art des Kreislaufstillstandes

	Intensivstation Langfristig erfolgreich [%]	n	Notarztwagen Primär erfolgreich [%]	n
Tachykardie	46	91	40	651
Bradykardie	14	88	13	1278

Notarztes; diese Patienten konnten dann in 87% primär erfolgreich reanimiert werden. Bestand der Kreislaufstillstand bereits bei Eintreffen des Notarztes, so waren nur noch 18% der Reanimationen erfolgreich (Tabelle 4).

Art des Kreislaufstillstandes

Auf der Intensivstation hielten sich tachykarde und bradykarde Zirkulationsstörungen die Waage. Der oft spät eintreffende Notarzt sah verständlicherweise mehr bradykarde oder asystolische Formen (Tabelle 5). Erwartungsgemäß hatten bradykarde Kreislaufstillstände, da sie häufig Ausdruck einer längeren Hypoxiedauer sind, eine deutlich schlechtere Prognose als die tachykarde Form.

Diagnosen

Im klinischen wie im präklinischen Bereich ereignet sich der Herz-Kreislaufstillstand überwiegend auf dem Boden einer kardiovaskulären Grunderkrankung

(Tabelle 6). Bei über der Hälfte aller kardiovaskulären Erkrankungen handelt es sich um Myokardinfarkte.

Beide Untersuchungen bestätigen übereinstimmend, daß bei Vorliegen einer kardialen Erkrankung deutlich bessere Behandlungsergebnisse als bei nichtkardialen erzielt werden können (Tabelle 7).

Befragung

Ein Jahr nach ihrer erfolgreichen Wiederbelebung gaben 90% der von uns befragten Patienten zwar eine intensivierte Lebenseinstellung an, hatten jedoch das Ereignis noch nicht vollständig verarbeitet und fühlten sich teilweise von intensiven Rückerinnerungen gequält (Tabelle 8). Über 90% hatten sich auf der Intensivstation sicher und gut untergebracht gefühlt.

Als wichtigstes Ergebnis dieser Befragung gilt es jedoch die Tatsache herauszustellen, daß fast alle Patienten im Bedarfsfalle erneut wiederbelebt werden wollten.

Tabelle 6. Grunderkrankung

	Intensivstation [%]	n	Notarztwagen [%]	n
Kardiovaskulär	59	202	52	2337
Myokardinfarkt	56	119	54	1211

Tabelle 7. Reanimationserfolge bei kardiovaskulären und nichtkardiovaskulären Erkrankungen

	Intensivstation Langfristig erfolgreich [%]	n	Notarztwagen Primär erfolgreich [%]	n
Kardial	40	119	42	1211
Nichtkardial	24	83	26	1126

Tabelle 8. Psychosoziale Auswirkungen bei reanimierten Patienten (n = 38)

	[%]
Intensivierte Lebenseinstellung	90
Häufige Rückerinnerungen	84
Auf der Intensivstation gut untergebracht	94
Würden erneut wiederbelebt werden wollen	98

Zusammenfassung und Fazit

Vorgestellt wurden Auszüge aus Untersuchungen, welche sich mit Erfolgen der kardiopulmonalen Reanimation im eigenen klinischen und präklinischen Bereich beschäftigen. Erfaßt wurden 202 wiederbelebte Patienten auf der Intensivstation und 2337 durch den Notarzt des NAW 165 durchgeführte Reanimationen. Von den NAW-Reanimationen waren 35 % primär erfolgreich; auf der Intensivstation waren 34 % langfristig erfolgreich.

Im Gegensatz zu Angaben in der Literatur, welche z. T. behaupten, daß erfolgreiche Reanimationen bei über 70jährigen ausgesprochen selten seien, bestätigen beide vorliegenden Untersuchungen, daß auch im höheren Alter noch beachtliche Reanimationserfolge zu erzielen sind.

Die Ergebnisse der vorliegenden Arbeiten bestätigen die Effizienz moderner Intensiv- und Notfallmedizin. Vor allem die Bedeutung des NAW als verlängerter Arm der Intensivstation im prähospitalen Bereich wird durch die vorliegenden Daten untermauert. Bewiesen ist, daß nur bei frühzeitig begonnener Reanimation Aussicht auf Erfolg besteht.

Wünschenwert wäre eine intensivere psychische Betreuung der Patienten im Anschluß an eine erfolgreiche Reanimation. Erfreulich ist jedoch die eindeutige Akzeptanz der Intensiv- und Notfallmedizin unter den unmittelbar Betroffenen.

Effektivität bei präklinischer Reanimation

H. Heinrich und P. Sefrin

Kaum ein Bereich der modernen Notfallmedizin steht so im Mittelpunkt des Interesses wie die Reanimatologie. Immer wieder werden die Ergebnisse der präklinischen Reanimation auch als harte Kriterien für die notfallmedizinische Versorgung und deren „Wirtschaftlichkeit" in einer Region herangezogen.

Einen Überblick über die Reanimationsergebnisse in der Bundesrepublik Deutschland seit 1972 anhand einiger Studien gibt Tabelle 1 [4, 6, 9–14, 17, 18, 24–26]. Trotz vieler Verbesserungen der präklinischen Notfallmedizin zeigt sich ein mit knapp 3% eher mäßiger Anstieg der endgültigen Reanimationserfolge. Demgegenüber erkennt man einen deutlichen Anstieg des Anteils der endgültigen

Tabelle 1. Ergebnisse der präklinischen Reanimation
1972 – 1980

Ort	Jahr	n	pn [%]	pp [%]	ep [%]
Würzburg	1972 – 1976	59	50,9	49,1	6,7
München	1975 – 1978	182	64,8	35,2	3,8
Erlangen	1976 – 1979	200	84,0	16,0	4,0
Köln	1976 – 1980	1214	64,1	35,9	3,0
Hamburg	1979 – 1980	480	64,9	35,1	7,9
Gesamt		2135	65,7	34,3	5,1

1981 – 1989

Ort	Jahr	n	pn [%]	pp [%]	ep [%]
Göppingen	1981 – 1983	162	56,8	43,2	9,3
Hamburg	1982	322	67,7	32,3	7,1
Uelzen	1983 – 1986	299	83,6	16,4	2,0
Würzburg/Regensburg	1985 – 1988	179	70,4	29,6	11,2
Uelzen	1987 – 1989	147	64	36	10
Gesamt		1109	68,5	31,5	7,9

pn primär erfolglose Reanimation;
pp primär erfolgreich, Vitalfunktionen zumindest vorübergehend in Gang gekommen;
ep endgültig positive Reanimation, d. h. Entlassung aus dem Krankenhaus.

Erfolge bezogen auf die Gesamtzahl primär positiver Reanimationen (Tabelle 2). Dies deutet wohl auch auf eine Verbesserung der weiterführenden klinischen Intensivmedizin hin.

Die dargestellten bundesdeutschen Ergebnisse lassen sich mit den bekannten Spitzenergebnissen ausgewählter US-Studien [6, 7] mit endgültigen Erfolgsquoten von 25–30 % praktisch überhaupt nicht vergleichen. Somit erhebt sich die Frage nach den wesentlichen Unterschieden zwischen der präklinischen Reanimation, z. B. in Seattle, und der Reanimation in der Bundesrepublik Deutschland.

Im folgenden soll versucht werden, wesentliche Determinanten für den Reanimationserfolg und somit Ansätze zur Effizienzsteigerung der präklinischen Reanimation in der Bundesrepublik Deutschland aufzuzeigen.

Situation in der Bundesrepublik Deutschland

Die derzeitige Situation soll anhand eigener Ergebnisse aus Würzburg und Regensburg dargestellt werden [10, 19].

Die folgenden Darstellungen sind nach 1) zufälligen und 2) beeinflußbaren Variablen gegliedert.

Zufällige Variable

Die häufigsten Notfallereignisse beim Herzkreislaufstillstand sind der plötzliche Kollaps und der Herzanfall bzw. eine akut einsetzende Dyspnoe (Tabelle 3).

Tabelle 2. Ergebnisse der präklinischen Reanimation (jeweils 5 Studien). *pn* primär erfolglos; *pp* primär und endgültig erfolgreich; *ep* endgültig positiv, Klinikentlassung

Zeitraum	n	pn [%]	pp [%]	ep [%]	von pp [%]
1972 – 80	2135	65,7	34,3	5,1	14,9
1981 – 89	1109	68,5	31,5	7,9	25,1

Tabelle 3. Primäres Notfallgeschehen

Ereignis	n	[%]
Plötzlich Kollaps	84	46,9
Herzanfall/Atemnot	59	33,0
Trauma	10	5,6
Intoxikation	3	1,7
Sonstiges	23	12,8
Gesamt	179	100

In den meisten Fällen ereignet sich dieses Geschehen innerhalb eines Gebäudes, meistens sogar innerhalb der eigenen Wohnung des Patienten (Tabelle 4).

In 9% der Fälle trat der Stillstand in einer Arztpraxis oder in einem Krankenwagen auf.

In 80% der Fälle war somit das primäre Notfallgeschehen beobachtet worden, zumeist von Angehörigen des Patienten, sogar bei 85% aller endgültig erfolgreichen Reanimationen (Tabelle 5).

Bezüglich des Alters der Reanimierten ließ sich kein eindeutiger Zusammenhang herausarbeiten. Hohes Alter alleine darf somit keinesfalls als Hinweis für eine negative Prognose angesehen werden [20]:

Alter der Patienten

Primär erfolglos:	61,0 ± 17,9 Jahre,
Primär erfolgreich:	64,8 ± 17,5 Jahre,
Endgültig erfolgreich:	56,0 ± 15,7 Jahre.

Bei Analyse der zugrundeliegenden Erkrankungen zeigen sich signifikant bessere Reanimationsergebnisse bei internistischen Ursachen (Tabelle 6). Auch unsere

Tabelle 4. Notfallort

Ort	n	[%]
Innerhalb eines Gebäudes	127	70,9
Straße	23	12,8
Sportplatz	5	2,8
Gewässer	5	2,8
Arztpraxis	7	3,9
Krankenwagen	9	5,0
Sonstiges	3	1,7
Gesamt	179	100

Tabelle 5. Wurde der Notfall beobachtet? *pn* primär erfolglos; *pp* primär erfolgreich; *ep* endgültig erfolgreich

Notfallzeugen	n	pn [%]	n	pp [%]	n	ep [%]	n	Abs. [%]
Keine	21	(72,2)	5	(17,2)	3	(10,3)	29	16,2
Umstehende oder Angehörige	76	(67,9)	23	(20,5)	13	(11,6)	112	62,6
Rettungsdienst/Notarzt	21	(70,0)	5	(16,7)	4	(13,3)	30	16,8
Andere	8	–		–			8	4,5
Gesamt	126		33		20		179	100

Tabelle 6. Reanimationserfolg und Ursache. *pn* primär erfolglos; *pp* primär erfolgreich; *ep* endgültig erfolgreich

Ursache	n	pn [%]	n	pp [%]	n	ep [%]	n	Gesamt [%]
Kardial	91	(71,1)	23	(18,0)	14	(10,9)	128	100
Respiratorische Störungen	4	(44,4)	3	(33,3)	2	(22,9)	9	100
Lungenembolie	4		1		–		5	
Sonstige atraumatische Ursachen	7	(58,3)	3	(25,0)	2	(16,7)	12	100
Präfinal	4		2		–		6	
Trauma	11		1		–		12	
Ertrinken	4		–		–		4	
Intoxikation	1		–		2		3	
Gesamt	126		33		20		179	

Tabelle 7. EKG bei Reanimationsbeginn. *pn* primär positiv; *pp* primär erfolgreich, *ep* endgültig erfolgreich

EKG-Form	n	pn [%]	n	pp [%]	n	ep [%]	n	Gesamt [%]
Kammerflimmern/-flattern	57	(64,8)	21	(23,9)	10	(11,4)	88	(49,1)
Hyposystolie	13	(68,4)	5	(26,3)	1	(5,3)	19	(10,6)
Asystolie	49	(86,0)	6	(10,5)	2	(3,5)	57	(31,8)
Kein EKG oder o. A.	7		1		7		15	
Gesamt	126		33		20		179	100

Untersuchungen belegen die negative Prognose beim traumatisch bedingten Stillstand [26].

Wie andere Autoren [3, 7, 11, 14], so fanden auch wir Kammerflimmern als den EKG-Befund mit der deutlich und signifikant besten Prognose (p ≤ 0,05) (Tabelle 7). Bemerkenswert sind jedoch die großen Unterschiede im Outcome nach Kammerflimmern zwischen US-Studien [3, 7, 23] und unseren inländischen Untersuchungen [10, 18] (Tabelle 8).

Beeinflußbare Variablen

Im folgenden sollen die beeinflußbaren Variablen der präklinischen Reanimation dargestellt werden.

Nur in 1/3 der Fälle wurde in unserer Analyse überhaupt irgendeine Erste Hilfe geleistet (Tabelle 9). Mit einer Ausnahme zeigen alle hier dargestellten Studien

Tabelle 8. Primärer EKG-Befund und Outcome

Ort	Jahr	n	Kammerflimmern Anzahl	Asystolie (davon Überlebende in %)	Hyposystolie
Hamburg	1979 – 1980	173	60 (11,7)	60 (3,3)	6 (33,3)
Göppingen	1981 – 1983	162	80 (16,3)	86 (1,2)	11 (–)
Milwaukee	1983	319	129 (24,8)	126 (4,0)	64 (6,3)
Seattle	1984		1238 (31)	576 (2)	162 (3)
Würzburg/Regensburg	1985 – 1988	179	88 (11,4)	57 (3,5)	19 (5,3)

Tabelle 9. Erste-Hilfe-Leistung und Outcome. *pn* primär erfolglos; *pp* primär erfolgreich; *ep* endgültig erfolgreich

Beurteilung	n	pn [%]	n	pp [%]	n	ep [%]	n	Gesamt [%]
Keine Erste Hilfe	70	(72,9)	18	(18,8)	8	(8,3)	96	67,6
Insuffizient	20	(71,4)	4	(14,3)	4	(14,3)	28	19,7
Angemessen	10	(55,6)	4	(22,2)	4	(22,2)	18	12,7
Gesamt	100		26		16		142	100

Tabelle 10. Reanimationserfolge bei durchgeführter Laienhilfe

Studie	Ort	Jahr	n	Endgültig positiv Reanimierte	
				mit Laienreanimation [%]	ohne Laienreanimation [%]
Eisenberg et al.	Seattle	1984	2544	28	16
Engelhardt u. Zapf	Köln	1976 – 1980	1214	6,1	1,5
Hofgärtner u. Milewski	Göppingen	1980	162	12,5	5,6
Stueven et al.	Milwaukee	1986	1500	15	5
Ritter	Detroit	1985	1837	12	5
Lund et al.	Oslo	1975	631	36	8

[5, 7, 9, 11, 16, 23] deutlich bessere Ergebnisse, wenn vor dem Eintreffen des Rettungsdienstes Erste Hilfe geleistet worden war (Tabelle 10). Bereits die Tatsache, daß überhaupt Erste Hilfe geleistet worden war, verbessert den Outcome; war die Hilfeleistung auch noch adäquat gemäß den aktuellen Lehraussagen [2, 15, 21, 22], verbesserte sich die Prognose weiter.

In 2/3 der Fälle hatte es maximal 5 min bis zum Eingang der Notfallmeldung gedauert. Die anschließende Organisationszeit in der Rettungsleitstelle betrug durchschnittlich 1,5 min bis zur Entsendung eines Rettungsmittels. In fast 80% der Fälle war der Rettungsdienst innerhalb von 10 min ab Notrufeingang am

Einsatzort (Tabelle 11). Fast immer operierte der Rettungsdienst während unserer Untersuchungen im Rendezvoussystem, dabei war das NEF und damit der Notarzt in über 50 % der Fälle vor oder gleichzeitig mit dem RTW am Notfallort.

In über der Hälfte der untersuchten Fälle setzte einerseits eine suffiziente Reanimation innerhalb von 10 min ein (Tabelle 12). Andererseits gibt es in unserem Kollektiv keinen einzigen Überlebenden, wenn die Reanimation später als 10 min nach dem vermutlichen Eintritt des Stillstandes begonnen worden war.

Die Prognose der präklinischen Reanimation ist hochsignifikant (p ≤ 0,001) vom Reanimationsbeginn innerhalb von 10 min abhängig.

Determinanten für den Reanimationserfolg

Als Determinanten für den Erfolg der präklinischen Reanimation konnten wir folgende eruieren (n = 130; p ≤ 0,05):

- nichttraumatische Ursache des Stillstandes,
- Erste-Hilfe-Leistung vor Eintreffen des Rettungsdienstes,
- Kammerflimmern/-flattern als primärer EKG-Befund,
- Reanimationsbeginn innerhalb von 10 min.

Tabelle 11. Zeit bis Eintreffen des Rettungsdienstes

Zeitspanne	Würzburg (1972 – 1976)		Ulm (1984 – 1986)		Würzburg/Regensburg (1985 – 1988)	
	n	[%]	n	[%]	n	[%]
Rettungsdienst	–		–		28	(15,6)
Bis 5 min	20	(33,9)	75	(24,0)	50	(27,9)
6 – 10 min	17	(28,8)	94	(30,0)	63	(35,2)
11 – 15 min	7	(11,9)	85	(27,0)	15	(8,4)
über 15 min	12	(20,3)	60	(19,0)	6	(3,4)
	59	(100)	314	(100)	179	(100)

Tabelle 12. Dauer bis zum Reanimationsbeginn. *pn* primär erfolglos; *pp* primär erfolgreich; *ep* endgültig erfolgreich

Zeitspanne in min	n	pn [%]	n	pp [%]	n	ep [%]	n	[%]
0 – 10	55	(57,3)	22	(22,9)	19	(19,8)	96	53,6
11 – 15	27	(87,1)	4	(12,9)	0		31	17,3
über 15	23	(82,19)	5	(17,9)	0		28	15,6
Unbekannt	21		2		1		24	13,4
Gesamt	126		33		20		179	100

Neben den präklinischen Faktoren scheint für die Prognose des Outcome jedoch auch dem weiteren therapeutischen Management bei primärem Reanimationserfolg wesentliche Bedeutung zuzukommen. Wie bereits eingangs erwähnt, konnten offensichtlich v. a. hier in den letzten 10 Jahren wesentliche Fortschritte erzielt werden.

Bei derzeit noch relativ wenig gesicherten Erkenntnissen über die Neuropathophysiologie post reanimationem und deren therapeutischer Beeinflussung, scheint hier noch eine weitere deutliche Optimierung möglich.

Unterteilung primär erfolgreicher Reanimationen

Die Gruppe primär positiver Reanimationen könnte wie folgt untergliedert werden:

1. Exitus letalis aufgrund schwerer Komplikationen des Grundleidens, z. B. irreversible zerebrale Schädigung, Aneurysmenruptur nach Myokardinfarkt. Ein Teil dieser Patienten könnte evtl. durch Verkürzung des therapiefreien Intervalls gerettet werden.
2. Endgültig positive Reanimationen a) mit Restitutio ad integrum, b) mit neurologischem Defizit.
3. Patienten ohne irreversible Schäden und ohne letale Komplikationen des Grundleidens, die jedoch dennoch nicht gerettet werden.
   Dies sind die Patienten, bei denen ein endgültiger Reanimationserfolg möglich scheint bei optimierter therapeutischer Intervention.

Optimierung der Reanimationsergebnisse

Abschließend sollen einige Überlegungen zur Optimierung unserer bundesdeutschen Reanimationsergebnisse vorgestellt werden:

▷ Sowohl eigene Analysen, wie auch Ergebnisse von Eisenberg et al. [8] weisen darauf hin, daß durch einen Rettungsdienst, bei dem mehrere Fahrzeuge gleichzeitig von verschiedenen Orten ausrücken, also ein Rendevoussystem, schnellere professionelle Hilfe erreicht werden kann.
▷ Die Bedeutung der Laienhilfe muß besonders hervorgehoben werden. Insbesondere scheint eine gezielte Aufklärung und Ausbildung Angehöriger von Risikogruppen sinnvoll.
▷ Grundlage jeder Diskussion über Effizienzsteigerung muß jedoch zunächst die sichere Beherrschung aller Maßnahmen zur Lebensrettung durch Rettungsdienstpersonal und Notarzt sein.
▷ Wichtig zur besseren Verwertbarkeit der Ergebnisse von Studien zur Reanimation scheint es, einheitliche Kriterien zur besseren Vergleichbarkeit unterschiedlicher Studien zu schaffen [1].

▷ Gegenüber ausländischen Arbeiten fällt auf, daß in der Bundesrepublik
Deutschland fast keine multizentrischen Studien durchgeführt werden.

Daraus ergeben sich folgende Überlegungen zur Effizienzsteigerung:

▷ Rettungsdienst mit Rendezvoussystem
▷ HLW-Breitenausbildung
▷ Aufklärungsprogramme für Risikogruppen
▷ umfassende Fortbildung von Notärzten, insbesondere auch praktische Übungen
▷ einheitliche Kriterien für Reanimationsstudien, z. B. Terminologie des Reanimationserfolgs
▷ multizentrische Studien zum präklinischen und klinischen Management

Zusammenfassung

Im Bereich der präklinischen Reanimation im vergangenen Jahrzehnt konnten
deutliche Fortschritte erzielt werden. Dies gilt insbesondere auch für unser Wissen
über wesentliche Determinanten des Reanimationserfolges.

Neben einer gezielten weiteren Forschung zur Optimierung der Ergebnisse,
müssen wir nun aber auch versuchen, die bisherigen Ergebnisse möglichst unbürokratisch in die Praxis umzusetzen. Die Gründung eines Beirates für Erste Hilfe
und Wiederbelebung und die Deklaration der Herz-Lungen-Wiederbelebung als
Breitenausbildung dürften wichtige Schritte in dieser Richtung sein. Wie erste
Erfahrungen des DRK zeigen, erfährt die HLW-Ausbildung innerhalb des Erste-
Hilfe-Kurses sehr hohe Akzeptanz. Bei konsequenter Fortführung dieser Ausbildungsmaßnahmen und Förderung der Motivation zur Hilfeleistung, sollte sich der
verbesserte Ausbildungsstand der Bevölkerung bereits in einigen Jahren in unseren Bundesdeutschen Reanimationsergebnissen niederschlagen.

Literatur

1. Ahnefeld FW, Rossi R, et al (1986) Reanimation am Notfallort. Vortrag beim 6. Ludwig-
   Boltzmann-Symposium „CPCR", 28.–29.11.1986 in Linz/Österreich
2. Aktuelle Leitfäden des DRK Bonn für die Ausbildungen in Erster Hilfe und den Sanitäts-
   dienst
3. Aprahamian C, Thompson MB, Gruchow HW et al. (1986) Decision-making in prehospital
   sudden cardiac arrest. Ann Emerg Med 15: 445–449
4. Blauhut B, Moeck S et al. (1987) Langzeitergebnisse nach präklinischer Reanimation. In:
   Cardiopulmonale und cerebrale Reanimation Mandrich, Wien München Bern (Beiträge zur
   Anästhesie und Intensivmedizin B 22, S 159–168
5. Eberle B, Kynast M, Dick W (1986) Reanimation in der Prähospitalphase. Notfallmedizin
   12: 928–944
6. Eisenberg MS, et al. (1980) Management of out-of hospital cardiac arrest. Failure of Basic
   EMT Services. JAMA 243(10): 1049–1051

7. Eisenberg MS, Bergner L, Hallstrom A (1984) Sudden cardiac death in the community. Praeger, New York Philadelphia
8. Eisenberg MS, et al. (1988) Sudden cardiac arrest in Israel. Factors associated with successful resuscitation. Am J Emerg Med 6/4: 319–323
9. Engelhardt GH, Zapf C (1980) Ergebnisse von 1214 kardiopulmonalen Reanimationen am Notfallort. In: Engelhardt GH (Hrsg) Praktische Notfallmedizin I. De Gruyter, Berlin, New York
10. Heinrich H, Sefrin P (1988) Ergebnisse der präklinischen Reanimation. Vortrag bei der 6. Fortbildungstagung für Notfallmedizin, Oberstdorf
11. Hofgärtner F, Milewski P (1985) Außerklinische Reanimation durch den Notarzt. Der Notarzt 1: 62–64
12. Klockgether A, Kontokollias JS et al. (1988) Herz-Lungen-Wiederbelebung (HLW) durch Laienhelfer. Notarzt 4: 101–105
13. Klockgether-Radke A, Kontokollias JS (1989) Verbessert die HLW-Breitenausbildung die Prognose präklinischer Reanimationen? Rettungsdienst 12: 247–250
14. Klöss T, Roewer N, Wischhusen F (1985) Prognose der präklinischen kardiopulmonalen Reanimation. Anästh Intensivther Notfallmed 20: 237–243
15. Löllgen H, Lindner K et al. (1985) Kardiopulmonale Reanimation und kardiale Notfallversorgung: neue Empfehlungen und Richtlinien. Notfallmedizin 11: 1346–1355
16. Lund I, Skulberg A (1976) Herzwiederbelebung durch Laien. Lancet II Okt. 702–704
17. Rath H, Bauer H (1985) Reanimationsergebnisse – Begleitverletzungen und Überlebensquoten. In: Deutsch E. Dinstl F, Kleinberger G, Ritz R, Schuster HP (Hrsg) Aktuelle Fragen der Notfallmedizin. Aktuelle Intensivmedizin 6. Schattauer, Stuttgart
18. Rupp J (1979) Wiederbelebungsversuche im Notarztwagen. Med. Dissertation, Universität Würzburg
19. Sefrin P, Heinrich H (1987) Neue Ergebnisse der präklinischen Reanimation in der Bundesrepublik Deutschland. Vortrag auf dem ZAK 1987, München
20. Sefrin P, Heinrich H (1988) Reanimation bei alten Menschen. Vortrag beim 2. nationalen Kongreß für Notfallmedizin der DDR am 15.01.1988, Dresden
21. Standards and guidelines for cardiopulmonary resuscitation (CPR) and emergency cardiac care (ECC). JAMA 244/5
22. Standards and guidelines for cardiopulmonary resuscitation (CPR) and emergency cardiac care (ECC) JAMA 255: 2905–2985
23. Stueven HA, Troiano P et al. (1986) Bystander/first responder CPR: Ten-year experience in a paramedic system. Ann Emerg Med 15: 707
24. Tharandt T (1984) Reanimation und Beatmung im Notarzteinsatz. Med. Dissertation, Universität Erlangen
25. Werner B, Schoeneich A (1985) Welche Faktoren bestimmen eine erfolgreiche Reanimation im Hamburger Rettungsdienst? Notfallmedizin 11: 1134–1143
26. Wydhas C, Schneider K et al. (1989) Reanimation polytraumatisierter Patienten: Notwendig, erfolgversprechend oder sinnlos? Notfallmedizin 15: 282–285
27. Ritter G et al. (1985) The effect of bystander CPR on survival of out-of-hospital cardial arrest victims. Am Heart J 110: 932

Reanimationserfolge
verschiedener Notarztwagensysteme*

M. HARLOFF, P. HARLOFF und K. ELLINGER

In der Bundesrepublik Deutschland finden sich 2 unterschiedliche Organisationsarten des Notarztdienstes: das Stationierungs- und das Rendezvoussystem. Bei dem ersten besteht der Vorteil, in der „gewohnten Umgebung" des eigenen Wagens zusammen mit bekannten Rettungssanitätern arbeiten zu können; aber es weist den Nachteil auf, wegen des langsameren Fahrzeuges später am Notfallort einzutreffen. Ob diese Unterschiede für den Therapieerfolg Bedeutung erlangen, soll durch den Vergleich der Reanimationsergebnisse in 2 Notarztzentren mit verschiedenen Notarztsystemen untersucht werden.

Hierfür wurden Ludwigshafen am Rhein und Mannheim gewählt. Diese „Schwesterstädte", nur durch den Rhein getrennt, besitzen vergleichbare Daten bezüglich der Besiedelungsdichte, der Bevölkerungsstruktur, der örtlichen Gegebenheiten und der Landschaft. Ludwigshafen mit knapp 200 000 Einwohnern besitzt neben dem Rettungshubschrauber Christoph 5 einen Notarztwagen, Mannheim mit über 300 000 Einwohnern 2, wobei in dem in die Untersuchung einbezogenen „Gebiet Nord" ca. 230 000 Einwohner von einem Fahrzeug versorgt werden. Zwei Unterschiede zwischen den Rettungssystemen existieren:

1) In Ludwigshafen werden Notärzte aus den Fachgebieten innere Medizin, Anästhesie und Chirurgie in fast gleicher Verteilung eingesetzt, in Mannheim dagegen ausnahmslos Anästhesisten. Alle Ärzte besitzen den Fachkundenachweis „Rettungsdienst".
2) In Ludwigshafen wird ein Mercedes 408 als Stationierungsfahrzeug benutzt, in Mannheim dagegen ein VW Passat Kombi als Rendezvousfahrzeug. In beiden sind neben dem Notarzt jeweils 2 Rettungssanitäter tätig. Als „Reanimation" wurden nur Situationen eingestuft, bei denen ein Kreislauf- und/oder Atemstillstand eingetreten war. Kammertachykardien mit einmaliger Defibrillation oder ähnliche Ereignisse wurden ausgesondert. Insofern sind alle Patienten intubiert und beatmet worden, und bei allen war eine Herzmassage notwendig.

Es wurde der Zeitraum vom 01.01.1985 bis 31.12.1986 untersucht. In Ludwigshafen fanden 4762 Einsätze statt, in Mannheim 4249. Daten zu Fehleinsätzen, Verlegungen und Hausbesuchen sind Abb. 1 zu entnehmen.

---

* Teile dieses Beitrages entstammen der Dissertation von cand. med. P Harloff.

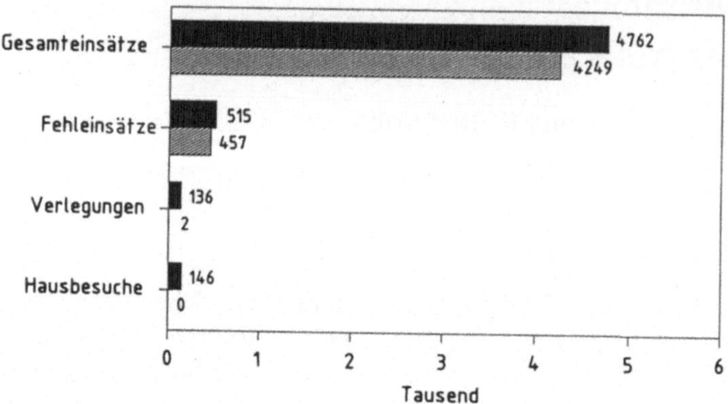

Abb. 1. Allgemeine Einsatzdaten Ludwigshafen-Mannheim. ■ Ludwigshafen, ▨ Mannheim

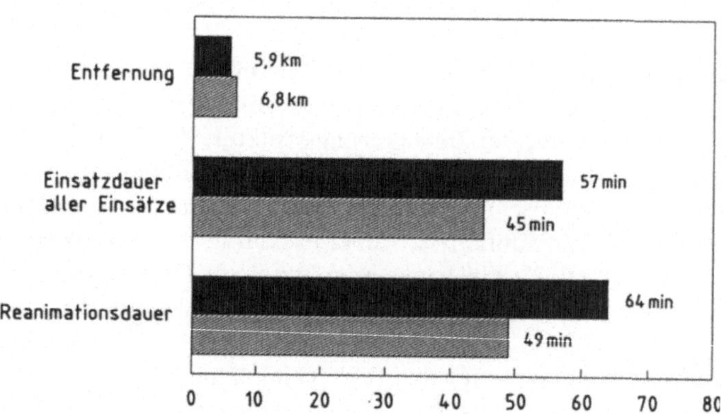

Abb. 2. Entfernung und Zeiten (Durchschnittswerte). ■ Ludwigshafen, ▨ Mannheim

Die durchschnittliche Entfernung zum Notfallort wurde in Ludwigshafen mit 5,9 km, in Mannheim mit 6,8 km angegeben (Abb. 2).

Die durchschnittliche Reanimationszeit (bis zum Eintreffen in der Klinik) betrug in Ludwigshafen 64 min in Mannheim 49 min (Abb. 2).

In Ludwigshafen wurden 297mal (6,2% aller Einsätze) Reanimationen durchgefürt, in Mannheim 320mal (7,9% aller Einsätze). Primär erfolgreich reanimiert („lebend in der Klink eingetroffen") wurden in Ludwigshafen 130 Patienten (43,8% aller Reanimationen), in Mannheim 175 (54,7%); sekundär erfolgreich („lebend die Klinik verlassen") waren in Ludwigshafen nur 14 (4,8%), in Mannheim 28 (8,7%) der Wiederbelebungsversuche (Abb. 3). In beiden Zentren wurde keine erfolgreiche Reanimation nach einem Herz-Kreislauf-Stillstand durch ein Polytrauma durchgeführt.

Die Autoren sind der Ansicht, daß aus diesen unterschiedlichen Ergebnissen kein eindeutiger Vorteil für das Rendezvoussystem zu erkennen ist. Ein strenger

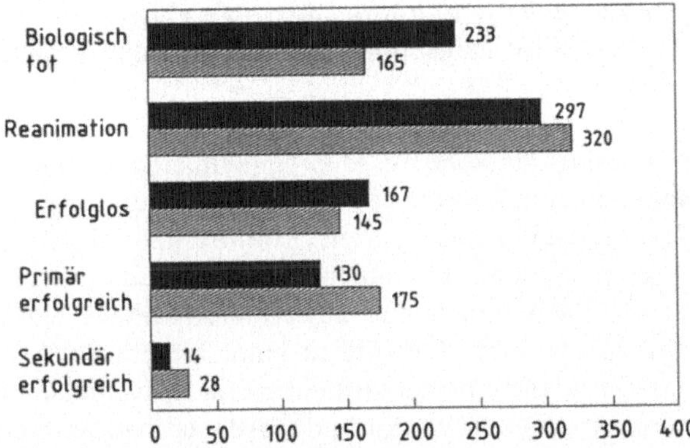

Abb. 3. Reanimationsergebnisse Ludwigshafen-Mannheim. ■ Ludwigshafen, ▨ Mannheim

Vergleich – nicht nur in dieser Studie – ist durch einen grundsätzlich nicht eliminierbaren Faktor unmöglich: Bei welchen Situationen wird eine Reanimation noch begonnen, wann wird der Patient primär für tot erklärt? Es ist verständlich, daß von dieser Entscheidung der statistische Erfolg wesentlich abhängt. In Ludwigshafen waren mehr Patienten primär biologisch tot (und wurden vielleicht mehr primär für tot erklärt); unter anderem ist dies bedingt durch die in Rheinland-Pfalz geltenden gesetzlichen Verpflichtungen des Notarztes zur Leichenschau. Diese führen nicht selten zu Fehleinsätzen, weil der Notarzt gerufen wird, obwohl der Patient schon lange verstorben ist.

Bei genauer Betrachtung der beiden Notarztzentren sind Unterschiede zu folgenden Punkten möglich:

Todesursachenstatistik: Mit der einschlägigen Literatur konform litten über 80 % der Patienten an akuten Herz-Kreislauf-Erkrankungen.

Geschlechtsverteilung: In beiden Zentren handelte es sich bei 3/4 der reanimierten Patienten um Männer.

Altersverteilung: Die Gipfel in den Altersstufen entsprechen vergleichbaren Statistiken.

Anfahrtsdauer: Diese wurden in Ludwigshafen etwas kürzer angegeben, besser gesagt „eingeschätzt", denn in beiden Systemen wurden die Zeiten nicht exakt mit der Stoppuhr bestimmt, was leicht zu Täuschungen führt.

Anfahrtsweg: Er war in beiden Zentren mit einem Unterschied von 0,9 km in etwa gleich.

Engagement: Es darf angenommen werden, daß dieses sowohl bei den Notärzten als auch bei den Rettungssanitätern in beiden Zentren gleich hoch ist.

Ausbildung der Rettungssanitäter: Alle eingesetzten Rettungssanitäter wiesen die von den Hilfsorganisationen vorgeschriebene Ausbildung und die übliche Fortbildung auf.

Ausbildung der Notärzte: Hier liegt ein eindeutiger Unterschied vor. Während in Mannhein nur Anästhesisten eingesetzt sind, fahren in Ludwigshafen Internisten, Chirurgen und Anästhesisten. Zwar besitzen alle die erforderliche Notarztausbildung, sprich den Fachkundenachweis „Rettungsdienst", aber wir wissen, daß dies nur die Basis sein kann und Erfahrung sowie Routine wesentlich zum Erfolg beitragen werden. Obwohl in einer Untersuchung an über 1200 Einsätzen in Ludwigshafen keine verwertbaren Qualitätsunterschiede zwischen den Notärzten mit unterschiedlicher Ausbildungsdauer und anderem Fachgebiet nachweisbar waren, könnte hier ein Unterschied vorliegen. Gut zu reanimieren heißt, fast subkortikal bestimmte Symptome blitzschnell einzustufen und Handlungen sofort in der richtigen Reihenfolge durchzuführen. Es ist vorstellbar, daß Reanimationen von Ärzten der verschiedenen Fachgebiete unterschiedlich häufig durchgeführt werden. Allerdings existieren unseres Wissens keine Statistiken, die etwa Anästhesisten bessere Reanimationserfolge bescheinigen als Chirurgen.

Reanimationsbeginn: Als Grundsatz kann gelten: Der Erfolg einer Reanimation ist wesentlich von dem Zeitpunkt der Wiederbelebungsmaßnahmen abhängig. Er wird bei einem Rendezvoussystem wegen des schnelleren Fahrzeuges früher liegen, selbst wenn die Eintreffzeiten in dieser Studie nicht wesentlich differierten. Allein die Tatsache, daß ein deutlich höherer Prozentsatz der Patienten in Mannheim defibrilliert wurde (84,1% gegenüber 65,6%), belegt den früheren Zeitpunkt des Wiederbelebungsbeginnes und muß zumindest als eine der wesentlichen Ursachen gelten, deshalb in Mannheim bessere Ergebnisse als in Ludwigshafen erzielt worden sind.

Das Rendezvoussystem ist daher in der Regel dem Stationierungssystem bei Reanimationen überlegen. Sein Vorteil, der schnellere Transport des Notarztes zum Reanimationsort wird durch die bekannten Nachteile nicht ausgeglichen. Es gibt keinen Beleg, daß das Fachgebiet des Notarztes auf den Reanimationserfolg nennenswerte Auswirkungen besitzt.

Prognosefaktoren in der präklinischen Reanimation

B. BOUILLON, M. SCHWEINS, A. LECHLEUTHNER und C. JACOBI

Diskutiert man Reanimationsergebnisse der präklinischen Notfallmedizin, so interessieren insbesondere Antworten auf 2 Fragen:

1) Wieviele Patienten überleben eine präklinische Reanimation und verlassen lebend wieder die Klinik?

2) Welche Faktoren beeinflussen das Reanimationsergebnis?

Die 1. Frage spricht die Effektivität der präklinisch eingeleiteten Maßnahmen an, die 2. Frage charakterisiert die Suche nach Ansatzpunkten, um organisatorische oder medizinische Veränderungen zum Vorteil des Patienten einzuleiten.

Um diesen Fragen nachzugehen, führten wir vom 01.01.1987 bis 31.12.1987 im Kölner Notarztdienst eine Studie durch. Prospektiv wurden alle 11 168 Patienten, die in diesem Zeitraum notärztlich betreut wurden, erfaßt. Von diesen Patienten waren 1554 (13,9 %) bei Ankunft des Notarztes pulslos und gingen aufgrund dieses Einschlußkriteriums in die Studie ein. Es wurde die Zahl der eingeleiteten Reanimationen, der primär erfolgreichen Reanimationen und der endgültig erfolgreichen Reanimationen festgehalten. Eine primär erfolgreiche Reanimation lag vor, wenn der Patient lebend nach eingeleiteter Reanimation die Klinik erreichte, eine endgültig erfolgreiche Reanimation lag vor, wenn der Patient lebend die Klinik wieder verlassen konnte [1].

Die Patienten mit einer primär erfolgreichen Reanimation wurden in 25 Kliniken weiterbetreut. Anhand eines standardisierten Erfassungsbogens wurden diagnostische und therapeutische Variablen sowie der Zustand des Patienten bei Entlassung dokumentiert. Alle primär erfolgreich reanimierten Patienten konnten in den Kliniken weiterverfolgt werden, was einer Follow-up-Rate von 100 % entspricht.

Der Kölner Notarztdienst betreut eine Kernpopulation von 1. Mio. Einwohnern, auf einer Fläche von 405 km². Es werden 5 Notärzte auf 4 Notarzteinsatzfahrzeugen und 1 Rettungshubschrauber eingesetzt, weiterhin stehen 23 Rettungswagen, die im Rendezvoussystem mit den Notarzteinsatzmitteln operieren, zur Verfügung.

Von den 1554 pulslos angetroffenen Patienten wurden bei 648 (41,7 %) eine Reanimation eingeleitet. Von diesen konnten 276 (42,6 %) primär erfolgreich reanimiert werden, 53 (8,2 %) der reanimierten Patienten konnten lebend die Klinik wieder verlassen (Abb. 1).

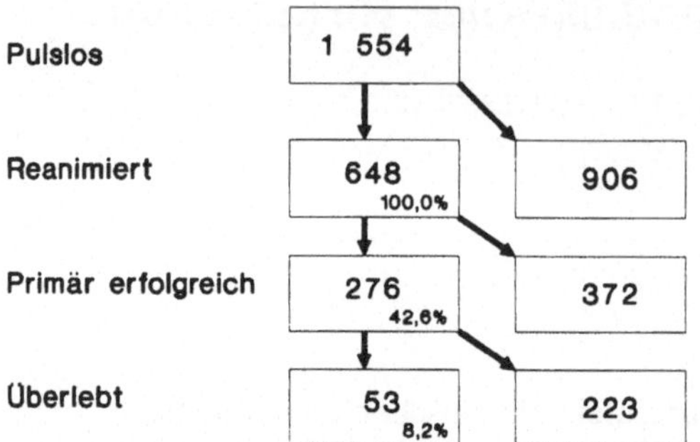

Abb. 1. Reanimationsergebnis im Kölner Rettungsdienst

Aus der Vielzahl präklinisch im Notarzteinsatzprotokoll erfaßten Faktoren, stellten sich das Alter des Patienten, die Notfallart, die Anfahrtszeit des Notarztes sowie der Herzrhythmus bei Ankunft des Notarztes als prognostisch wichtig heraus.

Das Durchschnittsalter der endgültig überlebenden Patienten von 56,0 Jahren unterschied sich statistisch signifikant von dem Durchschnittsalter der Verstorbenen mit 61,6 Jahren ($p < 0,05$). Analysiert man die Überlebensquoten innerhalb der verschiedenen Altersgruppen, so erkennt man, daß Patienten von 0 bis 10 Jahren eine relativ geringe Überlebensrate mit 5,9 % haben, wogegen Patienten von 11 bis 40 Jahren eine überdurchschnittlich gute Überlebensquote bis 21,7 % haben. In den älteren Altersgruppen fällt die Überlebensquote dann kontinuierlich ab (Abb. 2).

Die vom Notarzt vor Ort festgestellten Herzrhythmen konnten mittels Monitoring in 3 Gruppen eingeteilt werden. Dabei wiesen 419 (64,7 %) Patienten eine Asystolie, 140 (21,6 %) Patienten Kammerflimmern und 89 (13,7 %) Patienten andere Rhythmusstörungen auf. Betrachtet man die Überlebensquoten innerhalb der verschiedenen Herzrhythmen, so zeigt sich, daß Patienten mit Asystolie mit 3,6 % die schlechteste, Patienten mit anderen Rhythmusstörungen die beste Prognose mit 20,2 % aufweisen. Patienten mit Kammerflimmern überlebten in 14,3 % der Fälle (Abb. 3).

Bei der Untersuchung der Notfallarten wurden alle Reanimationen als internistische oder traumatische Notfälle charakterisiert. Hierbei wurde die Definition der traumatischen Notfälle nach amerikanischem Muster gestellt, welche sowohl physikalische (Verkehrsunfälle, Arbeits-, Haus- und Sportunfälle sowie Ertrinken und Erhängen) als auch chemische (Intoxikationen) Gewalteinwirkung beinhaltet. Dabei ergab sich eine endgültige Überlebensquote von 7,5 % bei internistischen und 15 % bei traumatischen Notfällen (Abb. 4).

Analysiert man die Überlebensquote in Abhängigkeit von der Fahrtzeit, der Zeit von der Alarmierung bis zum Eintreffen des Notarztes vor Ort, so nimmt die Überlebensrate mit steigender Fahrtzeit ab. Der Stellenwert dieses Prognosefaktors ist in dieser Studie nicht so deutlich, wie in der Literatur angegeben [4, 7]. Dies könnte darauf zurückzuführen sein, daß 85 % der Einsatzorte innerhalb von

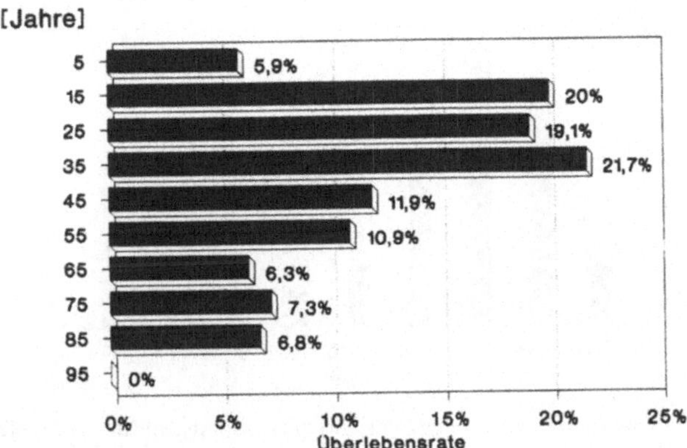

Abb. 2. Überlebensrate der Patienten nach Alter (n = 648)

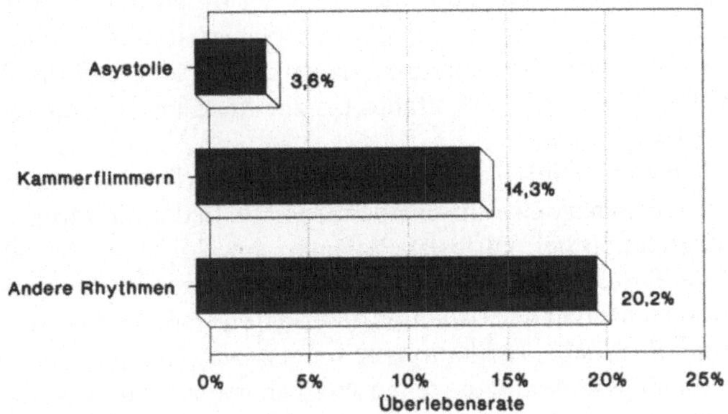

Abb. 3. Überlebensrate der Patienten nach Herzrhythmus (n = 648)

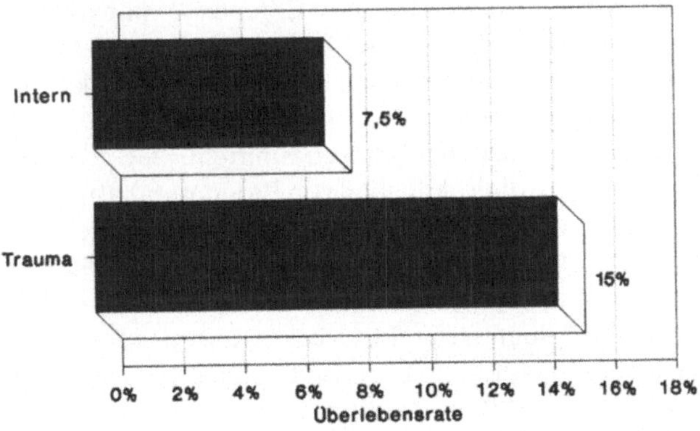

Abb. 4. Überlebensrate der Patienten nach Notfallart (n = 648)

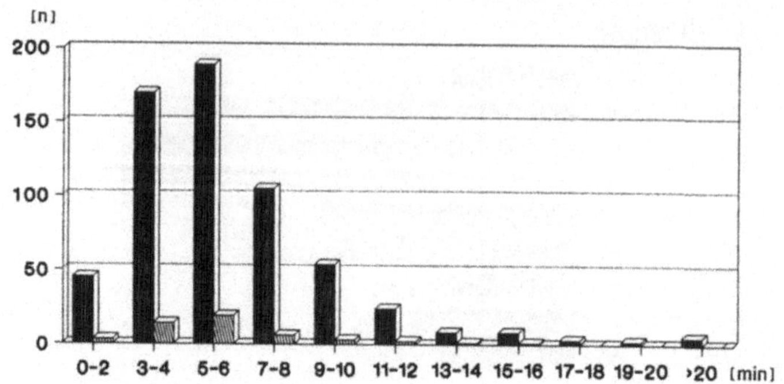

Abb. 5. Überlebensrate der Patienten nach Fahrtzeit (n = 648). ■ Gesamtzahl, ▧ Überlebende

8 min erreicht sind (Abb. 5). Dadurch treten die aufgrund hoher Fahrtzeiten schlechten Ergebnisse in ländlichen Gebieten in städtischen Rettungsbereichen nur selten auf. Ein weiterer Aspekt könnte sein, daß die Alarmierungszeit, die Zeit von Eintritt des Notfalles bis zur Meldung, bei kurzen Fahrtzeiten stärker ins Gewicht fällt.

Die Reanimationsindikation spielt in der Beurteilung der Überlebensquoten eine möglicherweise entscheidende Rolle. In der Literatur wird die Indikation zur Reanimation bei pulslosen Patienten am Notfallort mit 40% –72% angegeben [2, 6]. Die Hypothese ist, daß diese Differenzen nur teilweise mit Unterschieden im Zustandsbild der Patienten zu erklären sind. Viel wahrscheinlicher ist es, daß unterschiedliche Indikationsstellungen zur Reanimation dafür verantwortlich sind. Jüngere Notärzte stellen möglicherweise häufiger die Indikation zur Reanimation als erfahrenere Kollegen und verschlechtern damit statistisch die Überlebensquote ihrer Patienten.

Prognosefaktoren können entscheidend das Reanimationsergebnis beeinflussen [3, 5, 8]. Daher sind bei Vergleichen Angaben zu den entscheidenden Prognosefaktoren notwendig, um Ergebnisse sinnvoll beurteilen zu können. Ein Reanimationsergebnis einer Population von Patienten mit Kammerflimmern sollte nicht ohne weitere Angaben mit einer Population verglichen werden, in der 60% der Patienten in der Asystolie vorgefunden wurden. Auch sind Vergleiche zwischen verschiedenen Rettungsmitteln, wie z. B. Rettungshubschrauber und Notarztwagen, ohne Angaben von Prognosefaktoren bedenklich, da Unterschiede in der Notfallart und dem Alter der Patienten bestehen. Ohne Angabe des Prognosefaktors Fahrtzeit wäre ein Vergleich von ländlichen und städtischen Rettungsdiensten falsch, da unterschiedliche Reanimationsergebnisse auf medizinische Qualitätsunterschiede zurückgeführt würden, die tatsächlich auf geographischen oder organisatorischen Bedingungen basieren. Daher schlagen wir vor, zur Beurteilung von Reanimationsergebnissen zusätzlich zu Überlebensquoten einheitliche Angaben zu Prognosefaktoren zu machen (s. Abb. 1 und folgende Übersicht).

Prognosefaktoren Reanimation Kölner Rettungsdienst

Reanimationsindikation: 41,7%,
Alter: 61,1 Jahre,
Fahrtzeit: 5,9 min,
interner Notfall: 90,7%,
traumatischer Notfall: 9,3%,
Asystolie: 64,7%,
Kammerflimmern: 21,6%,
anderer Rhythmus: 13,7%.

Literatur

1. American Heart Association (1986) Standards and guidelines for cardiopulmonary resuscitation (CPR) and emergency cardiac care (ECC). JAMA 244: 2841–3044
2. Aprahamian C, Thompson BM, Gruchow HW, Mateer JR, Tucker JF, Steuven HA, Darin JC (1986) Decision-making in prehospital sudden cardiac arrest. Ann Emerg Med 15: 445–449
3. Cummins RO, Eisenberg MS, Hallstrom AP, Litwin PE (1985) Survival of out-of-hospital cardiac arrest with early initiation of cardiopulmonary resuscitation. Am J Emerg Med 3: 114–118
4. Klochgether-Radke A, Kontokollias JS (1989) Verbessert eine HLW-Breitenausbildung die Prognose präklinischer Reanimation? Rettungsdienst 12: 247–250
5. Pionkowski RS, Thompson BM, Gruchow HW, Aprahamian C, Darin JC (1983) Resuscitation time in ventricular fibrillation – a prognostic indicator. Ann Emerg Med 12: 733–738
6. Roth R, Stewart RD, Rogers K, Cannon GM (1984) Out-of-hospital cardiac arrest: Factors associated with survival. Ann Emerg Med 13: 237–243
7. Storch WH, Bippus P, Haux R, Höffken G, Nöttgens A (1985) Der akute Herztod als Herausforderung an ein modernes Rettungssystem. Notfallmedizin 11: 202–212
8. Weaver WD, Cobb LA, Hallstrom AP, Copass MK, Ray R, Emery M, Fahrenbruch C (1986) Considerations for improving survival from out-of-hospital cardiac arrest. Ann Emerg Med 15: 1181–1186

Teil II:

Kardiopulmonale Reanimation (CPR) als Aufgabe in verschiedenen Rettungsbereichen

Rettungshubschrauber

T. BÖMMER und H.J. BÖHM

In seinem grundlegenden Beitrag „Der Verkehrsunfall und seine erste Behandlung" legte Kirschner 1938 [2] den Grundstein des Rettungssystems in der Form, wie wir es heute kennen. Kirschner forderte, daß der Arzt zum Patient kommen müsse und nicht der Verletzte zum Arzt. Den Ausgangspunkt der Entwicklung stellte der traumatologische Notfall dar. Bald wurde jedoch klar, daß die gleiche Maxime für das gesamte Spektrum dringlicher Erkrankungen ebenso gültig ist. Dies führte dazu, daß heute im bodengebundenen Rettungsdienst etwa 70 % internistische Notfälle therapiert werden.

Der Luftrettungsdienst hat diese Entwicklung von der Unfallrettung zur allgemeinen und fachübergreifenden Notfallversorgung nachvollzogen. Hier ist eine Angleichung der Anforderungszahlen von chirurgischen zu internistischen Notfällen zu verzeichnen.

Diese Entwicklung wird nachfolgend näher beschrieben. Dabei werden die sich speziell bei der Reanimation ergebenden Möglichkeiten des Luftrettungsdienstes aufgezeigt.

Grundsätzlich wurde das heute bestehende, flächendeckende Netz an Rettungshubschraubern nicht etabliert, um mit dem bodengebundenen Rettungsdienst in Konkurrenz zu treten. Die Intention besteht vielmehr darin, eine flächendeckende Ergänzung zu bieten, die punktuell die Versorgungsmöglichkeiten verbessern soll. Hierbei spielt vor allen Dingen die Unabhängigkeit von Straßen- und Verkehrsverhältnissen eine Rolle, so daß sich hieraus eine lineare Beziehung von zurückgelegter Entfernung und Ankunftzeit ergibt; als Richtwert können hier etwa 15 min für eine Flugstrecke von 40 km angegeben werden, wobei schon ein Intervall von 2 min zwischen Alarmierung und Start eingerechnet ist, ein Wert, welcher häufig unterschritten werden kann. Bedingt durch eine allgemein gute Zusammenarbeit mit Feuerwehren und Polizei ist auch in aller Regel eine verzögerungsfreie Landung in unmittelbarer Nähe des Notfallortes durchführbar, so daß auch hier Verzögerungen vermieden werden können.

Von der medizinischen Ausstattungsseite her betrachtet entspricht das vorhandene Arbeitsmaterial der Notarztwagennorm, so daß zweifellos die adäquate Versorgung des Patienten am Notfallort sichergestellt ist. Unterschiedlich wird nach Erstbehandlung der Transport des Patienten gehandhabt. Zunächst gibt es die Möglichkeit, ihn unter Mitführung der notwendigen Ausrüstung in einem RTW in das nächstgelegene Krankenhaus zu bringen, andererseits kann er mit dem Rettungshubschrauber in kurzer Zeit über größere Entfernung transportiert werden, wenn aufgrund des Erkrankungsbildes eine spezialisierte Therapieform erforderlich ist.

Seit seiner Stationierung an der Berufsgenossenschaftlichen Unfallklinik Duisburg-Buchholz hat der Rettungshubschrauber „Christoph 9" insgesamt 9700 Einsätze durchgeführt. Seit Beginn des Rettungsdienstes wird die Klassifikation des Verletzungs-/Erkrankungsgrades nach dem allgemein bekannten NACA-Schema gehandhabt.

In den Jahren 1981–1985 sahen wir durchschnittlich in 14% der Primäreinsätze einen Schweregrad von NACA 6, 13% der Einsätze entfielen auf den Schweregrad NACA 7 ([1], S. 71). Im Vergleich hierzu hat sich über den Zeitraum von 1986 bis 1988 eine Steigerung der NACA-6-Klassifikation auf 36% ergeben, in Stufe 7 ergaben sich 16%. Aufgrund des über den Gesamtzeitraum relativ konstanten Anteils an Primäreinsätzen ergibt sich hieraus eine deutliche Steigerung der Schweregrade. Dieses, so zeigt sich ganz deutlich, entspricht der steigenden Anforderungszahl zu internistischen Notfällen, die sich momentan bei über 20% des Gesamteinsatzaufkommens eingependelt hat.

In den beiden NACA-Gruppen 6 und 7 finden sich naturgemäß auch die reanimationsbedürftigen Patienten. Die diesbezügliche Auswertung hat ergeben, daß in den Jahren 1981–1985 von den vorhin beschriebenen Primäreinsätzen nur in 1,9% der Fälle erfolgreiche Reanimationen durchgeführt wurden. Dies erklärt sich durch den damals hohen Anteil von Reanimationen bei traumatologischen Notfällen, hier liegt die erfolgreiche Reanimationsrate leider nach wie vor bei nahezu 0%. Der Zahl von 1,9% erfolgreich reanimierter Patienten stehen 15% erfolglose Reanimationen – bezogen auf die Gesamtzahl der Primäreinsätze – gegenüber ([1], S. 60).

Im Vergleich hierzu hat sich das Bild von 1986 bis 1988 deutlich geändert. Bedingt durch die verstärkte Anforderung zu internistischen Notfällen, stieg die Zahl der erfolgreichen Reanimationen bezogen auf die Zahl der Gesamtprimäreinsätze nunmehr auf 7,5%, die Zahl der erfolglosen Reanimationen war mit 16% nachzu konstant. Man muß dieses positive Ergebnis allein auf die durchgeführten Maßnahmen bei internistischen Notfällen beziehen, da leider über den Gesamtzeitraum von 1981 bis heute die erfolgreiche Reanimationsrate bei Unfallverletzten wie erwähnt gleich Null ist.

Abschließend noch ein konkretes Beispiel:

Aufgrund der Schließung eines Krankenhauses fiel in einer Kleinstadt eines benachbarten Landkreises der dort stationierte Notarztwagen weg, so daß dieser Bereich von 2 benachbarten, jeweils 10 km entfernten Notarztwagen übernommen werden mußte. Vor diesem Zeitpunkt war die Einsatzhäufigkeit des Rettungshubschraubers in diesem Gebiet von untergeordneter Bedeutung, insbesondere war die Anforderung zu internistischen Notfällen sehr gering. Ab Mai 1986, kurz nach der Schließung des Klinik, verzeichneten wir einen stetigen Anstieg der Einsatzzahlen in diesem Landkreis, wobei sich die Alarmierung zu Primäreinsätzen wegen internistischer Notfallsituationen bis auf 47% des Gesamtprimäreinsatzaufkommens in diesem Landkreis steigerte. Dieser Trend setzte sich 1987 weiter fort. Die Primäreinsatzanforderung in dieser Region stieg weiter, ein Maximalwert zu internen Notfällen wurde mit 77% des Gesamtprimäreinsatzaufkommens erreicht. Die Ergebnisse der während dieser Einsätze durchgeführten Reanimationen entsprechen genau den vorgetragenen Resultaten, nur muß hervorgehoben werden, daß die versorgte Region im Durchschnitt 25 km vom Stationierungskrankenhaus des Rettungshubschraubers entfernt liegt. Berücksichtigt man die enorme Wichtigkeit des Zeitfaktors und die erreichten Ergebnisse, so wird klar, daß sogar über eine solche Entfernung eine suffiziente Versorgung sichergestellt werden kann.

Zusammenfassung

Die Resultate bei Primäreinsätzen zu internistischen Notfällen zeigen, daß die früher häufig zitierten Gegenargumente bei dieser Indikationsform verlassen werden müssen. Bei guter Kooperation mit dem bodengebundenen Rettungsdienst stellt in aller Regel die Landung in unmittelbarer Nähe des Notfallgeschehens kein Problem dar. Die vorhandene medizinische Ausrüstung entspricht dem Standard eines Notarztwagens. Gerade im internistischen Indikationsbereich ist sowohl der bodengebundene als auch der Lufttransport in eine entsprechend ausgerüstete medizinische Klinik praktikabel. Die vorgestellten Ergebnisse zeigen, daß auch unter diesen Voraussetzungen Resultate zu erzielen sind, die einem Vergleich mit dem Notarztwagensystem standhalten.

Literatur

1. Bömmer T (1987) Zehn Jahre Rettungshubschrauber „Christoph", Analyse von Einsätzen in einsatzaktischer und medizinischer Hinsicht.
2. Kirschner M (1938) Der Verkehrsunfall und seine erste Behandlung. Archiv Chirurgie 193: 23

Die kardiopulmonale Reanimation als Aufgabe des NAW-Rettungssystems

U. Obertacke, M. Walz und K. P. Schmit-Neuerburg

Einleitung

Die in der Bundesrepublik Deutschland üblichen Notarztwagen-(NAW)-Rettungssysteme fußen historisch auf der Absicht der effektiven *Unfallrettung*, wie sie von Kirschner 1938 [15] formuliert wurde: „Der Arzt soll also zum Verletzten kommen, nicht aber der Verletzte zum Arzt." Die in der Nachkriegszeit aufgebauten NAW-Rettungssysteme bis hin zum Heidelberger „Clinomobil" hatten als erstes Ziel die chirurgische Hilfe am Unfallort [3].

Die Entwicklung der modernen Intensivmedizin mit deutlicher Reduktion der Klinikmortalität bei akutem Herzinfarkt und die Erkenntnis, daß rund 2/3 der Todesfälle nach akutem Myokardinfarkt noch vor Erreichen der Klinik eintreten [18, 24], ließ die sich etablierenden NAW-Rettungssysteme geeignet erscheinen, diesen Notfallbereich suffizient zu versorgen [11, 13]. Die in den 70er Jahren in den Bundesländern verabschiedeten Rettungsgesetze definierten allgemein die präklinische Behandlung des *Notfallpatienten* als Aufgabe des Rettungsdienstes [9]. Vergleichende Statistiken an verschiedenen NAW-Standorten zeigen in den letzten Jahren eine Veränderung der Einsatzindikationen vom Verkehrsunfall hin zum internistischen – überwiegend kardiologischen – Notfall [4, 11, 13, 14, 17]. Die extrahospitale Reanimation, die weit überwiegend als Folge einer akuten Kreislaufdekompensation bei koronarer Herzkrankheit notwendig wird (Tabelle 1), ist regelmäßige Aufgabe jedes NAW-Rettungssystems (Abb. 1).

Trotz günstiger Leistungszeiten (Alarm-Eintreffen Notfallort) von etwa 7 min in Ballungszentren [6, 12, 17] (Abb. 2) konnten Primärerfolge bei der kardiopulmonalen Reanimation (CPR) in lediglich 30–40 % erzielt werden. Demgegenüber lagen die endgültigen Entlassungsraten nach CPR meist nur um 5 % (Tabelle 2). Sowohl der Primärerfolg als auch der klinische Verlauf sind im wesentlichen von der Reanimationsursache, von der elektrischen Aktivität des Herzens zum Zeitpunkt des Reanimationsbeginns und von der Qualität und Schnelligkeit der Ersthilfe bzw. des Rettungssystems abhängig [6, 7, 20, 23]. Während primäres Kammerflimmern und eine suffiziente Ersthilfe möglichst durch Zeugen des Ereignisses (Notarzt oder Laien) die Prognose entscheidend verbessern, sind die Überlebenschancen bei Patienten mit Asystolie zu Beginn der CPR und Polytraumatisierten schlecht [6, 16, 21]. Aus den USA liegen z. T. Berichte über deutlich bessere Ergebnisse nach präklinischer CPR durch gezielte Schulung von Laien und Einsatz speziell ausgebildeten medizinischen Hilfspersonals vor [2, 8, 20].

Tabelle 1. NAW-Klinikum Essen 1976–1988. Reanimationsursachen (n = 1355) und Primärerfolge

Ursache	[%]	Primärerfolg [%]
Kardial	89,5	41
Respirationstrakt	5,5	66
Intoxikation	2,9	25

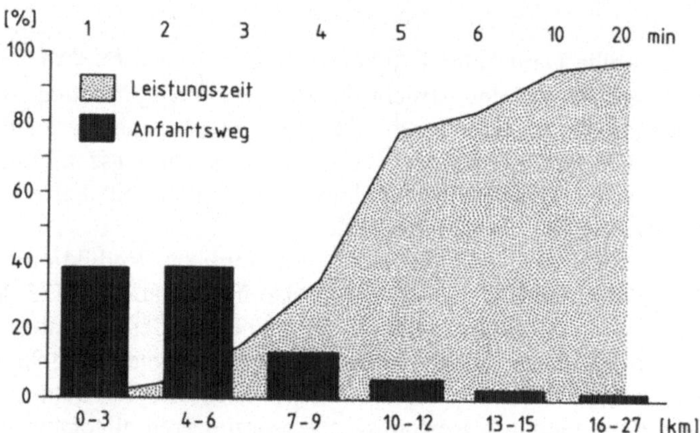

Abb. 1. Reanimationen NAW-Klinikum Essen seit Einrichtung 1976 (1505 Einsätze pro Jahr). Gesamtzahl der durchgeführten Reanimationen und Relativanteil an allen Einsätzen im jeweiligen Jahr

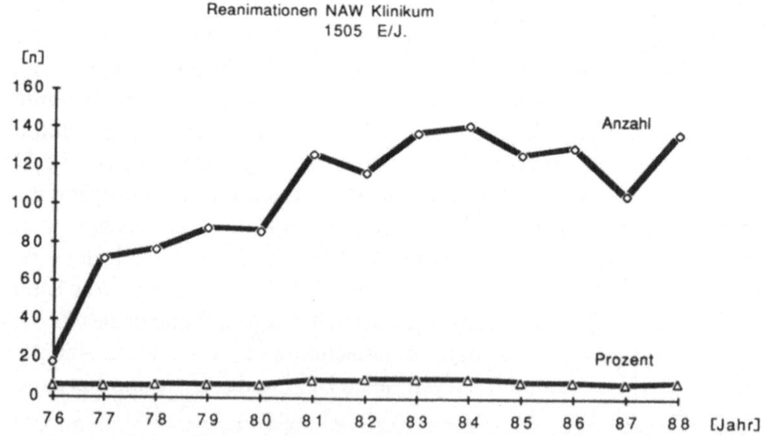

Abb. 2. Anfahrtsweg und Leistungszeit des NAW-Klinikum im Mittel der letzten 10 Jahre [17]: Etwa 80% der Einsatzorte sind in einem Radius bis 6 km um das Stationierungskrankenhaus und werden nach etwa 5–6 min erreicht

Tabelle 2. Literaturübersicht über Kurz- und Langzeitergebnisse nach präklinischer Reanimation im NAW-System

Autor	Jahr	Stadt/Kreis	n	Primärerfolg [%]	Entlassung [%]
Sefrin u. Rupp [21]	1979	Würzburg	59	29	7,0
Hochrein et al. [13]	1983	Berlin	209	29	10,0
Rath u. Bauer [19]	1985	München	182	35	3,8
Werner u. Schoeneich [23]	1985	Hamburg	322	32	8,1
Klöss et al. [16]	1985	Hamburg	480	36	7,9
Hochrein u. Brauer et al. [5, 12]	1988	Berlin	2500	35	?
Halbritter et al. [10]	1988	München	89	43	13,5
Walz (eigene Ergebnisse)	1989	Essen	497	44	5,2
Eisenberg et al. [7, 8]	1982, 1984	Seattle	2544	?	18,8

CPR im NAW-Rettungssystem

Da der Ansatz zur breiten Anwendung der präklinischen CPR aus den Erfolgen der klinischen kardiologischen Intensivmedizin rührt, ist es wesentlich, grundsätzliche Unterschiede und besondere Prinzipien aufzuzeigen, die für die präklinische CPR speziell im NAW gelten.

Eine wesentliche Besonderheit im Vergleich zur Reanimationssituation im Krankenhaus ist, daß der Notarzt in aller Regel den leblos angetroffenen Patienten nicht kennt und die Angaben zur Vorgeschichte durch anwesende Familienmitglieder oder Bekannte oft ungenau und unzureichend sind. Selbst einfache Angaben, wie z. B. die Dauer des bewußtlosen Zustandes oder das Alter der betroffenen Person, sind in der Notsituation häufig nicht eruierbar. Vorerkrankungen sind in der Regel nicht klärbar.

Die Indikation zur Durchführung einer CPR ist somit in jedem Fall zwingend. Nur bei *gesichertem* Wissen um einen vorliegenden Endzustand einer unheilbaren Krankheit oder um eine verstrichene Frist von 30–60 min zwischen Eintritt des Herz-Kreislauf-Stillstands und dem Beginn der Reanimationsbemühungen (bei Normothermie) darf die CPR abgebrochen bzw. nicht begonnen werden [22].

Der Abbruch der CPR erfolgt ansonsten erst bei gesichertem Fehlen elektrischer Aktivität des Herzens nach einer *korrekten* CPR über 30 min [1].

Ein weiteres Problem der extrahospitalen Reanimation liegt in der zahlenmäßigen Stärke des verfügbaren Rettungspersonals. So ist die Durchführung einer suffizienten Wiederbelebung von vornherein in Frage gestellt, wenn nur 2 Personen (z. B. eine NEF-Besatzung) anwesend sind. Alle Kräfte sind dann einerseits durch die Beatmung, andererseits durch die extrathorakale Herzmassage absorbiert. Dringend notwendig ist also mindestens eine weitere Person für die Vorbereitung der maschinellen Ventilation und der venösen Zugänge sowie für die Medikamente. Dies ist beim NAW (1 Notarzt/2 Rettungssanitäter) gewährleistet. Wünschenswert ist aber in vielen Wiederbelebungssituationen, daß weitere Personen zur Unterstützung, z. B. des Transports, bereitstehen, also daß – wenn immer möglich – ein zusätzlicher RTW zum Einsatzort geschickt wird.

Natürlich ist für den Erfolg neben der Personenzahl insbesondere die Qualität der Rettungsmannschaft wesentlich, die jedoch weder einheitlich ist noch bislang verbindlich festgelegt wurde.

Eine regelmäßige Besonderheit der präklinischen CPR durch eine NAW-Besatzung sind die ungünstigen äußeren Umstände. Der Patient wird zumeist auf dem Fußboden oder in einem matratzengefederten Bett vorgefunden und ist für die Erstmaßnahmen (Absausen, Intubation, Venenzugang, Herzdruckmassage etc.) schwer zugänglich (Abb. 3). Der überwiegende Einsatz in Wohnungen limitiert die verfügbaren Geräte auf 2 Koffer („Atemwegssicherung" und „Medikamente") und einen tragbaren EKG-Monitor mit Defibrillator. Bei schlechter Logistik und versäumter Gerätewartung sind hier sofortige Einsatzmängel zu erwarten, die das gesamte Rettungssystem insuffizient werden lassen.

Im Falle der *erfolgreichen* CPR ergibt sich im NAW-Rettungssystem unmittelbar eine weitere Problematik: Während im Klinikbereich nach der CPR eine Stabilisierungsphase gefordert wird, ist im NAW-System der Transport des gerade wiederbelebten Patienten aus der Wohnung, durch das Treppenhaus, in den NAW, und, nach dem NAW-Transport, durch das aufnehmende Krankenhaus bis zur Intensivstation notwendig (Abb. 4). Hier drohen eine Reihe von Schwierigkeiten:

Das Transportziel sollte klar und von der Leitstelle bestätigt sein; sämtliche eingebrachten Tuben und Katheter müssen vor Beginn des Transportes aus der Wohnung ausreichend gesichert sein (z. B. Pflaster und Naht); die O_2-Versorgung auf allen Transportabschnitten ist sicherzustellen (die übliche transportable O_2-Flasche im Rettungssytem enthält in *vollem* Zustand 400 l, d. h. bei einem F_1O_2 von 1,0 ist der Vorrat von 40 min erschöpft). Die Herz-Kreislauf-Leistung ist auf *allen* Transportabschnitten suffizient zu überwachen, dies erfordert den ständig mitgeführten EKG-Monitor und Pulskontrolle. Insbesondere ist nach CPR und auf dem Transport auf eine suffiziente Herzleistung zu achten, ggf. sind Katecholamine zu applizieren bzw. bei Rhythmusstörungen diese gezielt zu behandeln [24].

Schließlich sind in allen Transportabschnitten die wichtigsten Notfallmedikamente greifbar vorzuhalten und das gesamte Kofferinstrumentarium mitzuführen:

Transport nach CPR im NAW:

---

a) Transportziel klären (Funk über Leitstelle);
b) Transportvoraussetzungen
   – kardial stabil,
   – Tubus und venöser Zugang doppelt gesichert,
   – gesicherte O_2-Versorgung und Defibrillatorladung,
   – EKG-Monitor und digitale Pulskontrolle,
   – mindestens 3 Helfer außer Notarzt,
   – Notfallmedikamente und -geräte greifbar;

c) Transportmodalität
   – langsame Fahrt, für erneute CPR *anhalten(!)*,
   – „zerebrale Reanimation": RR normalisieren, mäßige Hyperventilation und
     Kopfhochlagerung.

Der Transport mit dem NAW erfolgt dann *langsam*, unter Fortführung, Sicherung
und Überwachung aller bislang durchgeführten und angefangenen Therapien,
d. h. auch der Blutdruck muß (technisch) während der Fahrt meßbar sein. Zur
Verbesserung der Prognose des reanimierten Patienten kann in dieser Phase eine
mäßige Hyperventilation und eine leichte Kopfhochlagerung durchgeführt werden
(„zerebrale Reanimation" [20]).

   Selbstverständlich muß bei erneuter Kreislaufinstabilität während der NAW-
Fahrt bzw. erneut notwendiger CPR angehalten werden.

   Die Bedingungen des NAW-Transports enden mit der Übernahme des Patienten durch den Intensivarzt auf der Intensivstation.

   Die sorgfältige Dokumentation aller Daten der präklinischen CPR ist nicht nur
aus forensischen Gründen zwingend, sondern oft genug auch für den klinisch
weiterbehandelnden Kollegen sehr wertvoll.

Reanimationsergebnisse des NAW am Klinikum Essen

Retrospektive Studie 1985–1988
Im Zeitraum vom 01. 01. 1985 bis 30. 09. 1988 wurden durch die Notärzte des
NAW-Universitätsklinikums Essen 497 extrahospitale Reanimationen durchgeführt. Davon überlebten 221 (44 %) Patienten primär, anhand der Krankenunter-
lagen der aufnehmenden Kliniken konnten 177 (80 %) nachverfolgt werden (Tabelle 3).

   Die durchschnittliche Leistungszeit des NAW lag bei 5,6 min, wobei sich kein
signifikanter Unterschied einerseits zwischen den primär erfolgreich Wiederbelebten sowie den letztlich Entlassenen und andererseits den bereits am Einsatzort
verstorbenen Patienten ergab. Der primäre Reanimationserfolg war aber abhängig vom elektrischen Zustand des Herzens zu Beginn der CPR und in geringem
Maße vom Alter der Patienten (Abb. 5). Entlassen werden konnten 26 Patienten
ohne wesentliche neurologische Residuen, wobei der endgültige Erfolg v. a. vom
frühzeitigen Beginn der Reanimation nach dem Bewußtseinsverlust und von der
vorliegenden Grunderkrankung abhing [6, 10, 23]:

Primärerfolg:	Elektrische Aktivität des Herzens zu Beginn der CPR (Alter > 80 Jahre).
Sekundärerfolg:	Reanimationsbeginn, Grundkrankheit (pulmonal > kardial nichtischämisch > kardial ischämisch > Intoxikation > Trauma).

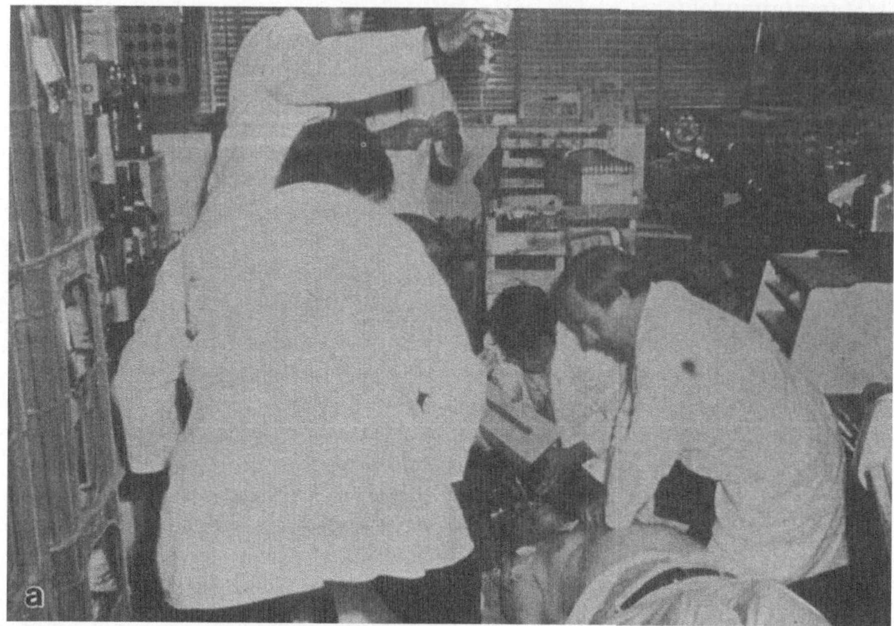
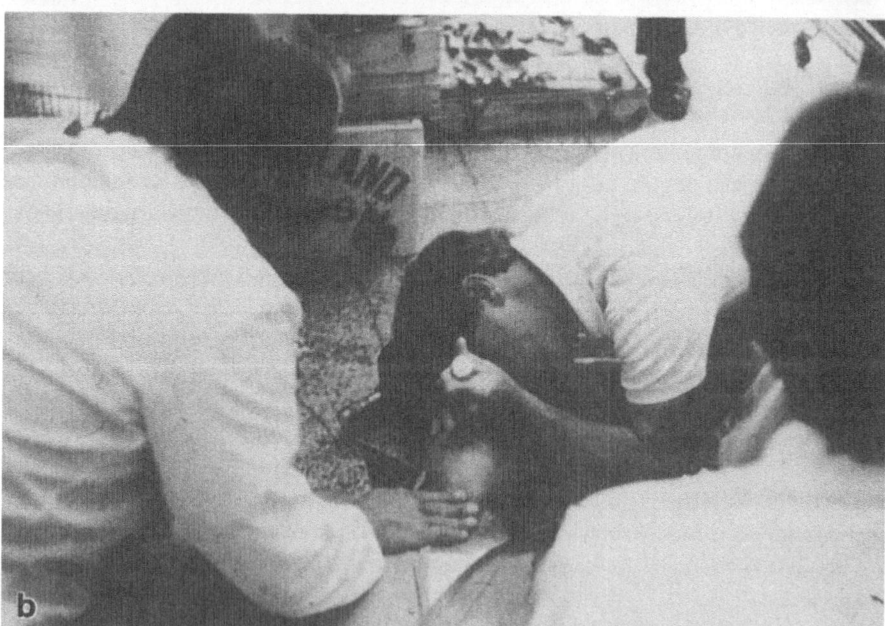

Abb. 3. a, b Reanimation durch die NAW-Besatzung: Unzureichender Raum, ungünstige Lagerung, mühsames Heranschaffen der benötigten CPR-Utensilien, Erschwerung des sekundären Transports in den NAW durch die Raumverhältnisse

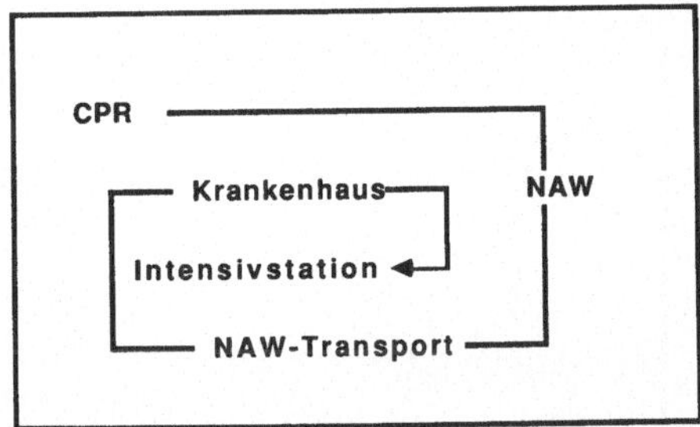

Abb. 4. „Transportspirale" nach präklinischer CPR im NAW-System: Hindernisse und Komplikationsmöglichkeiten auf dem Weg zur Intensivstation

Tabelle 3. Reanimationsergebnisse NAW-Klinikum Essen, 01. 01. 1985 – 30. 09. 1988 (n = 497, m: 337, w: 160). Primärerfolg: 221 (44 %), entlassen: 26 (5,2 %) nachuntersucht: 177 von 221 (80 %)

Einsatzzeit:	primär erfolgreiche CPR: 5,4 min	
	primär erfolglose CPR: 5,8 min	
Erst-EKG bei Erfolg:	Kammerflimmern:	132
	Asystolie:	89
Reanimationsursache bei Primärerfolg:	kardial-ischämisch:	86, entlassen 10
	kardial-nichtischämisch:	54, entlassen 10
	Respirationstrakt:	6, entlassen 1
	sonstige:	31, entlassen 5
Neurostatus nach CPR:	wach	6, entlassen 5
	eingetrübt	14, entlassen 5
	komatös	157, entlassen 16
Kreislaufstatus nach CPR:	stabil	112, entlassen 23
	instabil	65, entlassen 3
CPR-Beginn: ≤ 4 min	(HA, NA, RTW)	56, entlassen 16
> 4 min	(NAW)	121, entlassen 10

Bei 56 Patienten begannen die Rettungsmaßnahmen bis zu 4 min nach der Dekompensation, davon überlebten endgültig 16 (28,6 %), von 151 Patienten mit späterem Beginn der CPR konnten letztlich nur 10 (6,6 %) entlassen werden.

Diskussion

Die Bedeutung und der Wert des NAW-Rettungssystems im Hinblick auf den Notfall der präklinischen CPR dürfen heutzutage in der Bundesrepublik Deutschland als anerkannt gelten. Ein bemerkenswert konstanter Anteil von ca. 30 bis 40% der präklinischen CPR zeigen einen primären Erfolg, d. h. die Wiederher-

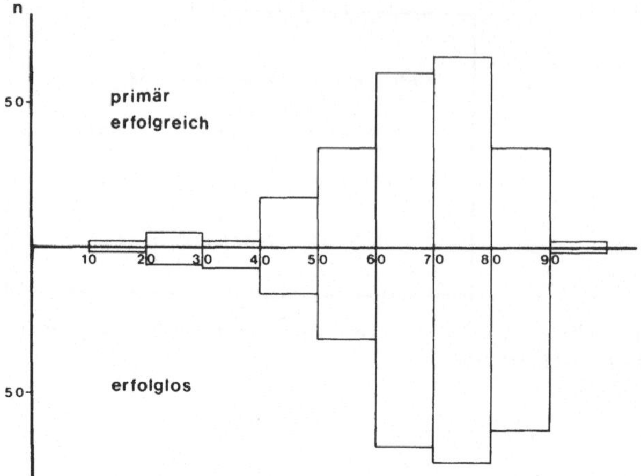

Abb. 5. Altersverteilung aller reanimierten Patienten (n − 497) mit und ohne *Primär*erfolg der CPR: schlechte Allgemeinprognose nur in sehr hohem Alter

stellung des Kreislaufs und der Transport des Kranken in die Klinik gelingt. Enttäuschend niedrig sind die Sekundärerfolge, nämlich die endgültige klinische Entlassungsrate nach *prä*klinischer CPR. Eine Abhilfe bietet hier sicher – auch nach unseren eigenen Ergebnissen – die breite Ausbildung weiter Bevölkerungskreise in der Ersten Hilfe und CPR [5, 10, 16, 21, 23], da Reanimationen, die in Anwesenheit des Notarztes oder geschulter Helfer begonnen werden müssen, gute, mit den entsprechenden Daten der klinischen Intensivmedizin vergleichbare Entlassungsraten zur Folge haben.

Die Technik und Ausstattung der heute installierten NAW-Systeme sowie die Alarmierungssysteme und Leistungszeiten sind mit vertretbarem Aufwand nicht zu verbessern. Der Fachkundenachweis der Ärzte im Rettungsdienst und die geplante Verbesserung der Rettungssanitäter/-assistentenausbildung werden sicher in dieser Hinsicht mehr Vorteile bringen, insbesondere bei der primären CPR durch RTW-Mannschaften.

Ohnehin scheint es in der Bundesrepublik Deutschland noch einen Nachholbedarf hinsichtlich der Aufarbeitung der Erkenntnisse und Erfahrungen mit der präklinischen CPR zu geben. Hoffnungen sind hier in den 1988 als Pendant zur „American Heart Association" etablierten „Deutschen Beirat für Erste Hilfe und Wiederbelebung" zu setzen.

Mitteilungen aus den USA [1, 7, 8, 20, 21] zeigen deutlich bessere sekundäre Ergebnisse der präklinischen CPR. Dabei werden u. a. Rettungssysteme beschrieben, die mit Rettungssanitätern („EMT"), speziell geschultem nichtärztlichem Hilfspersonal („Paramedics") und einer bis zu 1/4 in CPR ausgebildeten Wohnbevölkerung arbeiten. Es erscheint vorstellbar, auch in der Bundesrepublik Deutschland mit den flächendeckenden NAW-Rettungssystemen und qualifizierten Notärzten, Rettungssanitätern und Rettungsassistenten ähnliche Erfolge, wie aus den USA mitgeteilt, zu erreichen. Voraussetzung ist die z. Z. noch äußerst mangelhafte Ausbildung und Motivation breitester Kreise der Bevölkerung für Erste Hilfe im allgemeinen und CPR im besonderen. Ein erster Ansatz kann die Aufnahme des Lehrstoffs der Ersten Hilfe und CPR in den Lehrplan der allgemein- und berufsbildenden Schulen sein.

Schlußfolgerungen

Die Ergebnisse bisheriger klinischer Forschung zur CPR im NAW-System stützen die Forderung nach „Erstanwesenden-Ersthilfe", denn die Leistungszeiten eines NAW-Systems jeglicher Organisationsform können die derzeit gültigen Wiederbelebungszeiten nicht unterbieten. Die bislang gesicherten prognostisch entscheidenden Faktoren in der CPR sind ohnehin schicksalhaft und nicht beeinflußbar.

Die optimale *Ergänzung* der *Ersten Hilfe* durch Laien, nicht nur bei der Unfallrettung, sondern auch bei der CPR, ist die Übernahme der Therapie durch die ausgebildete und ausreichende Mannschaft eines – bodengebundenen – Rettungssystems wie den NAW, die (heutzutage) „fahrbare *kardiologische* Klinik" [15].

Literatur

1. American Heart Association (1986) Standards and guidelines for cardiopulmonary resuscitation (CPR) and emergency cardiac care (ECC). JAMA 255: 2905–2985
2. Aprahamian C, Thompson MB, Gruchow HW et al. (1986) Decision-making in prehospital sudden cardiac arrest. Ann Emerg Med 15: 445–449
3. Bauer KH (1957) Erste chirurgische Hilfe am Unfallort bei Verkehrsunfällen. Hefte Unfallheilkd 56: 9–16
4. Börner M, Soldner E (1986) Statistische Auswertung der Einsätze der 3 Notarztwagen im Rettungsdienst der Stadt Frankfurt vom 8. 6 .1966–31. 12. 1984. Notarzt 2: 73–78
5. Brauer C, Lehmann HU, Lehnert J, Hochrein H (1986) Kardiopulmonale Reanimationen und Reanimationsversuche durch die Notarztwagenbesatzung. Intensivmedizin 23: 369–377
6. Dick W, Eberle B (1988) Ergebnisse der kardiopulmonalen Reanimation. In: Deutsch E, Dienstl F, Kleinberger G, Ritz R, Schuster HP (Hrsg) Aktuelle Fragen der Notfallmedizin. Aktuelle Intensivmedizin 6. Schattauer, Stuttgart, S 157–169
7. Eisenberg MS, Hallstrom A, Bergner L (1982) Long-term survival after out-of-hospital cardiac arrest. N Engl J Med 306: 1340–1343
8. Eisenberg MS, Bergner L, Hallstrom A (1984) Sudden cardiac death in the community. Praeger, New York Philadelphia
9. Gesetz über den Rettungsdienst (RettG) (1974) GV.NW.S. 1481/SGV.NW.215
10. Halbritter R, Dränert E, Haider M, Jahrmärker H (1988) Kurz- und Langzeitergebnisse der Reanimation. Intensivmedizin 25: 409–419
11. Hochrein H (1986) Der Herzanfall. Krankenhausarzt 59: 629–633
12. Hochrein H (1988) Erfahrungen mit dem (West-)Berliner Notarztsystem. In: Deutsch E, Dienstl F, Kleinberger G, Ritz R, Schuster HP (Hrsg) Aktuelle Fragen der Notfallmedizin, Aktuelle Intensivmedizin 6. Schattauer, Stuttgart, S 49–52
13. Hochrein H, Beck OA, Lehmann HU (1983) Die Bedeutung des Notarztwagens für den kardiologischen Notfall. Therapiewoche 33: 2755–2758
14. Kern M, Schwieder G (1988) Erfahrungen mit dem Lübecker Notarzt-Rendezvous-System 1980–1986. In: Deutsch E, Dienstl F, Kleinberger G, Ritz R, Schuster HP (Hrsg) Aktuelle Fragen der Notfallmedizin. Aktuelle Intensivmedizin 6. Schattauer, Stuttgart, S 83

15. Kirschner M (1938) Die fahrbare chirurgische Klinik. Chirurg 10: 713–717
16. Klöss T, Roewer N, Wischhusen F (1985) Prognose der präklinischen kardiopulmonalen Reanimation. Anaesth Intensivther Notfallmed 20: 237–243
17. Obertacke U, Wissing H, Schmit-Neuerburg KP (1987) Der Stellenwert des Notarztrettungssystems in der Großstadt Essen – Erfahrungen der ersten 10 Jahre. Notfallmedizin 13: 186–208
18. Pantridge JF, Adgey AAJ (1972) The prehospital phase of acute myocardial infarction. In: Textbook of coronary care. Excerpta Medica, Amsterdam
19. Rath H, Bauer H (1985) Reanimationsergebnisse – Begleitverletzungen und Überlebensquoten. In: Deutsch E, Dienstl F, Kleinberger G, Ritz R, Schuster HP (Hrsg) Aktuelle Fragen der Notfallmedizin. Aktuelle Intensivmedizin 6. Schattauer, Stuttgart, S 185–189
20. Safar P (1988) Resuscitation from clinical death: Pathophysiologic limits and therapeutic potentials. Crit Care Med 16: 923–941
21. Sefrin P, Rupp J (1979) Reanimation im Notarztwagen. Münch Med Wochenschr 121: 1575–1578
22. Steinbereither K (1988) Grenzen der Notfallmedizin. Notfallmedizin 14: 258–266
23. Werner B, Schoeneich A (1985) Welche Faktoren bestimmen eine erfolgreiche Reanimation im Hamburger Rettungsdienst? Notfallmedizin 11: 1134–1143
24. Wirtzfeld A (1985) Versorgung des Infarktpatienten durch den Notarzt. In: Konzert-Wenzel J, Prokscha GW, Theisinger W (Hrsg) Erstversorgung im Notarztdienst. Urban & Schwarzenberg, München, S 45–54

Kinder im Rettungshubschrauber und Notarztwagen

H. STANNIGEL

Betrachtet man die Einsatzstatistiken eines NAW oder RTH in einem beliebigen Bezirk, so wird man jedesmal feststellen, daß Notfälle im Kindesalter, die den Primäreinsatz eines Rettungsmittels erfordern, mit 2–5% (je nach Einzugsbereich) seltener sind, als man dies erwarten sollte. Immerhin besteht ja ein knappes Drittel unserer Bevölkerung aus Kindern. Gut die Hälfte dieser Notfälle entfällt auf die Traumatologie (Verkehrsunfälle, häusliche Verletzungen, Sportverletzungen), der Rest hat internistischen Charakter und stellt die eigentlichen pädiatrischen Notfälle dar (Atemnot, akut entzündliche Erkrankungen, Krampfanfälle, Vergiftungen).

Dabei sind bedrohliche Vitalfunktionsstörungen oder gar Reanimationen eher die Seltenheit – und dennoch werden kindliche Notfallsituationen selbst von den erfahrensten Notärzten und Rettungssanitätern gefürchtet. Nach den Gründen befragt, wird jeder Betreffende sich an den einen oder anderen Einsatz mit Reanimation eines Kindes erinnern, die nicht so glatt verlief, wie man es sich gerne gewünscht hätte, und wo man dann hinterher feststellen mußte, daß die Angst, etwas falsch zu machen, tiefer saß, als man sich vielleicht selber eingestehen wollte. Dabei zeigt es sich, daß die Reanimation eines Schulkindes oder Jugendlichen wegen einer gewissen „Nähe" zum Erwachsenenalter und damit einer besseren „Vertrautheit" keine allzu schwerwiegenden Probleme aufwirft, daß es sich vielmehr bei der erwähnten Angst eigentlich um die „Angst vor dem kleinen Kind" handelt, also um die Altersgruppe bis 5 Jahre bzw. 20 kg.

Warum ist das so? Einige Ursachen sind im folgenden aufgeführt:

- Unberechenbarkeit der Patienten,
- fehlende Übung in Intubation und Beatmung beim Säugling und Kleinkind
- mangelhafte Kenntnisse in Kinderreanimatologie,
- Dosierungsprobleme von Medikamenten,
- Schwierigkeiten bei der Venenpunktion,
- Unsicherheit in der Wahl der Infusion (Art und Menge).

Zum einen kann man diese Patienten nicht als „kleine Erwachsene" bezeichnen, weil sie physisch und psychisch einen ganz anderen „Menschenschlag" repräsentieren, der nicht nur unberechenbarer und in der klinischen Symptomatik schwerer einschätzbar ist, sondern auch spezielles notfallmedizinisches Training und handwerkliche Fertigkeiten erfordert.

Zum anderen rufen kleine Kinder in der Notsituation bei jedem Beteiligten eine ganz besonders starke emotionale Reaktion hervor, was nicht selten zu Fehlern oder Unterlassungen in der Erstversorgung einschließlich Reanimation führt.

In der Tat sind Einzelberichte aus dem deutschsprachigen Raum [5] über präklinische Reanimationserfolge bei Kindern alles andere als ermutigend: Es werden endgültige Erfolgsraten von unter 10 % angegeben gegenüber bis zu 20 % bei Erwachsenen [4]. Bei der Analyse der Ursachen muß man einerseits den schlechten Ausbildungsstand von Ärzten und Sanitätern in Kinderreanimatologie sowie unzureichende, zu spät oder gar nicht begonnene Laienreanimation anführen; andererseits werden vom Charakter des Notfalls her (z. B. plötzlicher Kindstod) zahlreiche Kinder erst nach längerer Zeit des Herz-Atem-Stillstandes aufgefunden und dann natürlich mit extrem schlechten Aussichten auf Erfolg wiederbelebt.

Obwohl in den USA die Rettungssysteme anders strukturiert sind als bei uns und sicherlich auch der Stand der Laienreanimation eine Rolle spielt, kommt man dort zu ähnlich schlechten Ergebnissen nach Kinderreanimation in der Prähospitalphase [1], was anzeigt, daß noch andere, allgemeinere Faktoren beteiligt sein müssen, z. B. daß sich Kinder in Not viel schlechter oder überhaupt nicht bemerkbar machen können im Vergleich zum Erwachsenen.

In anderen Untersuchungen werden wesentlich höhere Überlebensraten genannt, wenn innerklinische Wiederbelebungsversuche miteinbezogen wurden [6]. Dabei scheint es unter den überlebenden Kindern mehr neurologisch Geschädigte zu geben als bei Erwachsenen unter vergleichbaren Umständen [2]. Letztendlich ist festzuhalten, daß in der Klinik reanimierte Kinder deutlich bessere Überlebenschancen haben als außerhalb des Krankenhauses [3], daß aber gleichzeitig das Risiko eines neurologischen Handicaps zunimmt. Das unvorbelastete kindliche Myokard kann auch noch dann erfolgreich wiederbelebt werden, wenn Teile des Gehirns durch Anoxie bereits irreversibel zerstört wurden. Diese „günstigen« Voraussetzungen wird man beim häufig vorgeschädigten Erwachsenenherz von vornherein nicht mehr antreffen.

Wie die Praxis zeigt, liegt dem kindlichen Herzstillstand in über 90 % der Fälle [2] immer ein primäres Atemversagen zugrunde, während bei den erwachsenen Patienten die kardiovaskulären Notfälle mit steigendem Lebensalter deutlich überwiegen.

Für die praktische Arbeit am Notfallort bedeutet dies, als allererste Tätigkeit bei der kadiopulmonalen Reanimation (CPR) von Kleinkindern für freie Atemwege zu sorgen und mit der künstlichen Beatmung zu beginnen und dabei den Sauerstoff nicht zu vergessen, sobald er zur Verfügung steht.

Wenn diese Voraussetzungen geschaffen wurden, schließt sich daran die Herzdruckmassage im Verhältnis

15 Thoraxkompressionen : 3 Beatmungshüben

an. Dazu müssen physiologische Herzfrequenzwerte angestrebt werden, d. h. in der Altersgruppe bis 5 Jahre zwischen 100 und 140/min. Dies bedeutet anstrengende körperliche Arbeit und kann normalerweise ohne Ablösung durch einen 2. Helfer nicht länger als 10–15 min durchgehalten werden!

Damit sich nun der Abtransport des Kindes möglichst komplikationslos gestaltet, gilt es, von vornherein einige organisatorische Risiken auszuschalten.

Das beginnt schon beim Eingang des telefonischen Notrufs in der Leitstelle, bei dessen Annahme und Weitergabe fast regelmäßig die Frage nach dem Alter des Kindes vergessen wird. Für das i. allg. nicht pädiatrisch versierte Notarztteam, welches anschließend hinausgeschickt werden muß, hat die Kenntnis des Alters (Tabelle 1) und der Notfallart nicht nur eine erhebliche psychologische, sondern auch eine unmittelbare praktische Bedeutung: Man kann sich auf der Hinfahrt bzw. dem Hinflug besser auf die zu erwartenden Probleme einstellen, kann sich Dosierungen in bezug auf das mutmaßliche Körpergewicht überlegen und sich über die Örtlichkeiten und die mitzunehmenden Geräte und Koffer absprechen. Auch wird man in der verbleibenden Zeit sich informieren, in welche der umliegenden (Kinder)kliniken der kleine Patient am schnellsten gebracht werden kann.

Natürlich wäre der Einsatz von Pädiatern im allgemeinen Rettungsdienst sicher eine Erleichterung, ist aus organisatorischen Gründen und wegen andersgelagerter Schwerpunkte in der Weiterbildung jedoch kaum in die Realität umsetzbar. Folglich muß die Ausbildung über Kindernotfälle und Kinderreanimation bei Notärzten (hauptsächlich Anästhesisten, Internisten, Chirurgen) und Rettungsorganisationen intensiviert werden.

Die fachspezifische Transportbegleitung durch Kinderärzte bzw. Kinderintensivmediziner wird allerdings im Rahmen von Sekundärtransporten zunehmend durchgeführt, wobei sogar schwerstkranke Früh- und Neugeborene in speziellen Transportinkubatoren mittels RTW und RTH von weither in Perinatalzentren verlegt werden können.

Unabdingbare Voraussetzung für eine reibungslose Erstversorgung eines Kindes ist eine Notfallausrüstung, die die Behandlung jeder Altersstufe erlaubt. Auf NAW und RTH bewährt hat sich das Mitführen eines speziellen „Kinderkoffers", der neben einer medikamentösen Grundausstattung ein vollständiges Tubensortiment sowie mehrere Laryngoskopspatel, einen kleinen Beatmungsbeutel mit Masken, mehrere kleinere Venenverweilkanülen und noch einige andere für das Kindesalter erforderliche Dinge enthält. Der Inhalt des Notfallkoffers unserer Abteilung in Düsseldorf (Abb. 1) trägt zusätzlich der häufig anfallenden Früh- und Neugeborenenversorgung Rechnung, was im allgemeinen Rettungsdienst ja kaum eine Rolle spielt:

Tabelle 1. Kindliche Gewichtsentwicklung

Alter	Gewicht [kg]
Neugeborenes	2,5– 4
Säugling (bis 1 Jahr)	4 –10
Kleinkind (1–5 Jahre)	10 –20
Schulkind (5–15 Jahre)	20 –50

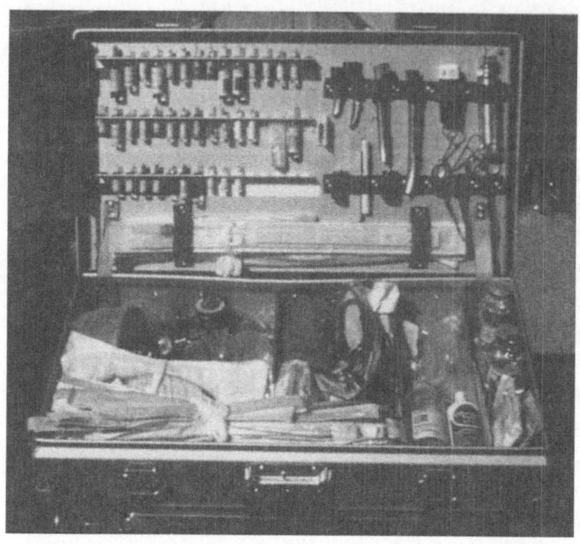

Abb. 1. Kindernotkoffer Universitäts-Kinderklinik Düsseldorf. Deckel: Ampullarium (aufge-klappt), Laryngoskop, Spatel, zentralvenöse Katheter. Boden: Beatmungsbeutel, Masken, Tuben, Absaugkatheter, RR-Meßgerät. Infusion, sterile Instrumente, Kleinteile

Atmung:

Je 1   Laerdal-Beutel groß und klein, mit Ventil und Reservoir

1   O_2-Schlauch 1,5 m

je 1   Beatmungsmaske für Frühgeborene, Säuglinge, Kleinkinder/Schulkinder, Erwachsene

1   Laryngoskop – Handgriff groß

2   Reservebatterien für Laryngoskop

je 1   Laryngoskopspatel gerade Gr. 0 (sehr klein), Gr. 1 (klein), Gr. 2 (mittel), Gr. 3 (groß)

je 1   Magill-Intubationszange groß und klein

je 1   Guedel-Tubus Gr. 1, 2 und 3

je 1   Führungsmandrin für Tubus dick und dünn (biegsam)

je 1   Pleura-Trokar Ch 12 und Ch 16

Nasotrachealtuben, gerade, mit Konnektor	*Absaugkatheter*
2 Charr 10 (I.D. 2,1 mm) ohne Ballon	2 Ch 5
2 Charr 12 (I.D. 2,5 mm) ohne Ballon	2 Ch 6
2 Charr 14 (I.D. 3,0 mm) ohne Ballon	2 Ch 8
2 Charr 15 (I.D. 3,5 mm) ohne Ballon	2 Ch 10
1 Charr 17 (I.D. 4,0 mm) ohne Ballon	2 Ch 12
1 Charr 21 (I.D. 5,0 mm) ohne Ballon	2 Ch 14
1 Charr 24 (I.D. 5,5 mm) ohne Ballon	

1 Charr 27 (I.D. 6,5 mm) mit Ballon
1 Charr 32 (I.D. 7,5 mm) mit Ballon

Kreislauf:

Je 1   Cavafix-Besteck MT 134 und Certo 255 (oder 257)
je 2   Nabelkatheter Ch 3,5 und Ch 5
je 2   Venenverweilkanüle G 24 und G 22
je 1   Venenverweilkanüle G 20, G 18, G 14
1   Butterfly G 23 (0,6 mm)
je 5   Kanülen Nr. 1, Nr. 14, Nr. 18
je 5   Spritzen 1 ml, 2 ml
3   Spritzen 5 ml
1   Spritze 10 ml
2   Perfusorspritzen 50 ml
2   Perfusorleitungen ohne Kristallfilter
2   Infusionsverbindungsleitungen 20 cm
2   Infusionszwillingsverbinder
2   Injektionszwischenstücke
1   Dreiwegehahn
1   Infusionsbesteck

Vv.-sectio-/Nabelkatheterbesteck

Je 1   große Schere, Präparierschere, Gefäßschere
je 1   Pinzette anatomisch fein, chirurgisch fein, anatomisch groß
je 1   Skalpell, Knopfsonde, Nadelhalter
je 2   Polyesterfäden 3–0, Cat-Faden 3–0
je 1   Abdecktuch und Lochtuch, steril
4   Packungen sterile Platten 7 × 7 cm
je 1   Paar sterile Handschuhe Gr. 6,5, Gr. 7, Gr. 7,5, Gr. 8

Verschiedenes:

1   Stethoskop
1   Verbandschere
1   Taschenlampe
2   Metallklemmen, bezogen
1   Frühgeborenenthermometer
1   Spritze 2 ml mit Elektrodengel
je 1   Blutdruckmanschette 7 cm und 10 cm
je 1   Rolle Leukoplast braun, schmal und breit
1   Rolle Frischhaltefolie im Schutzrohr
3   kleine Elektrodenkabel mit Kleberingen
1   Kabel mit Druckknopfelektroden und Kleberingen
1   Röhrchen Blutzuckerteststreifen
1   Box mit Lanzetten, kleinen Pflasterstreifen, Tupfern
4   Ampullensägen
2   Mullbinden

1   Holzspatel
1   Absaugansatzstück
1   Flasche Benzin 50 ml
1   Dibromol-Spray

Medikamente und Infusionen:

Je 1   50-ml-Flasche Glukose 5%, Humanalbumin 5%, NaCl 0,9%
1   100-ml-Flasche Natriumbikarbonat 8,4%
je 1   500 ml-Plastikbeutel Glukose 5% und Haemaccel 35
je 2   Rectiolen Diazepam 5 mg und 10 mg

Ampullen im Ampullarium

1 Alupent 5 mg (10 ml)	1 Glukose 50% (10 ml)
1 Aqua dest. ster. (5 ml)	1 Hypnomidate 20 mg (10 ml)
1 Aqua dest. ster. (10 ml)	2 Isoptin 5 mg (2 ml)
2 Atosil 50 mg (2 ml)	2 Luminal 200 mg (1 ml)
2 Atropin 0,5 mg (1 ml)	1 Narcanti neonatal 0,04 mg (2 ml)
2 Calcium gluc. 10% (10 ml)	2 Pancuronium 4 mg (2 ml)
2 Diazemuls 10 mg (2 ml)	1 Solu-Decortin 250 mg (1 ml)
2 Euphyllin 120 mg (1 ml)	5 Suprarenin 1 mg (1 ml)
1 Glukose 10% (10 ml)	1 Xylocain 2% (5 ml)

Zur Herstellung der Transportfähigkeit eines Säuglings oder Kleinkindes muß folgendes beachtet werden:

1. stabile Kreislaufverhältnisse
2. sichere Fixierung
   – des Patienten (Gurte)
   – des Endotrachealtubus (Lagekontrolle)
   – der venösen Zugänge
   – der EKG-Elektroden
3. Funktion der Geräte (Absaugpumpe, O_2, EKG)
4. altersentsprechender Beatmungsbeutel mit Maske
5. bei erhaltenem Bewußtsein Transport
   – in stabiler Seitenlage
   – auf dem Arm

Zunächst sind am Notfallort *stabile Kreislaufverhältnisse* anzustreben, bevor man den Patienten einlädt bzw. abtransportiert. Ein Kind unter Reanimationsbedingungen in die Klinik zu bringen, kann zum unkalkulierbaren Risiko werden, ganz besonders im Hubschrauber, wo räumliche Enge die Überwachungs- und Interventionsmöglichkeiten noch drastischer einschränkt als im NAW/RTW. Muß aufgrund besonderer Umstände, z. B. bei Verletzungen mit Blutverlust und dringlicher Operationsindikation, trotz labiler Kreislaufverhältnisse möglichst rasch das nächste Krankenhaus erreicht werden, so sind voraussichtlich benötigte Medikamente und Infusionen vor Transport griffbereit zu richten. Eventuell muß der Pilot des Hubschraubers auf die Möglichkeit einer Notlandung hingewiesen werden. Allein das Vorbereitetsein auf mögliche Schwierigkeiten während der Fahrt oder des Fluges kann oft schon den „halben" erfolgreichen Transport bedeuten. Solche Schwierigkeiten entstehen beispielsweise, wenn der Patient selbst und auch Tubus, Infusionsschläuche und Monitorkabel nicht ausreichend fixiert wurden, ein leider häufig gemachter Fehler. Kleinkinder, die bis eben noch bewußtlos waren und sich problemlos beatmen ließen, können innerhalb weniger Minuten, ja Sekunden, aufklaren und sich blitzartig alles Störende vom Körper reißen – in der Regel in der Reihenfolge: Tubus, Infusion, Klebeelektroden. Eine Selbstextubation etwa im Hubschrauber kann bei den beengten Verhältnissen katastrophal enden, deshalb hat ein passender Beatmungsbeutel mit Maske immer in erreichbarer Nähe zu liegen.

Für den Transport gilt es also ganz besonders, den Tubus sicher zu fixieren und nicht mit Pflaster zu sparen. Zeigt das Kind Spontanbewegungen, so muß eine wirksame Ruhigstellung erfolgen. Orotracheal intubierte Patienten, die nicht ausreichend sediert wurden, laufen Gefahr, sich den Tubus bei einer Kopfbewegung zu dislozieren, entweder zu tief in den rechten Hauptbronchus hinein mit Pneumothoraxgefahr oder nach hinten oben in den Ösophagus mit Hypoxie- und Aspirationsrisiko. Häufig verursacht der miteingeführte Guedel-Tubus vermehrtes Würgen und Speicheln, was bei sparsamer Verklebung zum raschen Anlösen des Pflasters und zu zunehmendem Spiel des Tubus in der Mundhöhle führt mit den eben beschriebenen, u. U. fatalen Folgen.

Um diesen Schwierigkeiten aus dem Weg zu gehen, bevorzugen die Kinderärzte die nasotracheale Intubation wegen der besseren Fixierungsmöglichkeiten (Abb. 2). Aber selbstverständlich hat im Notfall die schnelle Schaffung des künstlichen Atemwegs Vorrang vor der Intubationstechnik.

Das über die Fixierung von Tuben gesagte gilt in ähnlicher Weise auch für Infusionen: Auf einige Zentimeter mehr Klebematerial darf es nicht ankommen.

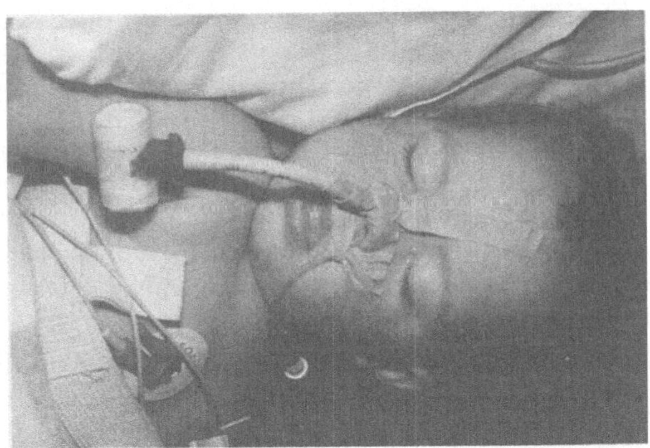

Abb. 2. Nasotracheale Intubation, Tubusfixierung mit Pflaster. Kleinkind 1¼ Jahre alt

Gelenknahe Zugänge werden geschient (Stück Pappe, Schaumstoff, dicke Lage Papier) und gewickelt (Mullbinde), allenfalls kann die Extremität schräg mit breitem Pflaster auf eine Schiene fixiert werden. Niemals zirkulär kleben, denn es besteht Gefahr von Nervenläsionen!

Zentralvenöse Katheter müssen hinter der Austrittsstelle mehrfach mit Pflaster befestigt und möglichst spannungsfrei gegen unbeabsichtigten Zug gesichert werden.

Ist der Patient wach oder nur leicht bewußtseinsgetrübt, kann man erwägen, ihn auf dem Arm zu transportieren. Dabei ist jedoch größte Vorsicht geboten, weil Kleinkinder spätestens bei Fahrtbeginn sehr ängstlich reagieren, besonders im engen Hubschrauber (Abb. 3). Sie sind dann völlig unberechenbar und kaum zu bändigen, so daß eine vorherige leichte Sedierung (z. B. mit einer halben Rectiole Diazepam 5 mg) manchesmal über zu erwartende Schwierigkeiten hinweghilft.

Bei Hubschraubertransporten wird allzu leicht vergessen, daß das empfindliche kindliche Gleichgewichtsorgan durch das ungewohnte Geschaukel zu heftiger Reaktion in Form plötzlichen unangekündigten Erbrechens neigt. Ein Bereithalten von einigen Nierenschalen ist daher immer angezeigt, auch in NAW.

Die Überwachung eines Kindes während des Transports orientiert sich an klinischen Kriterien:

Atmung/Kreislauf:
  - Farbe von Haut, Lippen, Nägeln,
  - Thoraxexkursionen,
  - Pupillenreaktion,
  - EKG,
  - Pulsoximetrie,
  - RR-Messung beim Kind unzuverlässig.
Infusion:
  - Pumpenvorschub besser als Hängetropf.
Ohrenschutz (im RTH).
Nierenschale griffbereit.

Ein Pulsoximeter sollte allerdings nach unseren Erfahrungen wegen der Störanfälligkeit bei Spontanbewegungen und Erschütterungen nur beim sedierten bzw. beatmeten Patienten eingesetzt werden.

Blutdruckmessungen sind infolge der großen Schwankungsbreite im Kindesalter nur sehr bedingt zuverlässig und allenfalls beim absolut ruhiggestellten Patienten einigermaßen verwertbar.

Muß ein Säugling transportiert werden, so sollte unbedingt auf warme Kleidung geachtet und in jedem Falle der Kopf bedeckt werden, da hierüber eine erhebliche Wärmeabstrahlung stattfindet und das Kind sehr schnell auskühlt.

Ein sicherlich für alle Notärzte wichtiges Problem ist das der richtigen Sedierung eines Kindes vor oder während des Transports. Grundsätzlich sollte man immer

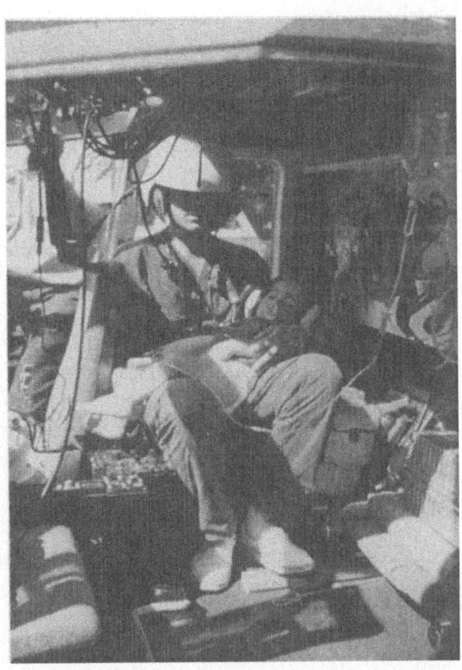

Abb. 3. Hubschraubertransport nach Erstversorgung. Säugling (11 Monate alt) mit Hitzekollaps und Exsikkose

versuchen, ein nicht bewußtseinsgestörtes Kind ohne entsprechende Medikamente in die nächste Klinik zu bringen. Für Zwischenfälle hat aber eine Rectiole oder eine fertig aufgezogene i. v.-Spritze bereitzuliegen, denn mit Schwierigkeiten muß immer dann gerechnet werden, wenn sich eine klinische Symptomatik durch zusätzliche Aufregung des Kindes drastisch zu verschlimmern droht (z. B. bei akuter Atemnot).

Für die gezielte prophylaktische Intubation bei noch bewußtseinsklarem Patienten gibt es eine ganze Reihe geeigneter Substanzen, die in den üblichen Notfallkoffern verfügbar sein dürften:

Rektal:
- Rectiole Diazepam 5 mg,
- (Chloralhydrat-Rectiole).

Intravenös:
- Diazepam 2–10 mg,
- Luminal 10 mg/kg,
- Trapanal 5 mg/kg,
- Hypnomidate 0,2 mg/kg,
- Ketanest 0,5–1 mg/kg.

Muskelrelaxierung mit
- Succinylcholin 1 mg/kg i.v.

Atropin ca. 20 μg/kg vor Intubation.

Hierbei kommt es weniger darauf an, welches Sedativum oder Kurznarkotikum benutzt wird, sondern welche Erfahrung der Notarzt im Umgang damit hat. Ein Relaxans wird i. allg. dazu nicht gebraucht oder ist sogar kontraindiziert (z. B. bei Epiglottitis, Laryngitis); nach erfolgreicher Intubation ist gegen die Verwendung jedoch nichts einzuwenden, wenn sich ein längerer Transport anschließt oder der Patient absolut ruhiggestellt bleiben muß.

Nach Injektion von Diazepam kann es zu einer paradoxen Reaktion kommen, bei der manche Kinder bis zu 50 mg und mehr ohne den Anflug einer Müdigkeit vertragen, so daß auf eine andere Substanz ausgewichen werden muß (Cave: Potenzierung! Ateminsuffizienz!).

Die kurzwirksamen Medikamente Trapanal, Hypnomidate und Dormicum verwenden wir ab dem Säuglingsalter zur Intubation, zur Dauernarkose bevorzugt Trapanal und Ketanest. Wegen seiner analgetischen Potenz wird Ketanest beim verletzten Kind, welches noch spontanatmen kann, besonders gern eingesetzt. Je nach Zustand des Kindes sollte es jedoch mit 1–2 mg Diazepam kombiniert werden, um die halluzinogene Eigenschaft etwas abzuschwächen. In jedem Fall müssen aber Intubationsgerätschaften bereitliegen, denn die Verwendung von Ketanest garantiert nicht die Erhaltung einer ausreichenden Spontanatmung!

Luminal wird außerhalb der Pädiatrie kaum benutzt. Es eignet sich nicht für die Akutsedierung, wird aber von den Kinderintensivmedizinern immer dann genommen, wenn eine längerfristige Beatmung (Stunden bis Tage) abzusehen ist und dazu ein langwirksames Sedativum mit geringer kardiodepressiver Wirkung benötigt wird.

Aggressive notfallmedizinische Maßnahmen bei der Erstversorgung von kleinen Kindern im NAW oder RTH werden jedoch in den meisten Fällen nicht erforderlich sein – im Gegenteil kann voreiliger und falsch verstandener Maximalismus am Notfallort Kind und Rettungsteam in ungeahnte Schwierigkeiten bringen, die dann kaum wiedergutzumachen sind. Für Transporterfolg und glückliche Beendigung des Einsatzes sind vielmehr die ununterbrochene Beachtung und v. a. das Vorbereitetsein auf Komplikationen respiratorischer Art von ausschlaggebender Bedeutung.

Literatur

1. Eisenberg M, Bergner I, Hallstrom A (1983) Epidemiology of cardiac arrest and resuscitation in children. Ann Emerg Med 12: 672–4
2. Fiser DH, Wrape V (1987) Outcome of cardiopulmonary resuscitation in children Pediatr Emerg Care 3(4): 235–8
3. Friesen RM, Duncan P, Tweed WA, Bristow (1982) Appraisal of pediatric cardiopulmonary resuscitation. Can Med Assoc J 126: 1055–6
4. Klingler H, Bahr J, Busse C, Kettler D (1987) Ergebnisse von außerklinischen Reanimationsversuchen durch Professionelle und Laien in der Region Göttingen. Anaesthesist [Suppl] 36: 238

5. Waldeck I, Jantzen AH, Eberle B, Witton P, Dick W (1987) Ergebnisse der präklinischen Reanimation bei 16873 Einsätzen des Mainzer NAW von 1969 bis 1985. Anaesthesist [Suppl] 36: 236
6. Zaritsky A (1987) Cardiopulmonary resuscitation in children. Clin Chest Med 8(4): 561–571

Die kardiopulmonale Reanimation
im Krankenhausbereich

G.H. Engelhardt, H. Purrmann und C. Zapf

Die kardiopulmonale Reanimation (CPR) im Krankenhaus umfaßt:

1) die Anschlußbehandlung der in der präklinischen Phase primär erfolgreich reanimierten Patienten und
2) Maßnahmen bei stationär behandelten Patienten mit plötzlichem Aussetzen der Vitalfunktionen des Herzens.

Im Schrifttum wird die primäre Erfolgsquote nach präklinischer CPR mit 20–50% angegeben (Tabelle 1). Der definitive Erfolg ist wesentlich geringer als der primäre (Tabelle 2). Er liegt im Schrifttum meist zwischen 1 und 10%.

Bei einer von uns in Köln durchgeführten Untersuchung [14] von 1214 präklinisch vorgenommenen Reanimationen (6% aller versorgten Patienten) war die Reanimation bei 318 Patienten (26,2%) primär erfolgreich, während nur 3% der Patienten aus dem Krankenhaus entlassen werden konnten.

Im Krankenhaus dominierten die internistischen Diagnosen mit 93,8% noch mehr als im präklinischen Bereich mit 79,1%. Auffallend häufig war der Herzinfarkt vertreten. Dies erklärt sich aus der inzwischen vielfach bestätigten Tatsache, daß eine traumatologische Ursache des Kreislaufstillstands eine fast infauste Prognose hat.

Welche Maßnahmen sind im Krankenhaus nach der Aufnahme erforderlich?

Bei den von uns anhand der Krankenblattunterlagen nachuntersuchten 280 Patienten mußte die Reanimation in 110 Fällen (39,2%) nach der Aufnahme im Krankenhaus fortgesetzt oder erneut eingeleitet werden. Eine Langzeitbeatmung wurde 82mal (29,3%) erforderlich. Eine Defibrillation erfolgte bei 53 Patienten (18,9%), ein externer Schrittmacher kam 30mal (10,7%) zur Anwendung. Zusätzlich wurde ein zentraler Zugang bei 45 Patienten (16,1%) gelegt. In 2 Fällen war wegen Pneumothorax eine Bülau-Drainage erforderlich (Tabelle 3).

Aufgrund dieser notwendigen Maßnahmen ist eine Weiterbehandlung des reanimierten Patienten auf einer Intensivstation absolut notwendig.

Tabelle 1. Primäre Erfolgsquote und primäre Letalität nach präklinischer kardiopulmonaler Reanimation

Ort	Unter-suchungs-jahr	Reanimation am Einsatzort erfolg-los abgebrochen	Reanimation auf dem Transport weitergeführt	Reanimation primär erfolgreich absolut	[%]
Gummersbach [24]	1963/68	11		10	47,6
Belfast [1]	1966/69	87		39	31,0
Frankfurt [27]	1966/71	334		111	24,9
Ludwigshafen [19]	1971/74	84		81	46,8
Zürich [40]	1972/73	41		29	41,4
Hamburg [36]	1972/73	295	14	25	7,5
Hannover [6]	1972/75	193		56	22,5
Würzburg [45]	1972/76	105		25	19,2
Würzburg [38]	1972/76	42	1	17	28,8
Kaiserslautern [26]	1973/74	49		15	23,1
Berlin [21]	1974/75	103		33	24,3
Tampa/Florida [2]	1974/75	228		68	23,0
Erlangen [35]	1974/76	80		38	32,2
Hamburg [5]	1974/77	264		46	17,4
Seattle [a] [44]	1975/76	117		199	63,0
Miami [31]	1975/78	235	19	117	33,2
München [32]	1975/78	185		131	41,5
Linz [7]	1975/80	173		68	26,2
Seattle [13]	1976/81	1010		557	35,5
Berlin [31a]	1977/78	161		45	21,8
Aachen [46]	1977/79	183		91	33,2
Leonberg [25]	1978/81	100		30	23,1
Berlin [28]	1979/80	147		60	29,0
Ulm [47]	1980/81	141		74	52,5

[a] Kammerflimmern.

Tabelle 2. Anzahl der Überlebenden nach präklinischer kardiopulmonaler Reanimation

Ort	Unter-suchungs-jahr	Anzahl der Reanimationen	Patient im Krankenhaus verstorben	Patient aus dem Krankenhaus entlassen absolut	[%]
Köln [22]	1963/68	94	7	2	2,1
Belfast [1]	1966/69	126	12	27	21,4
Berlin [43]	1970/76	116		28	24,0
Basel [9]	1972	14		5	35,7
Zürich [40]	1972/73	70	19	10	14,3
Würzburg [38]	1972/76	59	13	4	6,8
Kaiserslautern [26]	1973/74	65	15	1	1,5
Basel [29]	1974	14		3	21,4
Hamburg [5]	1974/77	310	38	8	2,6
Seattle [44]	1975/76	316	106	90	28,0
Miami [31]	1975/78	352	50	67	19,0
Linz [7]	1975/80	270	50	8	3,0

Ort	Jahr				
Seattle [12]	1976/78	569		122	21,4
Seattle [13]	1976/81	1567		302	19,3
Berlin [31a]	1977/78	206	63	18	8,7
Aachen [46]	1977/79	274	25	18	6,6
Leonberg [25]	1978/81	130		5	3,8
Berlin [28]	1979/80	207	54	17	8,2
Ulm [47]	1980/81	215		20	9,3

Tabelle 3. Maßnahmen nach Krankenhausaufnahme (n = 280)

Maßnahmen	n	[%]
Reanimation fortgesetzt	110	39,2
Defibrillation	53	18,9
Externer Schrittmacher (Pacing)	30	10,7
Punktion der V. subclavia	35	
Punktion der V. jugularis	10	16,1
Thoraxdrainage	2	0,7
Langzeitbeatmung	82	29,3
Dopamin-Infusion	48	17,1

Wie steht es mit der Überlebenszeit der reanimierten Patienten nach der Krankenhausaufnahme?

Wollinsky et al. [47] geben für die 1. Stunde nach der Aufnahme eine Letalität von 39,2% an.

In unserer Untersuchung starben innerhalb 1 h nach der Aufnahme 107 Patienten (38,2%), weitere 37 (13,2%) in den folgenden 11 h. Nach 24 h lebten noch 121 oder 43,2% der stationär aufgenommenen Patienten. Mehr als 10 Tage überlebten 57 Patienten (20,4%), von denen noch 21 (7,5%) im Krankenhaus verstarben, 36 Patienten konnten aus dem Krankenhaus entlassen werden (Tabelle 4).

Bei 1214 Reanimationen am Notfallort entspricht dies einer endgültigen Erfolgsquote von 3%.

Die 36 in unserer Untersuchung erfolgreich reanimierten Patienten hatten eine Krankenhausverweildauer von durchschnittlich 38,4 Tagen. In Basel [33] lag sie bei 36,3 Tagen, in Hannover [5] bei 27,1 und in Tampa, Florida/USA bei 14,4 Tagen [2].

Eine andere Gruppe bilden diejenigen der stationär behandelten Patienten, die einen Herzstillstand während ihrer Behandlung im Krankenhaus erleiden.

Wie erfolgreich ist eine CPR im Krankenhaus?

Der Erfolg einer CPR im Krankenhaus hängt u. a. entscheidend davon ab, in welcher Funktionseinheit des Hauses der Herzstillstand eintritt.

Tabelle 4. Überlebenszeit im Krankenhaus (n = 280]

	n	[%]
Verstorben innerhalb der 1. Stunde	107	38,2
innerhalb der 2.– 6. Stunde	24	8,0
innerhalb der 7.– 12. Stunde	13	4,6
innerhalb der 13.– 24. Stunde	15	5,4
innerhalb der 25.– 48. Stunde	15	5,4
innerhalb der 49.–120. Stunde	23	8,2
innerhalb der 121.–240. Stunde	26	9,3
nach mehr als 241 Stunden	21	7,5
Aus Krankenhaus entlassen	36	12,9

Ein Kreislaufstillstand im *Operationssaal* soll in 30–75% der Fälle durch CPR erfolgreich zu behandeln sein. Frey et al. [16] berichten von 75% primär erfolgreicher Wiederbelebungen, wobei 51% der Patienten aus dem Krankenhaus entlassen werden konnten.

Auf den *Intensivstationen* wird der Anteil der erfolgreichen Reanimationen mit Krankenhausentlassung zwischen 7,2 und 48,4% angegeben (Tabelle 5).

Die Überlebensrate auf den *Allgemeinstationen* der Krankenhäuser liegt nach Angaben im Schrifttum mit 1,5–35,7% deutlich niedriger als auf den Intensivstationen (Tabelle 6).

Die großen Unterschiede in den Erfolgsquoten der verschiedenen Funktionsbereiche eines Krankenhauses ergeben sich aus:

– den zugrundeliegenden Ursachen,
– den Erfahrungen des Personals,
– der Ausstattung des jeweiligen Arbeitsplatzes.

Die Ursache für die besseren Überlebenschancen auf einer Intensivstation sehen Hershey u. Fischer [23] in der Grunderkrankung ebenso wie im schnellen Erkennen eines Kreislaufstillstands, der Erfahrung und der ständigen Präsenz von Ärzten und Intensivpflegepersonal. Der allgemeine Rückgang von Herzstillständen auf Intensivstationen wird auf die frühzeitige Intervention durch Notarztsysteme zurückgeführt [10].

Wann ist eine CPR im Krankenhaus indiziert?

Die Indikation zur Herz-Lungen-Wiederbelebung im Krankenhaus ist an 2 Voraussetzungen gebunden:

1) Eine CPR soll nur dann eingeleitet werden, wenn der Herzstillstand akut eingetreten ist und berechtigte Hoffnung auf eine erfolgreiche Wiederherstellung der kardialen und zerebralen Funktionen besteht.

Tabelle 5. Erfolgsquoten nach kardiopulmonaler Reanimation auf Intensivstationen

Ort	Unter-suchungs-jahr	Anzahl der Reanimationen	Patient aus dem Krankenhaus entlassen absolut	[%]
Warschau [4]	1965/67	64	31	48,4
Mainz [37]	1966/68	90	9	10,0
Heidelberg [41]	1967/68	82	12	14,6
Berlin [42]	1970/76	255	43	16,9
Basel [33]	1974	44	18	40,9
Nürnberg [17]	1974	335	24	7,2
München [20]	1976	34	3	8,8
Aachen [10]	1976/80	301	34% auf Allgemein-station verlegt	
Kaiserslautern [11]	1977/78	129	34	26,3
Berlin [31a]	1977/78	225	43	19,1
Cleveland [23]	1980	22	3	13,6

Tabelle 6. Erfolgsquoten nach kardiopulmonaler Reanimation auf Allgemeinstationen

Ort	Unter-suchungs-jahr	Anzahl der Reanimationen	Primär erfolgreiche Reanimationen	Patient aus dem Krankenhaus entlassen absolut	[%]
Basel [8]	1955/65	220		22	10,0
Montreal [39]	1961/64	254		40	15,8
Warschau [4]	1965/67	80	43	31	38,8
Wien [30]	1967/76	392		39	9,9
Ludwigshafen [18]	1969	47	14	6	12,8
Berlin [42]	1970/76	129		9	7,0
Basel [33]	1974	27		6	22,2
Berlin [31a]	1977/78	129	25	9	7,1
Cleveland [23]	1980	36		1	2,8

2) Die CPR muß innerhalb kürzester Zeit beginnen können, *bevor* der klinische Tod in den biologischen Tod übergeht.

Während im präklinischen Bereich bei allen Patienten, die klinisch tot angetroffen werden und keine sicheren Zeichen des biologischen Todes aufweisen, ein Reanimationsversuch indiziert sein kann, ist bei Patienten im Krankenhaus die Grunderkrankung und ihre Prognose ebenso bekannt wie die Ursache des Kreislaufstillstandes und in der Regel auch dessen Dauer. Damit lassen sich die Reanimationschancen besser abwägen und die Indikation für die CPR leichter beurteilen.

So wird man Patienten im Finalstadium eines chronischen Leidens oder mit einer fortgeschrittenen, metastasierenden neoplastischen Erkrankung von einer

CPR ausschließen dürfen. Die Indikationsabwägung zur Wiederbelebung schließt auch den Respekt vor dem natürlichen Ende des Lebens ein. Ziel einer CPR ist nämlich nicht nur das Wiedereinsetzen der kardialen und zerebralen Funktionen des Patienten, sondern auch die Sicherstellung seiner Lebensqualitäten, seines körperlichen und psychischen Wohlbefindens und seiner sozialen Integration.

Was muß im Krankenhaus zur CPR notfallmäßig verfügbar sein?

Wenn bei einem plötzlichen Funktionsausfall des Herzens, der zudem meist unerwartet eintritt, eine CPR indiziert ist, so muß diese unverzüglich begonnen werden.

Dies setzt ein Management voraus, welches geplant, vorbereitet und eingeübt sein muß. Hierzu gehört es auch, die im Notfall erforderliche Ausrüstung ständig komplett, funktionsbereit und sofort verfügbar zu halten.

Während im Operationssaal und auf der Intensivstation alle Geräte bereitstehen, muß insbesondere auf Allgemeinstationen Vorsorge getroffen werden. Dabei braucht man eine im Notfall ausreichende Ausstattung, sollte sich aber auf ein Minimum beschränken, um die Überschaubarkeit, Pflege, Wartung und Handhabung durch verschiedene, unterschiedlich versierte Anwender nicht zu gefährden. Innerhalb einer Klinik soll diese Grundausstattung auf allen Stationen bzw. Funktionsbereichen einheitlich sein, damit jedermann zu jeder Zeit an jedem Platz alles Notwendige rasch finden kann.

Nach unserer Erfahrung ist folgende Ausstattung für ein Reanimationsdepot ausreichend:

Notfallausrüstung im Krankenhaus

Geräte	EKG | Defibrillator,
	Absauggerät mit Absaugkatheter,
	Beatmungsbeutel mit Masken,
	Laryngoskop (Spatel 3 und 4),
	Guedel-Tuben 2–4 mit Band,
	Magill-Zange.
Venenverweil-	2mal Vasofix $\varnothing$ 1,2 mm,
kanülen und	2mal Vasofix $\varnothing$ 1,7 mm,
Zentralvenenkatheter	2mal ZVK V. jugularis interna,
(ZVK):	2mal ZVK V. subclavia.
Spritzen:	5mal 2 ml,
	5mal 10 ml,
	3mal 1 Infusionsbesteck,
	2mal 1 Magensonde 16 Charr.
Medikamente:	5mal Atropin 0,5 mg,
	5mal Valium 10 mg,
	5mal Adrenalin-Fertigspritze 1:10 000,

| | 5mal Xylocain 2%,
1mal Xylocain 20%,
3mal Fortecortin 100 mg,
2mal Hypnomidate 20 mg,
4mal NaCl 0,9% 10 ml. |
| Infusionen: | 500 ml Ringerlaktat,
200 ml HÄS,
250 ml NaHCO$_3$ 8,4%. |

Die instrumentellen und mediamentösen Voraussetzungen sind allerdings wertlos ohne die personellen Möglichkeiten ihres Einsatzes. Ärzte und Pflegepersonal müssen sich mit den Methoden und Geräten der CPR vertraut machen können und deren Anwendung trainieren.

Ahnefeld hatte ja nicht unrecht und hat wahrscheinlich auch heute noch recht, wenn er vor Jahren feststellte, daß lediglich 20% aller Ärzte die Methoden der Herz-Lungen-Wiederbelebung beherrschten. Dies gilt im Prinzip auch für Krankenhausärzte.

Gibt es für die Zukunft eine Weiterentwicklung der CPR?

Die immer noch unbefriedigenden Gesamtergebnisse der CPR werfen die Frage nach zukünftigen Entwicklungskonzepten auf. Es geht sowohl um das Management mit dem Ziel einer weiteren Verkürzung des therapiefreien Intervalls als auch um die Verbesserung der technischen Durchführung der CPR. Die Vorteile der vor fast 30 Jahren wiederentdeckten externen Herzmassage liegen in der einfachen Ausführbarkeit ohne Hilfsmittel und in ihrer leichten Erlernbarkeit, so daß auch Laien darin ausgebildet werden können. Die Breitenausbildung von Laien auf der einen Seite, die neueren Empfehlungen der American Heart Association von 1986 zur Durchführung einer CPR auf der anderen, sind wichtige Schritte zur Verbesserung der Wiederbelebungsmaßnahmen.

Zumindest bei einer CPR im Krankenhaus sollten wir die offene Herzmassage nach Notfallthorakotomie wieder mehr in unsere Therapieplanung einbeziehen. Bezüglich der Ergebnisse, der zerebralen Perfusion und des koronaren Perfusionsdrucks ist die offene Herzmassage allen anderen Wiederbelebungsmaßnahmen klar überlegen, wie neuere tierexperimentelle Untersuchungen gezeigt haben [3, 34]. Und in eigenen Nachuntersuchungen konnten wir bereits vor Jahren zeigen, daß es selbst bei präklinischer CPR nach direkter bimanueller Massage des Herzens viel häufiger zum Wiedereinsetzen der Herzaktionen kommt [15, 22]. Vielleicht kann dies für eine noch zu definierende Patientengruppe von Vorteil sein. Deshalb müssen wir auch über die Erweiterung der externen durch die interne Herzmassage nachdenken. Jedenfalls darf der Fortschritt von einst nicht zum Hemmschuh für Morgen werden.

Literatur

1. Adgey AA, Scott ME, Allen JD et al. (1969) Management of ventricular fibrillation outside hospital. Lancet I: 1169–1171
2. Amey BD, Harrison EE, Straub EJ (1976) Sudden cardiac death. A retrospective and prospective study. Jacep 5: 429–433
3. Arai T, Dote K, Tsukahara J et al. (1984) Cerebral blood-flow during conventional, new and open-chest cardiopulmonary resuscitation in dogs. Resuscitation 12: 147
4. Askanas Z, Askanas A, Kraska T, Sadowski Z, Stopczyk M (1968) Intensivpflege und Reanimation. Z Gesamte Inn Med 6: 40–44
5. Bandelow JT (1978) Ergebnisse der Reanimation im Rahmen des NAW-Einsatzes am Allgemeinen Krankenhaus Hamburg-Harburg (1974–1977). Inaug.–Dissertation, Hamburg
6. Behrens S, Zschegge C, Jocobitz K, Stark R (1976) Datenanalyse von Rettungseinsätzen im Notarztwagen. Notfallmedizin 12: 750–756
7. Blauhut B (1980) »Was bringt der Notarztwagen?« Medical Tribune, Kongreßbericht. 16. Zentraleuropäischer Anaesthesiekongreß 22.07.1980
8. Burkhardt F, Dunant JH (1968) Kreislauffunktion nach Wiederbelebung durch offene Herzmassage. Dtsch Med Wochenschr 11: 475–479
9. Dähler C, Thierstein E, Schweizer W (1973) Beitrag zur Senkung der Frühletalität des Myokardinfarktes in Basel. Schweiz Med Wochenschr 103: 1629–1634
10. Dörr R, Effert S, Bethge et al. (1982) Therapie akuter Kreislaufstillstände. Dtsch Med Wochenschr 43: 1622–1627
11. Dorbath W (1978) Probleme und Ergebnisse der Reanimation auf einer internistischen Intensivstation. Therapiewoche 28: 9710–9714
12. Eisenberg MS, Bergner L, Hallstrom A (1979) Cardiac resuscitation in the community. JAMA 18: 1905–1907
13. Eisenberg MS, Halstrom A, Bergner L (1982) Long-term survival after out-of-hospital cardiac arrest. N Engl J Med 22: 1340–1343
14. Engelhardt GH, Zapf C (1983) Ergebnisse von 1214 kardiopulmonalen Reanimationen am Notfallort. In: Engelhardt GH (Hrsg) Praktische Notfallmedizin 1. De Gruyter, Berlin New York
15. Engelhardt GH, Hernandez-Richter HJ, Geipel A (1969) Erfahrungen über extra- und intrathorakale Herzmassage am Unfallort. Hefte Unfallheilkd 91: 229–234
16. Frey R, Jude J, Safar P (1962) Die äußere Herzwiederbelebung. Dtsch Med Wochenschr 17: 857–863
17. Füsgen I, Summa JD (1976) Reanimation im Alter. Inn Med 3: 95–101
18. Gillmann H (1970) Probleme der Wiederbelebung. Dtsch Med Wochenschr 9: 437–441
19. Gillmann H, Cremonese B (1976) Der Einfluß des Notarztwagens auf die Sofortversorgung kardialer Notfälle. Dtsch Med Wochenschr 101: 318–320
20. Grote B, Richter JA, Meissner H (1978) Therapie des Herzstillstandes: die kardiopulmonale Reanimation. Herz 3: 80–86
21. Helwing HP, Hochrein H (1975) Konzept, Erfahrung und Ergebnisse des ersten West-Berliner Notarztwagens als mobile Intensivstation. Notfallmedizin 1: 53–59
22. Hernandez-Richter HF, Engelhardt GH (1969) Überlebensaussichten bei interner und externer Herzmassage am Unfallort. Münch Med Wochenschr 7: 373–375
23. Hershey CO, Fischer L (1982) Why outcome of cardiopulmonary resuscitation in general wards is poor. Lancet 1: 31–34
24. Herzog W (1969) Modell einer Mittelstadt zur chirurgischen Erstversorgung am Unfallort. Langenbeck Arch Chir 326: 268–271
25. Hirsch WD (1983) Die Problematik der außerklinischen Reanimation durch Notarzt. Notarzt 4: 2–14
26. Kapfhammer V, Dege G, Ehrlicher H, Gauer M (1974) Jahresbericht über den Einsatz des Notarztwagens Kaiserslautern. Münch Med Wochenschr 116: 2205–2208
27. Kunz T (1972) Die Effektivität des Frankfurter Notarztwagensystems. Hess Ärztebl 5: 495–504

28. Lehmann HU, Woy C, Everling F, Hochrein H (1981) Präklinische Notfallversorgung am Beispiel der Berliner Notarztwagensystems. Notfallmedizin 2: 20–27
29. Linder U, Schweizer W (1976) Mobile Überwachungsstation Basel. Schweiz Med Wochenschr 106: 1542–1544
30. Miczoch J, Laimer H (1980) Herzalarm in einem Großkrankenhaus. Notfallmedizin 6: 1002–1008
31. Myerburg RJ, Kessler KM, Zaman L, Conde CA, Castellanos A (1982) Survivors of prehospital cardiac arrest. JAMA 12: 1485–1490
31.a) Nötgens A, Thimme W (1980) Ergebnisse des Berliner Notarztwagenssytems. Intensivmedizin 17: 203–209
32. Rath HF, Schmidt G, Rath H, Bauer H (1980) Einsatzindikationen des Notarztwagens Mitte der Chirurgischen Poliklinik der Universität und der Berufsfeuerwehr München. Therapiewoche 30: 3566–3574
33. Ritz R (1974) Verlauf bei 100 Patienten nach hämodynamisch erfolgreicher Wiederbelebung. Schweiz Med Wochenschr 50: 1861–1864
34. Sanders AB, Kern KB, Ewy GA et al. (1984) Improved resuscitation from cardiac arrest with open-chest-massage. Ann Emerg Med 13: 672
35. Schäfer J (1978) Einsatzanalyse des Notarztwagens in Erlangen. Inaug.-Dissertation, Erlangen-Nürnberg
36. Schmidt M (1976) Erfahrungen mit dem Notarztwagen. Dtsch Ärztebl 6: 352–357
37. Schuster HP, Baum P, Schölmerich P (1969) Intensivtherapie und Prognose des akuten Kreislaufstillstandes. Klin Wochenschr 1: 4–16
38. Sefrin P, Rupp J (1979) Reanimation im Notarztwagen. Münch Med Wochenschr 47: 1575–1578
39. Smith HJ, Anthonisen NR (1965) Results of cardiac resuscitation in 254 patients. Lancet 2: 1027–1029
40. Steinbrunn W, Baumann PC, Berchthold H (1973) Erste Erfahrungen beim einjährigen Versuchsbetrieb mit einer mobilen Intensivstation in Zürich. Schweiz Med Wochenschr 103: 1804–1805
41. Stoekel H (1969) Ergebnisse kardiozirkulatorischer Wiederbelebung. Z Prakt Anaesth 4: 189–200
42. Thimme W, Schäfer HJ, Tönnemann U (1977) Ergebnisse der Reanimation. Intensivmedizin 14: 398–403
43. Thimme W, Geerken S, Nötgens A, Schäfer JH, Tönnemann U (1979) Wiederbelebung nach akutem Myokardinfarkt. Intensivmedizin 16: 16–22
44. Thompson RG, Hallstrom AP, Cobb LA (1979) Bystander-initiated cardiopulmonry resuscitation in the management of ventricular fibrillation. Ann Intern Med 90: 737–740
45. Uebele T (1979) Computeranalyse von 2096 Notarzteinsätzen. Inaug.-Dissertation, Würzburg
46. Vollmar A (1980) Reanimationsergebnisse NAW Aachen. Vortrag Medical Tribune, Kongreßbericht. 16. Zentraleuropäischer Anaesthesiekongreß 3: 54
47. Wollinsky KH, Schäffer J, Mehrkens HH, Dick W (1982) Reanimationsergebnisse – Präzisierung und Bewertung nach einem standartisierten Schema. Notfallmedizin 6: 611–620

Ärztlicher Notdienst

H. Linde

Nachdem über technische Durchführung, Pharmakotherapie und Elektrotherapie sowie über Erfolge und Mißerfolge der Reanimation gesprochen wurde, dient die jetzige Reihe von Beiträgen der Darstellung der kardiopulmonalen Reanimation aus der Sicht der verschiedenen Rettungsbereiche.

Sowohl Notarztwagen und Rettungshubschrauber als auch der Krankenhausbereich verfügen über eigens ausgebildete Notärzte, während es im folgenden um die erste ärztliche Hilfe am Notfallort durch nicht im Fach der Notfallmedizin aus- oder fortgebildete Ärzte geht.

(Der Ausdruck Arzt steht gleichbedeutend mit dem Ausdruck Ärztin und wird nur der Einfachheit halber so verwendet).

Bereits hier kommt es zu Definitionsschwierigkeiten, die es abzuklären gilt:

Begriffe wie „Leitender Notarzt", „Notarzt", „Blaulichtarzt" sowie die Begriffe „Arzt im Rettungsdienst" und „Rettungsarzt" stehen für einen besonders fachlich qualifizierten Arzt auf dem Gebiete des Rettungsdienstes.

Leitender Notarzt	
Notarzt	Notarzt
Blaulichtarzt	mit „Fachkundenausweis Rettungsdienst"
Arzt im Rettungsdienst	Notarztdienst
Rettungsarzt	

Die Bundesärztekammer hat 1983 den Beschluß gefaßt, den Ärztekammern zu empfehlen, ab 01.01.1984 einen „Fachkundenachweis Rettungsdienst" für diejenigen Ärzte einzuführen, die mit Personal und Fahrzeugen des Rettungsdienstes Notfallpatienten medizinische Hilfe leisten. Die Deutsche interdisziplinäre Vereinigung für Intensivmedizin (DIVI) hat entsprechend den fachlichen Rahmen hinsichtlich der Ausbildungsinhalte für den Fachkundenachweis abgesteckt.

An die Erteilung dieses Fachkundenachweises sind Bedingungen geknüpft, die der Vollständigkeit halber hier nur kurz aufgezählt werden. Es sind dies: mindestens eine 1jährige klinische Tätigkeit in der Intensivtherapie vitalbedrohter Zustände sowie der Aufrechterhaltung und Wiederherstellung bedrohter Vitalfunktionen mit den spezifischen Methoden der Notfallmedizin.

Weiterhin wird der Nachweis über die Teilnahme an interdisziplinären Kursen über allgemeine und spezielle Notfallbehandlung, aber auch der Einsatz auf Rettungsfahrzeugen im Sinne eines Praktikums gefordert. Je nach Ärztekammer liegen die Ausbildungsstunden für den „Fachkundenachweis Rettungsdienst" zwischen 42 und 80 h. Ärzte ohne Fachkundenachweis dürfen den Dienst nicht mehr durchführen.

Der Dienst, den diese sog. Ärzte unter dem Sammelbegriff Notärzte durchführen, wird als Notarztdienst bezeichnet.

Diese Vorausbemerkungen erscheinen notwendig, um die Begriffsbestimmung anderer ärztlicher Helfer am Notfallort zu definieren.

Entsprechend einer DIN-Festlegung ist der ärztliche Not- und Bereitschaftsdienst ein von ärztlichen Körperschaften einzurichtender Dienst zur ambulanten ärztlichen Betreuung Erkrankter, Verletzter oder sonstiger Hilfsbedürftiger außerhalb der ortsüblichen Sprechstunde. Dieser Not- und Bereitschaftsdienst ist nicht Teil des Rettungsdienstes (DIN 1305: Begriffe im Rettungswesen).

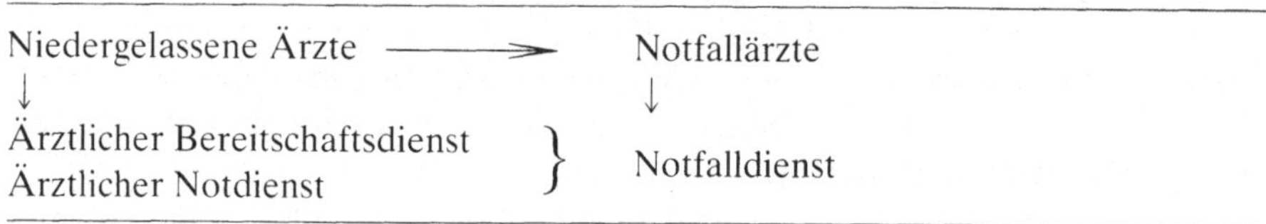

An diesem ärztlichen Notfalldienst teilzunehmen, ist jeder niedergelassene Arzt, unabhängig von seiner Fachrichtung, gemäß § 20 der Berufsordnung der Deutschen Ärzte verpflichtet.

Es gibt bestimmte Befreiungsmöglichkeiten von der Teilnahme am ärztlichen Notfalldienst, z. B. dann, wenn der niedergelassene Arzt mit entsprechendem „Fachkundenachweis Rettungsdienst" am klinischen Bereitschaftsdienst mit Notfallversorgung teilnimmt, also entsprechend unserer ersten Definition als Notarzt eingeteilt ist oder auch aus Krankheitsgründen. Wesentlich erscheint mir aber die Feststellung, die im § 20 der Berufsordnung für Deutsche Ärzte niedergelegt ist, daß der Arzt sich auch für den Notfalldienst fortzubilden hat! Er muß sich also über sein eigentliches Fachgebiet hinaus mit lebensrettenden Maßnahmen für Notfallpatienten befassen.

Neben dieser Gruppe der niedergelassenen Ärzte gibt es aber eine ganze Anzahl von Ärztinnen und Ärzten, die unbeschadet einer Nichtniederlassung als Kassenarzt verpflichtet sind, in Notfällen zu helfen. Dies ergibt sich ebenfalls aus der Berufsordnung für Deutsche Ärzte. Hier heißt es: „Die Aufgabe des Arztes ist es, das Leben zu erhalten, die Gesundheit zu schützen und wiederherzustellen sowie Leiden zu lindern."

Diese Feststellung trifft für jeden Arzt, nicht nur für den niedergelassenen Arzt zu und umfaßt die Gruppe von Ärzten des öffentlichen Gesundheitsdienstes, der Polizei, der Bundeswehr und des Bundesgrenzschutzes sowie solche im betriebsärztlichen Dienst und in wissenschaftlichen Institutionen.

Ärzte im öffentlichen Gesundheitsdienst
Ärzte im Polizeidienst
Ärzte in der Bundeswehr
Ärzte im Bundesgrenzschutz
Ärzte im betriebsärztlichen Dienst
Ärzte in wissenschaftlichen Institutionen
→ *Erste ärztliche Hilfe bei Notfallpatienten*

Namhafte Notfallmediziner sagen, daß nur 20% aller Ärzte in der Lage seien, bei Notfallpatienten eine akute Lebensgefahr abzuwenden. Meines Erachtens ist diese Zahl deutlich höher anzusetzen, weil gerade in den letzten Jahren die Fortbildung auf den Gebieten der Notfallbehandlungen als auch auf medizinischen Kongressen zugenommen hat.

Dennoch bleibt eine Grauzone von nicht in notfallmedizinischen Maßnahmen fortgebildeten Ärzten übrig. die es zu verringern gilt.

Jeder Arzt sollte im Rahmen der hier angesprochenen kardiopulmonalen Wiederbelebung folgende Maßnahmen beherrschen:

▷ Erkennen von Leitsymptomen, die auf einen lebensbedrohlichen Zustand hinweisen (Basis-Check am Notfallort).

▷ Anordnung der richtigen Reihenfolge der Hilfsmaßnahmen an der Notfallstelle.

▷ Bei mehreren Patienten Sichtung nach Behandlungs- und Transportpriorität.

▷ Spezielle ärztliche Hilfsmaßnahmen bei
    Ateminsuffizienz,
    Atemstillstand,
    Kreislaufinsuffizienz (Schock),
    Kreislaufstillstand.

▷ Spezielle ärztliche Hilfsmaßnahmen durch
    Lagerung
    Atemspende, Beatmung mit einfachen Hilfsmitteln,
    Freimachen und Freihalten der Atemwege,
    Entlastung eines Spannungspneumothorax,
    Infusionstherapie,
    Schmerzbekämpfung,
    Herzdruckmassage in Kombination mit Atemspende,
    elektrische Defibrillation,
    medikamentöse Reanimation (Sauerstoff, Adrenalin, Natriumkarbonat).

▷ Überwachen der technischen Rettung (hinsichtlich Vermeidung von Folgeschäden).

▷ Transportanordnung und -überwachung.

▷ Auswahl einer geeigneten Klinik zur Weiterbehandlung.

Erwähnt sei eine Broschüre, die die Bundesärztekammer mit dem Titel *Erste ärztliche Hilfe bei Notfallpatienten* 1989 herausgegeben hat [1]. Dabei handelt es sich um eine didaktisch klar dargestellte Überarbeitung vorhandener Ausbildungsunterlagen, die speziell für den nicht täglich mit Notfällen konfrontierten Arzt zusammengestellt wurde. Über das hinaus, was ein Laie oder Sanitäter am Notfallort tun kann, sind ärztliche einfache Maßnahmen zur Diagnose und Therapie von Notfallpatienten mit dem Schwerpunkt der kardiopulmonalen Reanimation zusammengestellt. Während Erste Hilfe i. allg. ohne Hilfsmittel zu leisten ist, wird eine geringe Zusatzausstattung dem Arzt zur ersten *ärztlichen* Hilfe am Notfallort empfohlen.

Es ist in diesem Zusammenhang auch auf weitergehende Literatur hinzuweisen, die sich mit der „Notfalltherapie im Rettungsdienst" [2] oder mit „Notfallmedizin nach Leitsymptomen und der Erstversorgung und Reanimation von traumatischen und nichttraumatischen Notfällen im Rettungsdienst" [3] befaßt.

Für die jüngeren Kollegen mag eine Fortbildung in Notfallmedizin keine größeren Probleme aufwerfen, nachdem die Ausbildungsvorschriften für Medizinstudenten nunmehr endlich eine entsprechende Thematik beinhalten.

Schon vor der Meldung zur ärztlichen Vorprüfung hat der Student eine Ausbildung in Erster Hilfe zu erwerben. Nach dem Ausbildungsrichtlinien der Hilfsorganisationen umfaßt eine solche Erste-Hilfe-Ausbildung auch die Herz-Lungen-Wiederbelebung.

Bei der Meldung zum 1. Abschnitt der Ärztlichen Prüfung hat der Student praktische Übungen für akute Notfälle und erste ärztliche Hilfe nachzuweisen.

Nach § 26 der Ärztlichen Approbations-Ordnung ist die „Symptomatologie und erste Versorgung der akut lebensbedrohenden Zustände" ein Bestandteil des Prüfungsstoffes.

Zum Prüfungsstoff für den schriftlichen Teil der Prüfungen 2. Abschnitt gehören Fragen aus dem Gebiet der Kinderheilkunde (speziell der Vergiftungen), Unfallkunde im Fach Chirurgie, Schock und Verletzungen, in den Fächern Urologie, Frauenheilkunde, Augen- und HNO-Heilkunde sowie die Behandlung spezieller Notfälle in der Kieferchirurgie und der Neurologie. Der junge Mediziner wird also in Zukunft besser gerüstet an die Fortbildung in Notfallmedizin herangehen und damit auf seine Tätigkeit für den Notfalldienst vorbereitet sein.

In vorbildlicher Weise hat das Verteidigungsministerium für seine längerdienenden Sanitätsoffiziere Ausbildungsrichtlinien erlassen, die eine Notfallausbildung unmittelbar nach der militärischen Einweisungen, aber vor dem Einsatz als Truppenarzt vorsieht. In einem 14tägigen Lehrgang in Theorie und als Klinikpraktikum werden die Grundsätze der Notfallmedizin sowie Sichtungs- und Behandlungsgrundsätze gelehrt. Als aufbauende Lehrgänge werden ab kommendem Jahr folgende Lehrinhalte vermittelt:

- Rettung lebensbedrohlich traumatisierter Unfallpatienten für Fortgeschrittene;
- Rettung von Herzpatienten für Fortgeschrittene;
- Leitender Notarzt (in Verbindung mit zunächst der Bayerischen Landesärztekammer).

Wenngleich für die Ärztekammern ein Auftrag zur Fortbildung ihrer Mitglieder besteht, jeder Arzt wiederum zur Fortbildung verpflichtet ist – wie übrigens in keinem anderen Beruf –, so muß man doch wohl nach Wegen suchen, um die Fortbildung der Ärzteschaft in notfallmedizinischen Maßnahmen noch zu intensivieren. Es geht dabei nicht nur um die einmalige Fortbildung, sondern auch zumindest im praktischen Teil um regelmäßige Wiederholungen und um die Vermittlung neuester Erkenntnisse im theoretisch-medizinischen Bereich.

Die Hilfsorganisationen bieten gerne ihre Kapazitäten den Ärztekammern an, bei den praktischen Übungen mit Personal und Übungsgerät unterstützend tätig zu sein.

Literatur

1. Bundesärztekammer (1989) Erste Ärztliche Hilfe bei Notfallpatienten. Deutscher Ärzteverlag, Köln
2. Sefrin P (1988) Notfalltherapie im Rettungsdienst. Urban & Schwarzenberg, München
3. Orbach H, Hax PM (1988) Erstversorgung am Unfallort, 9. Aufl Thieme, Stuttgart

Aufgaben und Funktion der Leitstelle für den Rettungsdienst, Brand- und Katastrophenschutz

S. Crain

Einleitung

Sicherheit gehört zu den elementaren Bedürfnissen des Menschen. Die Technisierung unseres Lebensraumes hat uns unbestritten viele Erleichterungen und Annehmlichkeiten in der täglichen Arbeit und der Freizeit gebracht. Zu der angerissenen Entwicklung gehört aber auch, daß man keine individuelle Vorkehr gegen eine Reihe von außergewöhnlichen und – so hofft man – seltenen Ereignissen mehr trifft. Im Fall des Falles erwartet man Hilfe von außen.

Zur Infrastruktur der organisierten Hilfe für den Bereich Unfall, Rettungsdienst, dringende medizinische Hilfe und Krankentransport gehört die „Leitstelle" als entscheidende Drehscheibe. Die – soweit mir bekannt – in allen Bundesländern gültige Kurzbezeichnung für diese Einrichtung, die im Titel des Beitrages mit der Formulierung aus dem nordrhein-westfälischen Gesetzestext angegeben wurde, heißt Rettungsleitstelle.

Gesetzliche Grundlagen

Die Gesetzgebung für den Rettungsdienst und die Feuerwehr ist in der Bundesrepublik Deutschland Ländersache. Die Bundesländer – z. Z. noch mit einigen Ausnahmen – haben Notfallrettung und Krankentransport (Rettungsdienst), ebenso wie Feuerschutz, als *öffentliche Aufgabe der Daseinsvorsorge* durch den Erlaß von Rettungsdienstgesetzen und Feuerwehrgesetzen geregelt. In Nordrhein-Westfalen sind dies das

- *Gesetz über den Rettungsdienst (RettG)* vom 26.11.1974 und das
- *Gesetz über den Feuerschutz und die Hilfeleistung bei Unglücksfällen und öffentlichen Notständen (FSHG)* vom 25.02.1975.

In beiden Gesetzen werden zunächst die Aufgaben und die Zuständigkeit definiert:

RettG § 1

(1) Aufgabe des Rettungsdienstes ist es, bei Notfallpatienten lebensrettende Maßnahmen am Notfallort durchzuführen und die Transportfähigkeit herzustellen sowie diese Pesonen unter Aufrechterhaltung der Transportfähigkeit und Vermeidung weiterer Schäden in ein geeignetes Krankenhaus zu bringen. Notfallpatienten sind Personen, die sich infolge von Verletzung, Krank-

heit oder sonstigen Umständen entweder in Lebensgefahr befinden oder deren Gesundheitszu-
stand in kurzer Zeit eine wesentliche Verschlechterung besorgen läßt, sofern nicht unverzüglich
medizinische Hilfe eingreift.
(2)Weiterhin ist es Aufgabe des Rettungsdienstes, kranke, verletzte oder sonst hilfsbedürftige
Personen, die keine Notfallpatienten sind, unter sachgerechter Hilfe zu befördern.
(3)Notfallpatienten haben Vorrang.

RettG § 2
(1) Träger des Rettungsdienstes sind die Kreise und kreisfreien Städte.
(2) ...

FSHG § 1
(1) Zur Bekämpfung von Schadenfeuer sowie zur Hilfeleistung bei Unglücksfällen und solchen
öffentlichen Notständen, die durch Naturereignisse, Explosionen oder ähnliche Vorkommnisse
verursacht werden, unterhalten die Gemeinden den örtlichen Verhältnissen entsprechende lei-
stungsfähige Feuerwehren.
(2) ...

Beide Gesetze fordern schließlich unabhängig voneinander die Einrichtung einer
Leitstelle zur Koordination der jeweiligen Aufgabe.

RettG § 6
(1) Die Leitstelle lenkt alle Einsätze des Rettungsdienstes. Sie muß ständig besetzt und erreichbar
sein. Sie arbeitet mit den Krankenhäusern, den Einrichtungen der ärztlichen Selbstverwaltungs-
körperschaften für den Bereitschaftsdienst (Arztnotrufzentralen) sowie der Polizei, den Einrichtungen der Feuerwehren und dem Katastrophenschutz zusammen.
(2) ...
(3) Die Leitstelle hat einen Zentralen Krankenbettnachweis zu führen. ...
(4) ...

FSHG § 20
Kreisfreie Städte und Kreise unterhalten eine ständig besetzte Leitstelle, der alle Einsätze
öffentlicher Feuerwehren zu melden sind und über die im Bedarfsfall Einsätze gelenkt werden. ...

Im Lande Nordrhein-Westfalen haben die Träger des Rettungsdienstes überwiegend die Durchführung dieser Aufgaben an die Feuerwehren übertragen. Die
Hilfsorganisationen wirken in der Regel mit. Vor diesem Hintergrund hat es sich
ergeben, daß die beiden Leitstellen für Rettungsdienst und Feuerwehr räumlich
und organisatorisch zusammengefaßt werden können. Auch die Leitstelle für den
Katastrophenschutz, die hier nur am Rande erwähnt werden soll, wird mit ein-
bezogen. Es gibt also je Kreis oder kreisfreier Stadt genau eine Leitstelle für den
Rettungsdienst, Brand- und Katastrophenschutz.
   Für den hilfesuchenden Bürger ist dies ein eminenter Vorteil. Er hat nur einen
Ansprechpartner. Er braucht sich auch nur eine Rufnummer zu merken. Dies
mag für eine unbedeutende Nebensache gehalten werden. Die Erfahrung aus der
Praxis zeigt aber, daß hier grundsätzliche Probleme liegen, die die Effizienz des
Rettungsdienstes wesentlich beeinflussen. Häufig rufen Bürger den Feuerwehrruf
112 an, die eigentlich den Notruf 110 der Polizei oder auch die Auskunft (1188)
erreichen wollten.

Die unterschiedlichen Aufgabenbereiche von Rettungsleitstelle und Arztrufzentrale, also der „Leitstelle" für den kassenärztlichen Bereitschaftsdienst, können oft sogar „Insider" nicht richtig beschreiben, von der Telefonnummer dieser Einrichtung ganz zu schweigen. Und wissen Sie die richtigen Telefonnummern jetzt und hier auswendig? Vom Bürger, also unserem Patienten, verlangen wir das.

Nachfolgend sind die entsprechenden Rufnummern unter Berücksichtigung der von der Post inzwischen bundesweit geschaffenen Möglichkeiten aufgeführt. Wenn in einigen Zuständigkeitsbereichen die folgenden bundeseinheitlichen Rufnummern noch nicht eingeführt sind, ergibt sich vielleicht die Möglichkeit – oder die Pflicht – zum Wohl der Patienten aktiv zu werden.

- Notruf (Polizei) 110
- Feuerwehrruf 112
- (Gleichzeitig Rufnummer der Rettungsleitstelle, wenn die Feuerwehr im Rettungsdienst beteiligt ist.)
- Rettungsleitstelle 19 222
- Arztrufzentrale 1 92 92
  (Die Schreibweise der Rufnummern wurde hier so gewählt, daß sich eine leicht zu merkende Sprechweise ergibt.)

Funktion der Leitstelle

Die Funktion der Leitstelle wird am Beispiel der Rettungsleitstelle in einer Großstadt mit Berufsfeuerwehr dargestellt. Duisburg hat etwa 530 000 Einwohner. Die Leitstelle bei der Feuerwehr wickelt in 1 Jahr knapp 45 000 Einsätze ab. Davon sind deutlich über 40 000 Einsätze des Rettungsdienstes einschließlich Krankentransport.

Die Leitstelle ist ein Kommunikationszentrum und ein Führungsinstrument. Sie nimmt Hilfeersuche entgegen, disponiert und beauftragt die Einsatzmittel und überwacht den Einsatzablauf. Für diese Funktionen ist sie mit der notwendigen Führungskompetenz ausgestattet. Sie verliert die Führungskompetenz für den Einsatz erst dann, wenn bei besonderer Einsatzlage ein Einsatzleiter, ggf. mit Stab, seine Aufgaben, insbesondere die Disposition der Einsatzmittel, übernimmt. Dann ist die Leitstelle nur noch Kommunikationszentrum. Die zuletzt genannte Organisationsform tritt insbesondere bei Großschadenereignissen unterhalb der Katastrophenschwelle in Kraft.

Für den Einsatz vor Ort hat die Leitstelle keine Führungskompetenz. Diese liegt beim Einsatzleiter vor Ort. Einsatzleiter ist bei einem einzeln eingesetzten Rettungswagen (RTW) der Fahrzeugführer, bei einem einzeln eingesetzten Notarztwagen (NAW) der Arzt und sonst der Einsatzleiter der Feuerwehr. In medizinischen Fragen wird er sich regelmäßig vom Arzt beraten lassen. Für den Großschadenfall ist in einigen Rettungsdienstbereichen schon die Institution des „Leitenden Notarztes" als Teil der Technischen Einsatzleitung geschaffen worden.

Fernmeldetechnische Ausstattung

Zur Entgegennahme der Hilfeersuchen und Meldungen ist die Leitstelle mit einer Vielzahl von Fernmeldemitteln ausgestattet. Hervorzuheben sind bei den Telefonanlagen der **Feuerwehrruf 112** und ggf. der bundeseinheitliche Telefonanschluß für **Rettungsleitstellen 19 222.** Auf beiden Anschlußtypen können nur Meldungen entgegengenommen werden. Für den abgehenden Fernsprechverkehr ist also mindestens eine weitere Fernsprechanlage erforderlich. Zusätzliche Direktleitungen zwischen Leitstelle der Polizei und Feuerwehr/Rettungsdienst sowie auch der Arztrufzentrale und der Leitstelle der Verkehrsbetriebe ist m. E. unentbehrlich. Auch ein Schreibtelefon, auf dem gehörlose Mitbürger ihre Notrufmeldung abgeben können, gehört heute zum Ausstattungsstandard für eine Rettungsleitstelle.

Selbstverständlich steht die Leitstelle in Funkkontakt zu allen ihr unterstellten oder von ihr eingesetzten Einsatzmitteln. Dazu wird ein Kanal im Funknetz der Behörden und Organisationen mit Sicherheitsaufgaben (BOS) benutzt. Wegen des hier zulässigen Relaisstellenbetriebes ist der Funkverkehr nicht mit dem auf Betriebsfunkanlagen, einschließlich des Kassenärztlichen Bereitschaftsdienstes, zu vergleichen. Alle Teilnehmer am BOS-Funkverkehr können sich bei einer sachlichen Notwendigkeit auch organisationsübergreifend mit ihren Funkgeräten erreichen.

Leitstellen verfügen in der Regel auch über Telex- und Telefaxanschluß sowie Sonderfernsprechanlagen, z. B. zu benachbarten Leitstellen oder Krankenhäusern.

Notrufgespräche und der Funkverkehr werden üblicherweise auf Tonband aufgenommen. Dazu stehen Tonbanddokumentationsanlagen zur Verfügung, auf denen 24h/Tag kombiniert mit der Uhrzeit aufgezeichnet wird, wie dies auch auf Flughäfen üblich ist.

Einsatzablauf

Meldungen über ein eingetretenes Notfallereignis erreichen die Leitstellen in der überwiegenden Zahl der Fälle über Telefon. Der eingehende Notruf ist also abzufragen, um alle für die Disposition notwendigen Informationen zu gewinnen (Einsatzort, Lage, Meldender). Dies erfordert qualifiziertes Personal, also Rettungssanitäter. Dazu gehört auch eine gewisse Erfahrung, denn Weglassen der einsatzentscheidenden Details (eingeklemmte Person) kommen ebenso vor wie panische Übertreibungen, wenn Laien unter Streß die Meldung abgeben.

Anhand der Meldung ist nun die Einsatzmitteldisposition vorzunehmen. Das oder die dem Einsatzort *am nächsten stehenden, den einsatztaktischen Vorgaben entsprechenden und verfügbaren Einsatzmittel sind zu finden.*

Die *Termini technici* heißen *örtliche und sachliche Zuständigkeit.* Bei dieser Aufgabe werden die Einsatzbearbeiter heute, zumindest in den größeren Leitstellen, durch Computer (Einsatzleitrechner) unterstützt.

Der Einsatzleitrechner (ELR) enthält dazu zunächst eine Ortsdatenbank für den Zuständigkeitsbereich der Leitstelle. Anhand derer kennt er Straßen und Hausnummern, Autobahnen, Gewässer, Objekte oder markante Punkte, mit denen sich ein Einsatzort beschreiben läßt. Aufkommende Unklarheiten, gleichlautende Straßennamen usw., werden angezeigt und können im Dialog mit dem Meldenden ausgeräumt werden. Zu einem eindeutigen Einsatzort kann der ELR den Einsatzkräften Auskünfte über die Erreichbarkeit (Anfahrt) und denkbare Gefahren in der Umgebung geben.

Daneben kennt der ELR die örtliche Zuständigkeit und den in dieser Minute aktuellen Verfügbarkeitszustand aller in seinem Einsatzbereich vorhandenen Einsatzmittel.

Einsatzmittel von Rettungsleitstellen sind:

- Rettungshubschrauber   (RTH),
- Notarztwagen   (NAW),
- Notarzteinsatzfahrzeuge   (NEF),
- Rettungswagen   (RTW),
- Krankentransportwagen   (KTW),

und bei kombinierten Leitstellen auch

- Löschfahrzeuge   (LF),
- Drehleitern   (DL),
- Rüstwagen   (RW),
- weitere Fahrzeuge für die technische Hilfeleistung,
- Boote.

Der Verfügbarkeitszustand (Status), also z. B.

- einsatzbereit auf der Wache,
- auf der Fahrt zum Einsatzort,
- am Einsatzort/Patient im Fahrzeug,
- im Krankenhaus angekommen,
- nach Einsatzende wieder einsatzbereit,
- außer Dienst usw.

wird von den Besatzungen *in den Fahrzeugen* durch Druck auf eine entsprechende Taste markiert und durch ein Funktelegramm in den ELR übertragen.

In logischer Schlußfolgerung aus Einsatzort, **Alarm- und Ausrückeordnung** und aktueller Verfügbarkeit der Einsatzmittel kann der ELR dem Einsatzbearbeiter in der Leitstelle für jeden Einsatz einen den Vorgaben entsprechenden Einsatzvorschlag machen. Dieser kann ihn modifizieren oder sofort akzeptieren und die Alarmierung der ausgewählten Einsatzmittel beginnen. Durch die Rechnerunterstützung läuft der hier über mehrere Minuten beschriebene Vorgang der Einsatzmitteldisposition praktisch parallel zum Notrufgespräch ab.

Am Ende des Notrufgespräches können dem Anrufer Hinweise auf zweckmäßiges Verhalten für den Zeitraum, bis der Rettungsdienst eintrifft, gegeben werden, soweit das gemeldete Ereignis dies zuläßt oder zweckmäßig erscheinen läßt („Telefonreanimation").

Für die jetzt notwendige Alarmierung der Einsatzmittel stehen Funkmeldeempfänger, Lautsprecheranlagen auf den Feuerwachen oder besondere Fernsprechleitungen zu den Rettungswachen zur Verfügung. Besatzungen von Notarztwagen, die sich in Krankenhäusern aufhalten, werden gelegentlich auch über die Rufempfängeranlage des Krankenhauses alarmiert.

Nach der Alarmierung überwacht die Leitstelle den Einsatzablauf. Sie nimmt ggf. eine ergänzende oder berichtigende Lagemeldung von der Einsatzstelle entgegen und alarmiert weitere Einsatzmittel. Die bereits angesprochenen Unzulänglichkeiten der Laienmeldung können im ungünstigsten Fall dazu führen, daß ein unverzichtbares Einsatzmittel erst nach der Erkundung der Einsatzstelle durch die zuerst eintreffende Besatzung und Rückmeldung alarmiert werden kann. Es ergibt sich u. U. die Notwendigkeit zu weitreichenden Kompetenzen der Rettungssanitäter, wenn z. B. ein Notarztwagen nicht gleich alarmiert wurde. Es soll hier jedoch nicht näher darauf eingegangen werden.

Die Leitstelle verständigt, soweit der Einzelfall hierzu eine Notwendigkeit erkennen läßt, nach Aufforderung durch die eingesetzte Besatzung die zur Aufnahme von Patienten vorgesehenen Krankenhäuser. Zuständige Ärzte und Pflegepersonal werden also frühzeitig über das Eintreffen eines Patienten und eine Verdachtsdiagnose informiert und können angemessene Vorbereitungen treffen.

Im Großschadenfall, also bei einer großen Zahl von Verletzten, übernimmt die Leitstelle die sachgerechte **Verteilung der Patienten** auf die in Frage kommenden Krankenhäuser, soweit nicht ein Triagearzt an der Einsatzstelle hier eingreift. Damit bekommt die Rettungsleitstelle im Großschadenfall eine zusätzliche Führungskompetenz.

Voraussetzung für diese Tätigkeit ist natürlich die Kenntnis über alle Krankenhäuser im Zuständigkeitsbereich und der Umgebung sowie deren aktueller Belegungszustand. Zu diesem Zweck führt die Leitstelle ständig einen Bettennachweis. Da sie die Betten nicht selbst „buchen" kann, ist sie auf eine regelmäßige und umfassende Berichterstattung der Krankenhäuser angewiesen.

Für besondere Einsatzlagen sind noch weitere Aufgaben auf die Leitstelle übertragen. Entsprechend den hierfür geltenden Vorschriften (Meldepflicht) berichtet sie vorgesetzten Dienststellen und/oder informiert benachbarte Leitstellen. All diese Vorgänge werden auch dokumentiert.

Auf die weiteren Aufgaben der Leitstelle im Zusammenhang mit einer Einsatzleitung im Großschadenfall oder der Katastrophe kann hier nicht im Detail eingegangen werden. Es gibt dann in der Regel eine Unterstützung des Einsatzleiters in Form eines Stabes. Stabsgliederung der Einsatzleitung existiert auf der Ebene der Technischen Einsatzleitung vor Ort und auf der Ebene des Hauptverwaltungsbeamten, also des Oberkreisdirektors/Landrates/Oberstadtdirektors/Oberbürgermeisters. Die Leitstelle erhält dann Aufgaben aus den Führungsgebieten S1 (Personal) und S4 (Versorgung). Für die Führungsgebiete S2 (Lage) und S3 (Einsatz) ist die Leitstelle dann Kommunikationsinstrument des Stabes.

Durch ihre Dokumentation der Einsätze schafft die Leitstelle schließlich eine der Voraussetzungen für die Gebührenabrechnung bei gebührenpflichtigen Einsätzen. Einsätze im Rettungsdienst und Krankentransport sind regelmäßig gebührenpflichtig. Der Arzt verordnet das von der Krankenkasse zu erstattende Einsatzmittel. Ausschlaggebend für die Verordnung muß die zum Zeitpunkt der Meldung bekanntgewordene Lage sein.

Die Aufzeichnungen der Leitstelle über die Einsatzaktivitäten werden selbstverständlich auch ausgewertet und zu einer Statistik zusammengestellt.

Die Leitstelle für den Rettungsdienst, Brand- und Katastrophenschutz ist also ein vielseitiges Führungs- und Kommunikationsinstrument. Bei ihrer täglichen Arbeit können sowohl Krankenhausmitarbeiter/innen als auch niedergelassene Ärzte/Ärztinnen Nutzen aus dieser Institution ziehen.

Die Aufgaben des Rettungssanitäters

A.C. Bartsch und J. Schüttler

Das Aufgabenfeld und die Kompetenzen des Rettungssanitäters – nach neuester Gesetzgebung des Rettungsassistenten – werden derzeit rege diskutiert: Während mancherorts der Ausbildungsstand der Rettungssanitäter als gerade ausreichend bis definitiv unzureichend beurteilt wird, gibt es andererseits berufspolitische Bestrebungen mit dem Ziel, dem Rettungssanitäter nach entsprechender Ausbildung paramedizinische Kompetenzen nach US-amerikanischem Vorbild einzuräumen. Der folgende Beitrag gibt einen Überblick über die aktuelle Situation in der Bundesrepublik Deutschland am Beispiel der präklinischen kardiopulmonalen Reanimation unter Berücksichtigung juristischer und berufspolitischer Aspekte.

Ablauf der präklinischen kardiopulmonalen Reanimation

Der Ablauf der präklinischen kardiopulmonalen Reanimation (CPR) orientiert sich auch in der Bundesrepublik Deutschland an den „standards and guidelines" der American Heart Association (AHA) aus dem Jahr 1985 [1]. Geringfügige Modifikationen werden diskutiert und teilweise auch praktiziert, so z.B. die komplette Diagnostik vor Beginn der Maßnahmen [3].

Die kardiopulmonale Reanimation ist in mehrere Abschnitte gegliedert: Die Basismaßnahmen („basic life support" [1]) beinhalten die ersten 3 Buchstaben im „ABC" der Reanimation: das Freimachen der Atemwege, die Beatmung, die Herzmassage – jeweils ohne Hilfsmittel oder mit einfachen Mitteln (Guedel-Tubus, Maske, Beatmungsbeutel). Diese Maßnahmen können – und müssen – unverzüglich nach Eintritt des Herz-Kreislauf-Stillstands eingeleitet werden, wenn die Reanimation u.a. im Hinblick auf das neurologische Ergebnis erfolgreich sein soll [9, 10, 44]. Damit ist klar, daß diese Maßnahmen von jedermann, der dazu ausgebildet ist, begonnen werden müssen – das können Laien sein, das können v.a. aber auch die Rettungssanitäter und Feuerwehrmänner sein, die als erste – evtl. vor dem Notarzt – am Notfallort eintreffen.

Diese Basismaßnahmen der CPR müssen – ebenfalls schnellstmöglich – mit den erweiterten Maßnahmen („advanced life support" [1]) fortgeführt werden. Hierzu zählt die endotracheale Intubation zur Sicherung der Atemwege und der Beatmung, das Legen eines i.v.-Zugangs zur medikamentösen Therapie (vordringlich mit Adrenalin), die EKG-Diagnostik und gegebenenfalls die Defibrillation von Kammerflimmern. Diese Maßnahmen sind nach geltender Rechtsauffassung und Praxis in der Bundesrepublik Deutschland in aller Regel (not)ärztliche Tätigkeiten [6, 8, 15, 43]. Die Bundesärzteordnung und das Heilpraktikergesetz behalten Eingriffe in die körperliche Unversehrtheit des Menschen (und Notfallpatienten) dem Arzt vor. Eine klare Gesetzesgrundlage für erweiterte Kompetenzen von Rettungssanitätern gibt es nicht – auch nicht durch das neue Rettungsassistenten-Gesetz.

Die Rolle des Rettungssanitäters

Aufgaben vor Eintreffen des Notarztes

Den beiden Rettungssanitätern fällt – v. a. wenn sie zeitlich vor dem Notarzt eintreffen – zunächst die selbständige Durchführung der Basismaßnahmen der Reanimation zu (s. Übersicht): Sie stellen zunächst die Diagnose durch das schnelle Erheben der einschlägigen Befunde (Bewußtsein, Atmung, Puls, Pupillen, Zyanose) und beginnen dann sofort mit den Basismaßnahmen: Freimachen der Atemwege, Beatmung, Herzmassage. Hierbei bedienen sie sich der Absaugpumpe, des Guedel-Tubus und des Beatmungsbeutels, die sie vernünftigerweise in einer Notfalltasche oder einem Notfallkoffer immer mit zum Patienten nehmen. Die DIN-Norm 75080 für den Rettungstransportwagen (RTW) schreibt das Mitführen dieser transportablen Geräte für Einsätze außerhalb des Fahrzeuges vor.

Maßnahmen der kardiopulmonalen Reanimation mit und ohne Notarzt:

a) Ohne Notarzt
   – Feststellung des Herz-Kreislauf-Stillstandes
   – evtl. Nachforderung des Notarztes
   – Basismaßnahmen der CPR:
     Beatmung mit Maske, Beatmungsbeutel, Sauerstoff
     Herzdruckmassage.
b) Mit Notarzt
   – Basismaßnahmen der CPR,
   – Assistenz des Notarztes bei:
     Endotrachealintubation,
     EKG-Diagnostik,
     Defibrillation (Druchführung unter Anleitung),
     Venenzugang (Durchführung unter Anleitung),
     Pharmakotherapie (Durchführung unter Anleitung).

Aufgaben als Assistent des Notarztes

Nach Eintreffen des Notarztes und eines weiteren Rettungssanitäters (Rendezvoussystem) werden die begonnenen Maßnahmen der Sanitäter zunächst von diesen fortgeführt. Während dieser Zeit verschafft sich der Notarzt nach Information durch die Sanitäter einen eigenen Überblick – in aller Regel wird er die Diagnose des Herz-Kreislauf-Stillstandes bestätigen. Während ein Sanitäter dem Notfallkoffer das Intubationsset entnimmt und die Gerätschaften für Intubation und Venenzugang zurechtlegt, kann der Notarzt durch Auflegen der Paddels des Defibrillators ein Schnell-EKG ableiten und im Falle von Kammerflimmern sofort defibrillieren. Der Stellenwert dieser Sofortdefibrillation (auch „Frühdefibrillation" genannt) wurde mehrfach betont [10, 11, 13, 16] und kann nicht hoch genug eingeschätzt werden.

Beim stationären System ergibt sich ein geringfügig anderes Bild: Zwei Rettungssanitäter und der Notarzt treffen gleichzeitig mit demselben Fahrzeug ein. Ein nennenswert anderer Ablauf der Reanimation ergibt sich daraus nicht. Allerdings wird der Notarzt normalerweise nach der Sofortdefibrillation (im Falle des Kammerflimmerns) möglichst schnell intubieren, und es wird vielfach keine Maskenbeatmung durch die Rettungssanitäter geben. Ist vor dem Notarztwagen schon ein Rettungs- oder Krankenwagen vor Ort, ist diese Situation im Stationssystem mit der im Rendevoussystem identisch.

Bei den nun folgenden therapeutischen Bemühungen des Notarztes assistiert das Team der Rettungssanitäter [43] und setzt die Basismaßnahmen der Reanimation fort (s. Übersicht oben). Der Notarzt intubiert den Patienten, die Beatmung kann dann durch ein automatisches Notfallbeatmungsgerät oder durch den Rettungssanitäter fortgeführt werden. Das Beatmungsgerät hat den Vorteil, daß ein Sanitäter, der sonst mit der Beatmung weitgehend ausgelastet ist, für andere Aufgaben frei wird. Dies spielt v. a. beim stationären System eine wichtige Rolle, wo 1 Notarzt mit 2 Rettungssanitätern zusammenwirkt. Der 2. Sanitäter ist ausschließlich mit der Herzmassage beschäftigt und mithin ausgelastet.

Bei Reanimationseinsätzen (aber nicht nur da) ist das zusätzliche Vorhandensein eines 3. Sanitäters beim Rendevoussystem (RTW und NEF) ein nicht zu unterschätzender Vorteil.

Weitere Aufgaben der Sanitäter beim Reanimationseinsatz sind die Fixation des Tubus, das Vorbereiten und Anreichen des venösen Zugangs, der Medikamente, der Infusion und das Aufkleben der EKG-Elektroden. Primär wird zur medikamentösen Therapie Adrenalin appliziert – wenn ein i.v.-Zugang nicht sofort verfügbar ist, auch endobronchial [1, 36]. In diesem Fall muß eine erhöhte Dosis (2–3 mg) in Kochsalz gelöst (5–10 ml) über einen Katheter tief endobronchial appliziert werden, was am besten und schnellsten mit einem vorbereiteten Set gelingt [5].

Delegation der Durchführung ärztlicher Maßnahmen

Bei entsprechendem Ausbildungsstand der Rettungssanitäter ist es dem anwesenden Notarzt unbenommen, nach Indikationsstellung die eigentliche Durchführung der primär ärztlichen Maßnahme an den Rettungssanitäter zu delegieren [41]. Zum Beispiel kann die vom Notarzt für nötig erachtete Defibrillation vom Rettungssanitäter ausgeführt werden, auch die Venenpunktion, die Intubation und die Applikation von Medikamenten in bereits liegende Zugänge (i.v. oder endobronchial) kann der Sanitäter auf Anweisung und nach Indikationsstellung vornehmen. Dabei bleibt die Verantwortung für Anordnung und Überwachung beim Notarzt, die Verantwortung für die unmittelbare Durchführung beim ausgebildeten Sanitäter [27, 41].

Die Delegation ärztlicher Aufgaben ist v. a. im Hinblick auf gleichzeitiges Vorhandensein mehrerer zu versorgender Patienten notwendig. Besonders bei traumatologischen Einsätzen ist es an der Tagesordnung, daß der Rettungssanitäter auf Anweisung bzw. nach Rücksprache einen Patienten versorgt, während der Notarzt durch die Versorgung eines anderen Patienten gebunden ist. Da diese Einsätze nicht selten sind, ist von den Notärzten auf eine entsprechende Schulung und ständige Übung der mit ihnen zusammenarbeitenden Rettungssanitäter hinzuwirken. Dies kann v. a. dadurch geschehen, daß die Sanitäter in weniger dringlichen Fällen unter Anleitung und Aufsicht des Notarztes immer wieder eingesetzt werden. Auch bei Reanimationseinsätzen können, wenn auch nicht so häufig, mehrere Patienten betroffen sein – etwa bei Rauchgasintoxikationen oder Stromunfällen.

Im Einzelfall kann die Indikation zu einer ärztlichen Maßnahme vom Notarzt auch nach der Rückmeldung der schon vor Ort agierenden Rettungssanitäter über Funk gestellt werden. Er kann beispielsweise den Sanitäter beauftragen zu defibrillieren, wenn dieser ihm die Diagnose Kammerflimmern über Funk mitgeteilt hat. Der Notarzt muß allerdings wissen, daß der individuelle Sanitäter vor Ort ein EKG artefaktfrei ableiten und beurteilen kann. Selbst mit diesem Wissen bleibt aber das Risiko der Fehleinschätzung und der Fehlübermittlung und damit auch der Fehlindikation. Da in diesem Fall die volle Verantwortung für die Behandlung auf den Notarzt übergeht, der selbst noch gar nicht vor Ort ist, wird von juristischer Seite größte Zurückhaltung gegenüber dieser Funkverordnung empfohlen [42]. Dies wird durch die fehlende Überwachungsmöglichkeit – bei fortbestehender Überwachungsverantwortung – bekräftigt [28].

Die Durchführung ärztlicher Maßnahmen kann dem einzelnen Sanitäter auch pauschal gestattet werden: So kann der verantwortliche Arzt des Notarztdienstes oder der Hilfsorganisation Rettungssanitätern, die bei ihm ausgebildet wurden, generell das Anlegen einer Kochsalzinfusion gestatten [15]. Er muß sich allerdings bei jedem einzelnen Sanitäter, dem er diese Erlaubnis erteilen will, von der ordnungsgemäßen Handhabung und Indikationsstellung überzeugen und die Gesamtverantwortung für diese Delegation und etwaige Folgen übernehmen [28].

Notkompetenz

Eine grundlegend andere Situation kann sich ergeben, wenn der Notarzt nicht in absehbarer Zeit verfügbar ist. In diesem Fall ist die Wahrnehmung ärztlicher Maßnahmen durch Rettungssanitäter denkbar und juristisch im Rahmen der Notkompetenz ermöglicht. Die Notkompetenz wird seit 10 Jahren diskutiert und leitet sich aus der Garantenstellung des Strafrechts (Unterlassene Hilfeleistung nach § 13 StGB) her [22, 24, 27, 28, 43, 45]. Auch der § 34 StGB (rechtfertigender Notstand) wird ergänzend herangezogen [20, 21, 43]. Die Inanspruchnahme der Notkompetenz ist allerdings an strenge Voraussetzungen gebunden, die im Einzelfall zu prüfen sind und alle gleichzeitig vorliegen müssen, wobei andere wichtige Aufgaben nicht vernachlässigt werden dürfen.

1. Die Maßnahme ist zur Überlebenssicherung unbedingt und sofort erforderlich.
2. Eine weniger eingreifende Maßnahme mit gleichem Effekt ist nicht durchführbar.
3. Die Maßnahme ist in der erforderlichen Zeitspanne durch den Notarzt nicht durchführbar.
4. Indikation, Durchführung und mögliche Komplikationen der zur Anwendung kommenden Maßnahme müssen beherrscht werden.

Zu 1): Die geplante Maßnahme ist unbedingt und sofort aus vitaler Indikation erforderlich und kann nicht durch weniger invasive Maßnahmen ersetzt werden.

Zu 2): Es muß weitgehend ausgeschlossen sein, daß ein Notarzt in der für den konkreten Zustand des Patienten erforderlichen oder vertretbaren Zeit eintreffen und diese Maßnahme selbst durchführen kann. Die Tatsache, daß bei der hohen Arztdichte in der Bundesrepublik Deutschland theoretisch immer ein Arzt erreichbar sein müßte [29], kann nicht ausreichen, um die Notkompetenz generell zu leugnen. Es geht für den Sanitäter vielmehr darum, zu prüfen, ob ein Notarzt alarmiert ist und in der notwendigen Frist eintreffen kann. Wenn das nicht sichergestellt ist (Rücksprache mit der Leitstelle oder dem anrückenden Notarzt selbst), tritt bei zeitlicher Dringlichkeit die Notkompetenz in Kraft [43].

Zu 3): Vor allem aber wird vom Sanitäter bei Inanspruchnahme der Notkompetenz verlangt, daß er bei seiner ärztlichen Handlung Indikation, Durchführung und mögliche Komplikationen und ihre Beseitigung beherrscht – eine Forderung, die hohe Ansprüche an den Ausbildungsstand stellt. So kann es nicht ausreichen, im OP einige Male intubiert zu haben, wenn der Sanitäter anschließend nicht in der Lage ist, die Tubuslage definitiv zu beurteilen. Bekanntlich ist das schon dem ausgebildeten Arzt manchmal nur schwer möglich. Selbst im OP gibt es trotz Anwesenheit von Anästhesisten und Fachschwestern oder -pflegern immer wieder einmal Situationen, in denen die Tubuslage nicht sofort eindeutig verifiziert werden kann [34, 35].

Auch sekundäre Verletzungen durch die Reanimation (Herzmassage, Intubation, Venenpunktion) sind möglich und beschrieben [32, 33], die bei fehlender Indikation oder definitiv fehlerhafter Durchführung Haftungsansprüche gegen den Verursacher nach sich ziehen können – auch gegen den anordnenden Arzt [42].

Zu 4): Ebenso entscheidend ist, daß nicht andere vitale Aufgaben des Rettungssanitäters vernachlässigt werden, während er im Vorgriff auf das Eintreffen des Notarztes dessen Arbeit übernimmt. So sind beispielsweise Absicherung der Einsatzstelle, Retten aus dem Gefahrenbereich, Rückmeldung an die Leitstelle oder den nachfolgenden Notarzt und Nachalarmierung weiterer Kräfte – hier v. a. des Notarztes – unabdingbare Tätigkeiten der ersteintreffenden Rettungssanitäter. Diese dürfen nicht zugunsten einer vielleicht wünschenswerten ärztlichen Tätigkeit vernachlässigt oder unterlassen werden. Zu diesen grundlegenden Aufgaben der Rettungssanitäter gehören auch Lagerung, Diagnostik, das Treffen vorbereitender Maßnahmen für den Notarzt und – nicht zuletzt – das Einleiten der Basismaßnahmen der CPR. Ob die Fülle der originären Aufgaben noch Freiraum für ärztliche Tätigkeit läßt, hängt vom Einzelfall und dabei sicher ganz wesentlich von der zu erwartenden Eintreffzeit des Notarztes ab. Keinesfalls darf etwa ein protrahierter Intubationsversuch die Basismaßnahmen der CPR nennenswert unterbrechen oder zu deren Unterlassung führen. Ebenso kann es nicht Aufgabe der Rettungssanitäter sein, dem Notarzt um wenige Minuten mit einer im Prinzip indizierten ärztlichen Maßnahme zuvorzukommen [14].

So ist die Wahrnehmung der Notkompetenz durch den Rettungssanitäter je nach Qualifikation auf das vital unabdingbar notwendige Mindestmaß zu beschränken [14, 24, 28, 43] und nicht etwa an wünschenswerter Maximalversorgung zu orientieren.

Im Rahmen der Notkompetenz wird unter Beachtung des oben ausgeführten in erster Linie das Legen eines i.v.-Zugangs und die endotracheale Intubation in Betracht kommen [43]. Die eigenständige Applikation von Medikamenten ist aufgrund der oft nicht übersehbaren Nebenwirkungs- und Komplikationsmöglichkeit dem Rettungssanitäter nur im extremen Ausnahmefall zuzubilligen [24].

Notkompetenz: Frühdefibrillation durch Rettungssanitäter?

Die zeitliche Dringlichkeit der Defibrillation des Kammerflimmerns im Hinblick auf das Reanimationsergebnis wird in amerikanischen Studien schon seit geraumer Zeit belegt (z. B. [9, 10, 13, 16, 44]) und hat Eingang in die Richtlinien der AHA [1] gefunden. Da in den Vereinigten Staaten von Amerika kein flächendeckender Notarztdienst existiert, ist mit dem Ziel der Zeitverkürzung bis zur Difibrillation den „Paramedics" nach entsprechender Ausbildung die Durchführung der Defibrillation im Rahmen feststehender Anordnungen („standing orders") – teilweise nach telemetrischer Kommunikation mit dem Arzt des Basiskrankenhauses – zugestanden worden (z. B. [31]). Die Paramedics haben eine weitaus breitere Ausbildung als unsere Rettungssanitäter. Sie erfüllen in den USA teilweise dieselben Aufgaben wie bei uns der Notarzt.

Es gibt inzwischen eine große Anzahl von Veröffentlichungen, die den Nutzen dieses Vorgehens hinsichtlich der Reanimationserfolge belegen und zur weiteren Steigerung der Effizienz neben den Paramedics auch Sanitätern und Feuerwehrmännern („emergency medical technicians") mit schmaler medizinischer Grundbildung die Defibrillation zugestehen (z B. [11, 38, 44]). Hierbei handelt es sich also um eine generelle Erlaubnis für den einzelnen ausgebildeten Sanitäter oder Paramedic und nicht um Rechtskonstrukte für den übergesetzlichen Notstand wie die Notkompetenz im bundesdeutschen Rettungsdienst.

Die Entwicklung halbautomatischer Defibrillation (z. B. Heart Start 2000, Leardal; Life-Pak 200, Physio-Control), die Kammerflimmern selbständig erkennen und nur dann defibrillieren, kommt dieser Entwicklung entgegen und scheint eine größere Sicherheit zu gewährleisten [11, 13]. In Berlin wurde jetzt das erste Projekt im deutschen Sprachraum zur Frühdefibrillation abgeschlossen. Nach den Erfahrungen auf den ausgewählten Wachen, in denen die Feuerwehrmänner besonders geschult wurden, werden jetzt alle Rettungswagen der Berliner Feuerwehr mit halbautomatischen Defibrillatoren ausgerüstet und die Rettungssanitäter entsprechend geschult [2].

Vor allem aus dem Kreis engagierter und überdurchschnittlich gut ausgebildeter Rettungssanitäter wird in den vergangenen Jahren konsequent versucht, die Reanimationsergebnisse aus den USA auf die Bundesrepublik Deutschland zu übertragen. Leitgedanke ist dabei immer wieder, dem Rettungssanitäter größere Kompetenzen zuzuschreiben, damit er die Zeit bis zum Eintreffen des Notarztes besser nutzen kann [17, 18, 19, 39, 40]. Zur Erhellung dient eine Bildserie in der Zeitschrift *Rettungsdienst* von einer (hoffentlich gestellten) Reanimation durch Rettungssanitäter ohne Notarzt [19]. Als wissenschaftliche Belege dafür werden stets amerikanische Veröffentlichungen mit guten Erfolgsquoten bei der CPR zitiert. Dabei wird allerdings weder den grundsätzlichen Unterschieden beider Rettungssysteme (Notarzt vs. Paramedic) nenneswerte Bedeutung beigemessen, noch werden infrastrukturelle Besonderheiten als Faktoren für gute oder schlechte Reanimationsergebnisse herangezogen.

Diese Gedanken führten zu teilweise heftigen Diskussionen, weil der Ruf nach mehr Kompetenzen für die Rettungssanitäter auch als Aufweichung ärztlicher Rechte und Autorität verstanden wurde [7, 29, 30, 47], so daß sich verschiedenste Autoren, Organisationen und Behörden – von der Bundesärztekammer bis zur DIVI, vom Bayrischen Staatsministerium bis zum DRK – zu Stellungnahmen genötigt sahen [6, 8, 12, 14, 15, 23, 25, 26]. Einheitlicher Tenor der „offiziellen" Stellen ist die Ablehnung der regelmäßigen Frühdefibrillation von Rettungssanitätern über den eher seltenen Fall der Notkompetenz hinaus und das Beharren auf den (not)ärztlichen Aufgabenbereichen.

Auch die Veröffentlichung der Berliner Frühdefibrillationsergebnisse hat diese Diskussion nicht weitergebracht: Die „signifikant besseren Überlebensraten, wenn der Notarzt in weniger als 14 Minuten nach Notrufmeldung eintraf", werden durch Vergleich mit einer „Kontrollgruppe" aus der Zeit vor der Studie (1984/85) ermittelt [37].

Damit ist aber keinesfalls ausgeschlossen, daß andere Faktoren für das bessere Ergebnis verantwortlich sind, z. B. die bessere Schulung und das höhere Engagement aller Beteiligten anläßlich der Studie. Aus diesem Grund befindet sich derzeit eine Multicenter-Studie zur Frühdefibrillation in Planung, deren Konzeption solche schwerwiegenden Systemfehler ausschließt.

Eigene Untersuchungen im Notarztdienst der Stadt Bonn zeigen, daß sich – auch ohne Frühdefibrillation durch Rettungssanitäter vor Eintreffen des Notarztes – die Erfolgsrate kardiopulmonaler Reanimationen von 8% Krankenhausentlassung (1981) auf die Größenordnung von 20% (mehrjähriger Mittelwert 1984–

1988) steigern ließ (Abb. 1) [36]. Zwei Drittel der Patienten sind asystolisch und nur ein Drittel der Reanimationspatienten weist im 1. EKG Kammerflimmern auf. Keinesfalls besteht also ein Übergewicht von Patienten mit Kammerflimmern, die eine deutlich bessere Überlebenschance haben (Tabelle 1).

Vergleicht man die Überlebensrate im Bonner Notarztdienst bei Kammerflimmern (n = 400 von 1984–1988) von 39 ± 5% mit den oben zitierten „guten" Erfolgsstatistiken aus den USA, so sind die Zahlen weitgehend deckungsgleich.

Ebensowenig wie die bei uns nicht praktizierte Frühdefibrillation durch Rettungssanitäter spielt die Laienhilfe als Einflußfaktor in dieser Auswertung eine Rolle [4]: Die Laienhilfe hat in der Großstadt mit Toleranzzeiten des Notarztes um 6 min (vom Alarm bis zum Eintreffen beim Patienten) [36] nicht die Bedeutung wie in ländlichen Regionen mit deutlich längeren Eintreffzeiten [4].

So muß nach Ausschluß anderer in Frage kommender Faktoren festgestellt werden, daß die drastische Verbesserung der Reanimationsquote in unserer Auswertung in erster Linie Folge der intensiven Schulung und Übung der beteiligten Notärzte und Rettungssanitäter ist und durch ein einheitliches, optimiertes Ablaufschema mit standardisierter Arzneimitteltherapie begünstigt wird. Hierbei kommt der frühzeitigen endobronchialen Adrenalinapplikation eine herausragende Bedeutung zu [5, 36].

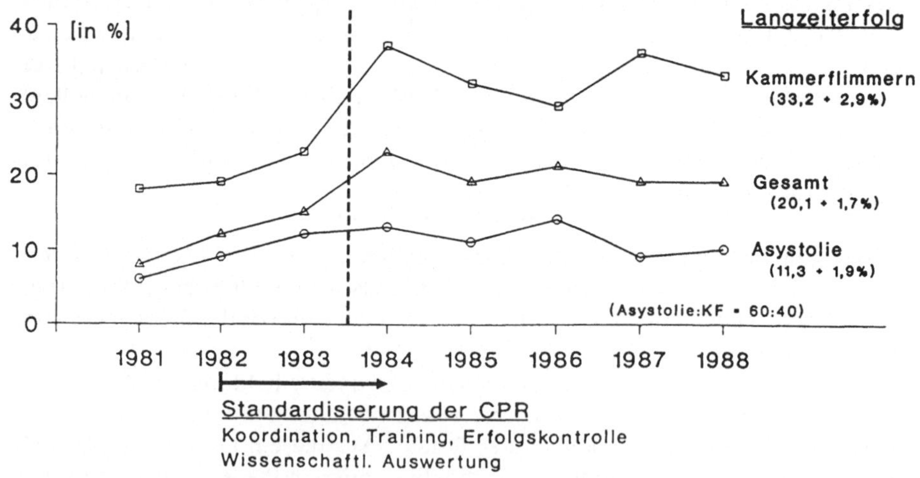

Abb. 1. Ergebnisse kardiopulmonaler Reanimationen (n = 1037) im Bonner Notarztdienst im mehrjährigen Verlauf – Einflußfaktoren

Tabelle 1. Ergebnisse kardiopulmonaler Reanimationen im Bonner Notarztdienst 1984. (Aus [36])

	Frustran (57,4 %)		Kurzzeiterfolg (19,9 %)			Langzeiterfolg (22,7 %)		
	Krankenhaus-aufnahme 0	Im Krankenhaus verstorben				ZNS Defizit	ZNS o. B.	Ge-samt
		0–6 h	6–24 h	1–7 d	8–30 d			
Gesamt n	36	43	2	19	9	6	26	141
(%)	(25,5)	(30,5)	(1,4)	(13,5)	(6,4)	(4,3)	(18,4)	(100)

	Frustran	Kurzzeiterfolg	Langzeiterfolg
Asystolie	(72,7 %)	(15,6 %)	(11,7 %)
Flimmern	(39,1 %)	(25,0 %)	(35,9 %)

Zusammenfassung

So bleibt die Frage nach der Kompetenz des Rettungssanitäters derzeit noch ohne endgültige Antwort. Entscheidender Faktor für die Zubilligung der Notkompetenz ist die Zeit bis zum Eintreffen des Notarztes. Damit dürfte sich in der Stadt – wir erreichen die Patienten inklusive des Weges vom Auto in die Wohnung im Mittel in 5 min – die Frage nach der Notkompetenz eher sehr selten stellen. Anders sieht es auf dem Land aus, wo bis zum Eintreffen des Notarztes häufig 15 min und mehr vergehen. Da nur in einem Drittel der Fälle die Frühdefibrillation allein ohne weitere Reanimationsmaßnahmen das Kammerflimmern durchbricht, stellt sich die Frage, wie weit die Notkompetenz auf dann notwendig werdende weitere therapeutische Maßnahmen ausgedehnt werden kann:

– Darf der Sanitäter eine Sedierung oder Narkose verabreichen, wenn der erfolgreich Reanimierte den Tubus nicht mehr toleriert?
– Darf er Antiarrhythmika geben, wenn der erfolgreich Defibrillierte erneut Extrasystolen bekommt?
– Darf er Adrenalin in den Tubus geben, darf er es i.v. repetieren?
– Setzt er die Therapie bei fortbestehendem Pumpversagen des Herzens mit Dopamin fort?
– Was tut er, wenn die Katecholamine versehentlich überdosiert wurden?

Spätestens mit der oft notwendigen sekundären Therapie ist der Rettungssanitäter überfordert. Daher kann die Verbesserung der in der Bundesrepublik Deutschland im Schnitt noch immer eher bescheidenen Reanimationserfolge nicht allein auf den Schultern der Rettungssanitäter erreicht werden. Ausbildung und ständiges Training für Sanitäter und Notarzt, Standardisierung und Dokumentation des Vorgehens und strukturelle Verbesserungen in unterversorgten Gebieten (z.B. [46]) sind die Aufgaben der nächsten Jahre. Zu den strukturellen Verbesserungen kann u. a. auch die Einplanung der Frühdefibrillation gehören, wenn der Notarzt in Teilen seines Einsatzgebietes nicht schnell genug präsent sein kann. Dies muß aber zuvor durch die geplante Multicenter-Studie verifiziert werden und nicht durch wahlloses Zitieren amerikanischer Arbeiten, die auf dem Boden einer völlig anderen Struktur der Notfallmedizin entstanden sind.

Beim derzeitigen Ausbildungs- und Organisationsstand müssen die ärztlichen Maßnahmen bei der CPR weiterhin dem Notarzt vorbehalten bleiben; die Hintertür der Notkompetenz läßt im Einzelfall jedoch jede notwendige Ausnahme zu.

Literatur

1. American Heart Association (1986) Standards and guidelines for cardiopulmonary resuscitation (CPR) and emergency cardiac care (ECC). JAMA 255: 2905–2986
2. Arntz HR, Storch WH, Pagel D, Peters D, Schröder R (1989) Berliner Modell zur Durchführung der Frühdefibrillation durch Rettungssanitäter. Notfallmedizin 15: 487–491
3. Bahr J, Busse C (1988) HLW-Breitenausbildung: Eine Lanze für den Diagnostischen Block. Notfallmedizin 14: 456–460
4. Bartsch A, Schüttler J, Kulka P, Nadstawek J, Sühling B (1989) Laienhilfe im akuten Notfall. Notarzt 5: 77–81
5. Bartsch A, Schüttler J, Hörnchen U, Stoeckel H (1989) Die Technik der endobronchialen Adrenalinapplikation bei der kardiopulmonalen Reanimation. Notarzt 5
6. Bayerisches Staatsministerium des Innern (1987) Frühdefibrillation durch Rettungssanitäter (Stellungnahme). Notarzt 3: 167
7. Berufsverband der Rettungssanitäter (1986) Stellungnahme zur eigenständigen Defibrillation durch Rettungssanitäter. Notarzt 2: 200
8. Bundesärztekammer (1987) Frühdefibrillation durch Rettungssanitäter (Stellungnahme) Notarzt 3: 167
9. Cobb LA, Hallstrom AP, Thompson RG, Mandel LP, Copass MK (1980) Community cardiopulmonary resuscitation. Ann Rev Med 31: 453–462
10. Cummins RO, Eisenberg MS, Hallstrom AP, Litwin PE (1985) Survival of out-of-hospital cardiac arrest with early initiation of cardipulmonary resuscitation. Am J Emerg Med 3: 114–118
11. Cummins RO, Eisenberg MS, Litwin PE, Graves JR, Hearne ThR, Hallstrom AP (1987) Automatic external defibrillators used by emergency medical technicians. JAMA 257: 1605–1610
12. Dick W (1985) Nicht ohne ärztliche Diagnose defibrillieren. Notfallmedizin 11: 1500–1501
13. Diehl PH, Gervais HW, Dick W (1989) Sofortdefibrillation am Notfallort. Eine Analyse der Überlebensraten in der Literatur. Notfallmedizin 15: 470–378
14. Dölp R (1987) Elektrodefibrillation, eine Sofortmaßnahme der kardiopulmonalen Reanimation? Notarzt 3: 94; Diskussion. Notarzt 4: 90–91
15. DRK-Präsidium (1987) Infusion und Intubation durch den Rettungssanitäter. Rettungsdienst-Journal 5/2: 23
16. Eisenberg MS, Hallstrom AP, Bergner L (1982) Long-term survival after out-of-hospital cardiac arrest. N Engl J Med 306: 1340–1343
17. Fertig B (1986) Assistierende und selbständige Durchführung präklinischer Notfallmaßnahmen durch den Rettungssanitäter. First Responder Projekt. Rettungsdienst 9: 511–517
18. Fertig B, Huber J, Raftopoulo (1986) Im Westen was Neues... Frühdefibrillation durch First Responders. Rettungsdienst 9: 60–64
19. Fertig B, Mehmel HC (1987) Frühdefibrillation – Eine Strategie gegen den plötzlichen Herztod. Rettungsdienst 10:214–220
20. Franz PC (1985) Darf ein Rettungssanitäter defibrillieren? Notfallmedizin 11: 1494–1500

21. Franz PC (1986) Juristische Aspekte der Frühdefibrillation. Rettungsdienst 9: 779–780
22. Hirsch GE (1978) Rechtslage bei selbständigen medizinischen Behandlungen durch das Rettungsdienstpersonal. Leben Retten 4: 6–10
23. Hochrein H (1986) Frühdefibrillation durch Rettungssanitäter. Notarzt 2: 69–70
24. Klingshirn H (1987) Die Kompetenz des Rettungssanitäters aus rechtlicher Sicht. Leben Retten 13: 162–167
25. Knuth P (1987) Errungenes bewahren: „Qualität und Rettungsdienst". Notarzt 3: 179
26. Lawin P (1989) Stellungnahme der DIVI zur Defibrillation durch Rettungssanitäter in einem Schreiben an den Senator für Gesundheit und Soziales in Berlin. Notarzt 5: 50
27. Lippert HD (1982) Die Garantenstellung des Rettungssanitäters. Notfallmedizin 8: 1571–1577
28. Lippert HD (1984) Nur den Schutz des Vorstandes im Auge? Notfallmedizin 10: 1649–1658
29. Lopatecki M, Widmann-Lopatecki E (1987) Defibrillation – eine ärztliche Aufgabe? Notarzt 3: 184–186
30. Martens F (1987) Zur Stellungnahme des BVRS zur eigenständigen Defibrillation durch Rettungssanitäter. Notarzt 3: 58
31. Pfafferott G (1988) Das Emergency Medical Service-System von Dallas, Texas. Notarzt 4: 115–120
32. Pracht U, Schulz E (1987) Befunde nach erfolgloser kardiopulmonaler Reanimation. Notarzt 3: 187–189
33. Saternus KS (1987) Traumatische Komplikationen bei der Reanimation. Notarzt 3: 7–11
34. Schara J (1983) Rasche und sichere Überprüfung der Tubuslage. Anaesthesist 32: 501
35. Schara J (1989) Liegt der Beatmungstubus richtig? Rettungsdienst 12: 367
36. Schüttler J, Bartsch A, Ebeling BJ, Hörnchen U, Kulka P, Sühling B, Stoeckel H (1987) Endobronchiale Applikation von Adrenalin in der präklinischen kardiopulmonalen Reanimation. Anästh Intensivther Notfallmed 22: 63–66
37. Storch WH, Gieselmann U, Haux R, Poppinger J, Schröder R (1989) Ist die Frühdefibrillation im Notarzt-Rendezvous-System sinnvoll? Dtsch Med Wochenschr 114: 975–979
38. Stults KR, Brown DD, Schug VL, Bean JA (1984) Prehospital defibrillation performed by emergency medical technicians in rural communities. N Engl J Med 310: 219–223
39. Trübenbach T (1986) Werden wir weiterkommen? Bericht vom Workshop Frühdefibrillation. Rettungsdienst 9: 776–778
40. Ufer MR (1985) Die intratracheale Applikation von Adrenalin durch Rettungssanitäter. Rettungsdienst 8: 49–50
41. Ufer MR (1987) Rechtliche Problematik der Anwendung erweiterter präklinischer Maßnahmen durch den Rettungssanitäter. In: Stumpf L, Kossendey L (Hrsg) Referateband 6. Bundeskongreß Rettungssanitäter/Notärzte Münster 1986. Stumpf & Kossendey, Edewecht
42. Ufer MR (1987) Juristische Aspekte der Frühdefibrillation, Funkrücksprache und Laienreanimation. Rettungsdienst 10: 468–473
43. Ufer MR (1989) Juristische Probleme der „neuen Aufgaben" für Rettungssanitäter. Notarzt 5: 87–95
44. Weaver WD, Copass MK, Bufi D, Ray R, Hallstrom AP, Cobb LA (1984) Improved neurologic recovery and survival after early defibrillation. Circulation 69: 943–948
45. Weissauer W (1984) Die Rechtsstellung des Rettungssanitäters. Leben Retten 10: 106–107
46. Wischhöfer E, Ging E (1987) Effizienzsteigerung der notärztlichen Versorgung in der Region Passau im Rendezvous-System. Notarzt 3: 190–194
47. Wischhöfer E, Ging E, Pillen A (1989) Der Übersamariter. Ein aktuelles Problem der Notfallmedizin. Notarzt 5: 71–76

Die Aufgabe der Polizei

C. Schwan

Die Aufgabe der Polizei kann verständlicherweise in diesem Rahmen nicht umfassend und abschließend dargelegt werden. Gleichwohl ist es möglich, polizeiliche Gedankenmuster im Sinne der interdisziplinären Zusammenkunft aufzuzeigen. Nachfolgende Ausführungen sollen daher problembezogen die Aufgabe der Polizei im Rettungswesen beleuchten.

Aufgaben

Die Aufgaben der Polizei sind in den Polizeigesetzen der Bundesländer festgeschrieben [1]. Für jeden Polizeibeamten lautet die ständig präsente, gedankliche Kurzfassung:

- Gefahrenabwehr,
- Strafverfolgung,
- Sicherung zivilrechtlicher Ansprüche.

Nach dieser Reihenfolge wickelt sich polizeiliches Beurteilen und Handeln ab. Werden in der Praxis die Aufgaben parallel zueinander wahrgenommen, darf das nicht darüber hinwegtäuschen, daß nötigenfalls zugunsten der Gefahrenabwehr der Aufgabenrest zurückstehen muß. Die Auswahl erfolgt nach dem Prinzip der Güterabwägung [2].

Im Jahre 1988 haben sich in Duisburg 16 080 Straßenverkehrsunfälle ereignet. Dabei wurden 20 Personen getötet. Es gab 569 schwerverletzte Personen und 1 988 Leichtverletzte [3]. Allein aus den Zahlen läßt sich schon ermessen, wie professionell die Aufgabenprüfung und -wahrnehmung erfolgen muß.

Gefahrenabwehr

Die Streifenwagenbesatzung, die als erste am Unfallort eintrifft, hat zu entscheiden, ob sie vorrangig Erste Hilfe leistet oder die Unfallstelle absichert. Beide Handlungen sind in der Regel erforderlich, um Gefahren für die öffentliche Sicherheit abzuwehren [4]. Es gibt keine Vorschrift für die Polizei, die von vornherein festlegt, welche Maßnahme den Vorrang hat. Die Entscheidung fällt vor Ort, wiederum nach den Grundsätzen der Güterabwägung.

Der Polizeibeamte ist häufig in einer mißlichen Lage, weil

- Erste Hilfe,
- Unfallstellenabsicherung
- Sofortmaßnahmen zum Freimachen und Freihalten der Rettungswege,
- qualifizierte Lagemeldung

sich im Wertigkeitsvergleich die Waage halten können. Zusätzlich sind über den Rechtskreis des Verletzten hinaus auch sofort die Gefahren abzuwehren, die den Rettungskräften selbst bei ihrem Einsatz drohen.

Bei Unfällen im Zusammenhang mit dem Transport gefährlicher Güter sind die unterschiedlichsten akuten Gefahrenlagen denkbar (Explosion, Vergiftung, Verstrahlung etc.). Ehrlicherweise darf nicht übergangen werden, daß es bei Polizeibeamten, möglicherweise aus mangelnder Fähigkeit zur Ersten Hilfe, zum „ersatzweisen" Ausweichen auf andere Sofortmaßnahmen kommen kann.

Aus meiner Berufserfahrung weiß ich, daß in Streßsituationen und im Bewußtsein der eigenen Unsicherheit Menschen nicht immer so handeln, wie Lehr- und Ausbildungspläne es vorgeben. Polizeibeamte sind da keine Ausnahme.

Es können in Nordrhein-Westfalen bis zu 8 Jahre vergehen, bis ein in Erster Hilfe ausgebildeter Vollzugsbeamter die ersten Maßnahmen am Unfallort treffen muß. Die sich daraus ergebende Problematik ist in Nordrhein-Westfalen nicht ohne Folgen geblieben. Der Innenminister hat die Polizeibehörden und -einrichtungen angewiesen, die Kenntnisse der Polizeivollzugsbeamten in Erster Hilfe „aufzufrischen" [5].

Für einen Zeitraum von 3 Jahren (bis 1991) werden jedes Jahr im Wechsel 3 unterschiedliche Blöcke zu je 2 h als Auffrischungskurse durchgeführt.

Fortbildungsschwerpunkte sind:

- Überwachung der Atemtätigkeit,
- Atemwegfreilegung,
- Verletztenlagerung,
- Blutdruck,
- Erkennen von Schockzuständen,
- Schocklagerung,
- Herz-Lungen-Wiederbelebung,
- psychische Betreuung,
- Einsatz von Rettungsdecken.

Strafverfolgung

Unfälle im Straßenverkehr gehen meist mit fahrlässig begangenen Verhaltensverstößen einher. Treten Körperschäden ein, so sind als häufigste Delikte die fahrlässige Körperverletzung oder die fahrlässige Tötung zu ermitteln und beweiskräftig zu dokumentieren. Auch Verbrechen, wie Mord oder gefährliche Eingriffe in den Straßenverkehr, können als Straftatbestände vorliegen.

Die Verpflichtung zu Strafverfolgungsmaßnahmen ergibt sich speziell aus § 163 StPO (Legalitätsprinzip).

Um der qualifizierten Strafprozeßführung vor Gericht zu genügen, wird dem Polizeidienst bei der Tatbestandsaufnahme ein hoher Standard abverlangt.

An die Zunahme von Fällen der „Unfallflucht" sei an dieser Stelle erinnert [6].

Sicherung zivilrechtlicher Ansprüche

Nach Verkehrsunfällen mit bleibenden Behinderungen des Verletzten kommt es erfahrungsgemäß zu Schadenersatzforderungen im zivilrechtlichen Verfahren.[7] Fordert der Geschädigte den Ausgleich für erlittene immaterielle Schäden ein, muß nur *er* (nicht staatliche Organe) beweisen, daß der andere vorsätzlich oder fahrlässig den Schaden verschuldet hat. Juristisch nennt man das die Umkehr der Beweislast. Sicherlich wird auf die schon erstellte Unfallakte/Strafakte zurückgegriffen, jedoch hat sich in der Vergangenheit herausgestellt, daß Beweislücken für den Geschädigten fatale Auswirkungen haben können.

Beweislücken im Strafprozeß lassen den Geschädigten relativ ungerührt, weil die Bestrafung des anderen keine unmittelbare Auswirkung auf ihn selbst hat.

Beweislücken im Zivilprozeß können den Totalverlust seiner Rente oder einer angemessenen anderen Zahlung für ihn bedeuten.

Die Polizei hat aus diesem Grunde eine gesteigerte Beweissicherungspflicht vor Ort, weil die spätere Durchsetzung privaten Rechts unmittelbar gefährdet sein kann.

Juristisch wird vom Geschädigten eine Beweisführung verlangt, die er schon deshalb manchmal nicht erbringen kann, weil er sich an den Unfallhergang durch Gedächtnisverlust nicht mehr erinnert.

Leben, Grundgesetz und Polizei

Die hier angerissenen Aufgabenfelder sollten das Verständnis für die schwierige Situation der Polizei bei Sofortlagen wecken. Es gilt nach wie vor die alte Erfahrung: Wer alles zugleich bewältigen will, bewältigt nichts.

Die Rettung von Menschenleben steht auch für die Polizei an erster Stelle, schon deshalb, weil die vollziehende Gewalt an den Wertigkeitskatalog des Grundgesetzes unmittelbar gebunden ist.

Als Vorbedingung für „Würde" ist Leben das Rechtsgut Nr. 1.

Literatur

1. Polizeigesetz Nordrhein-Westfalen (PolG NW) § 1
2. G. Heise, Ltd. Ministerialrat, Kommentierung PolG NW

3. Polizeipräsident Duisburg, Verkehrsbericht 1988
4. Innenminister Nordrhein-Westfalen: Aufgaben der Polizei bei Straßenverkehrsunfällen. RdErl. vom 15. 06. 1982/MBl NW S. 1210/SMBl. NW 20510
5. Innenminister Nordrhein-Westfalen, Erl. (Schnellbrief) IV B4 – 4650 – IV D3 – 8019 – vom 09. 02. 1988)
6. Landeskriminalamt Nordrhein-Westfalen. Polizeispezifische Verkehrsstatistik Nordrhein-Westfalen 1988
7. Bürgerliches Gesetzbuch (BGB) § 823

TEIL III:
**Vermeidung und Behandlung
von Komplikationen bei der
kardiopulmonalen Reanimation**

Vermeidung und Behandlung von Komplikationen bei der kardiopulmonalen Reanimation im Erwachsenenalter

B. Vock und A. Wentzensen

Die Techniken der kardiopulmonalen Reanimation (CPR) sind standardisiert bezüglich der mechanischen, medikamentösen und elektrischen Maßnahmen. Sie wurden bereits besprochen.

Die einzelnen Maßnahmen sollen bezüglich ihrer Potenz, den Organismus zusätzlich zu schädigen, besprochen und gleichzeitig Anregungen zur Vermeidung und Behandlung dieser Komplikationen gegeben werden.

Einen Schwerpunkt bilden die Maßnahmen zur notfallmäßigen Aufrechterhaltung der Blutzirkulation. Nur am Rande sollen die übrigen Komplikationen erwähnt werden. Sie sind meist nicht reanimationsspezifisch.

Komplikationen bei der Beatmung

Die Beatmung bei der CPR erfolgt mit der Ausatmungsluft des Helfers Mund zu Mund bzw. Mund zu Nase oder mit einem Beatmungsbeutel über eine Maske bzw. einen Endotrachealtubus.

Komplikationen bei den Beatmungsmaßnahmen können durch die Beatmung selbst oder durch vorbereitende Maßnahmen (Lagerung, Intubation) entstehen. Die Intubationsschäden sind sicher mit denen vergleichbar, die bei anderen Notfallsituationen unter Zeitdruck verursacht werden. Saternus [13, 14] hat diese Schäden untersucht. Er fand gehäuft Halswirbelsäulenverletzungen. Betroffen waren v. a. Bandscheiben und Wirbelbogengelenke. Direkte Intubationsverletzungen fanden sich vorwiegend im Bereich des Zungengrundes. Die Verletzungen sind klinisch sicher nicht gravierend.

Bedeutsamer ist die Tatsache, daß nicht selten Magenschleimhauteinrisse beschrieben wurden [1, 9, 10, 13]. Ursächlich dürfte eine Überblähung des Magens bei einer initialen Mund-zu-Mund- bzw. Mund-zu-Nase-Beatmung gewesen sein. Weiter finden sich Berichte über Magenrupturen [1, 8]. In diesem Zusammenhang ist auch die Aspiration mit ihren Folgen zu sehen.

Auf die bekannten Schäden bei der Venenpunktion wird aus Zeitgründen nicht eingegangen. Das gleiche gilt für die Defibrillationsschäden.

Komplikationen bei der internen Herzdruckmassage

Beim Herzstillstand kann die fehlende Pumpfunktion des Herzmuskels durch 2 Manöver ersetzt werden; durch die geschlossene und die offene Herzdruckmassage (Abb. 1 und 2). Die Indikationen für die einzelnen Verfahren sind seit Jahren unverändert geblieben.

Indikation zur offenen Herzdruckmassage:
- traumatisch bedingter Herzstillstand,
- Perikardtamponade,
- starrer Torax,
- Wirbelsäulendeformierung,
- Lungenembolie,
- Herzstillstand, der nicht kurzfristig behoben werden kann.

Indikation zur geschlossenen Herzdruckmassage:
- nichttraumatische Herzstillstände, die nicht kurzfristig behoben werden können.

Nach Verbreitung der sog. externen Herzdruckmassage Anfang der 60er Jahre finden sich kaum noch Veröffentlichungen über Schäden nach interner oder transthorakaler Herzdruckmassage. Engelhardt u. Hernandez-Richter [4] beschrieben Schäden durch die Thoraxeröffnung und durch die manuelle Kompression des Herzens.

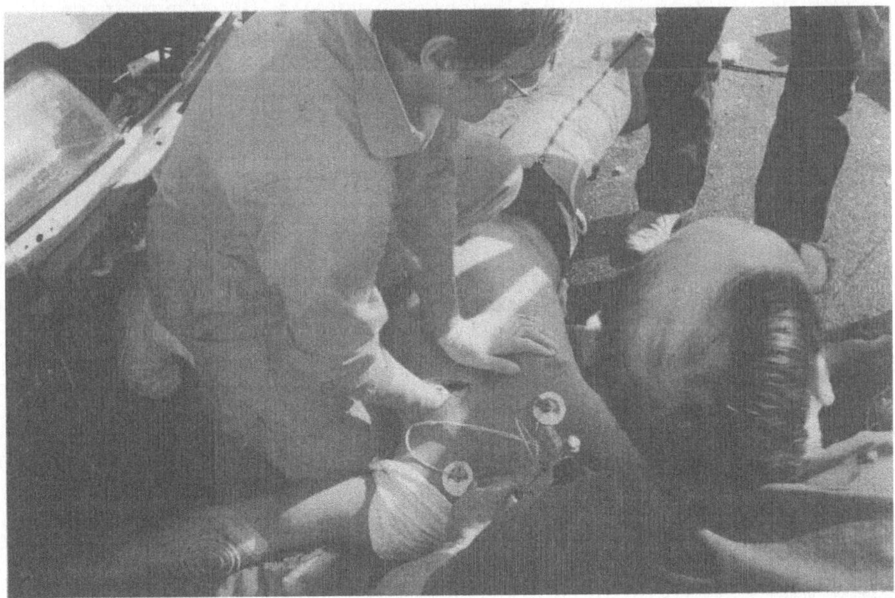

Abb. 1. Interne Herzdruckmassage

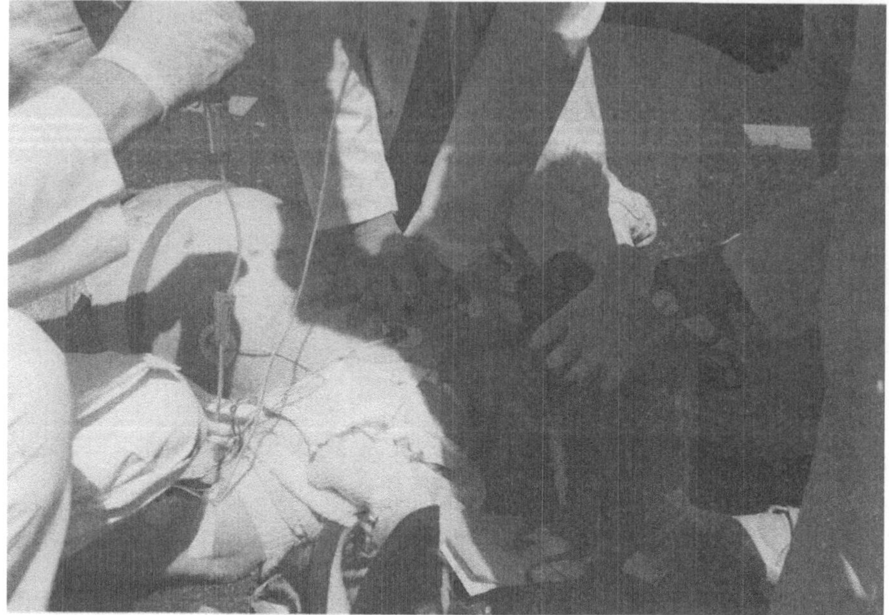

Abb. 2. Äußere Herzdruckmassage

Die Thorakotomie selbst führte zu Verletzungen der Interkostalgefäße. Schnittverletzungen der Lunge oder des Herzens fanden sich nicht. Die manuelle Kompression des Herzens verursachte Epikardverletzungen. Blutungen fanden sich subepikardial, intramural und auch subendokardial. Weiter ist die Intimaverletzung einer Koronararterie beschrieben.

Auch bei sachgemäßer Anwendung der transthorakalen Herzdurckmassage erscheinen die Komplikationen unvermeidbar zu sein.

Bei einer Rate von Wundheilungsstörungen bis 9% [2] sind sie zudem sicher nicht so gravierend wie die Komplikationen bei der externen Herzdruckmassage.

Vorgehen bei der transthorakalen Herzdruckmassage

Unter erschwerten außerklinischen Bedingungen wird die Haut und die Interkostalmuskulatur im 4. oder 5. Interkostalraum (ICR) vom linken Sternalrand bis zur Medioklavikularlinie (MCL) durchtrennt. Die Beatmung sollte zur Pleuraeröffnung kurz unterbrochen werden. Das Perikard muß in der Regel nicht eröffnet werden. Obligat ist die Eröffnung aber beim Vorliegen einer Tamponade. Massiert werden kann mit einer Hand, evtl. mit der zweiten über dem Sternum als Widerlager. Weitere Maßnahmen wie Klemmen der deszendierenden Aorta erscheinen nur unter klinischen Bedingungen durchführbar.

Komplikationen bei der externen Herzdruckmassage

Von zahlreichen Autoren [1–10, 13–15, 17] wurden die vielfältigsten knöchernen, Weichteil- und Organverletzungen beschrieben:

- Rippenfraktur,
- Sternumfraktur,
- Brustwirbelkörperfraktur,
- Lungenverletzung,
- Pleuraverletzung,
- Hämatopneumothorax,
- Hämoperikard,
- Myokardverletzung,
- Ruptur der V.cava,
- Aortenruptur,
- Milzruptur,
- Leberruptur,
- Magenruptur,
- Pankreasruptur,
- Kolonruptur,
- Nierenruptur,
- Lungenembolien,
- Zwerchfellrupturen.

Diese Aufstellung, teilweise handelt es sich lediglich um Einzelbeschreibungen, ist sicher nicht komplett.

Die beschriebenen Schäden machen deutlich, wie vielfältig die Verletzungsmöglichkeiten bei der extrathorakalen Herzmassage sind. Die Reanimationsbemühungen ließen sich kurz auch als Torsotrauma bezeichnen.

Bei den einzelnen Untersuchungen standen bei den Verletzungen zahlenmäßig Frakturen von Rippen und Sternum im Vordergrund. Im Gegensatz zum Verletzungsmuster beim Polytrauma fanden sich Rippenfrakturen nach Reanimationsmaßnahmen v. a. im lateroventralen Bereich. Unabhängig vom Alter wurde die Häufigkeit von knöchernen Brustkorbverletzungen mit bis zu 58% angegeben [10]. Durchschnittlich waren 7 Rippen frakturiert. Nicht selten war dadurch ein instabiler Thorax verursacht.

Eine deutliche Zunahme der knöchernen Verletzungen fand sich im höheren Alter [10, 13]. Dieser Zusammenhang ist durch die geringere Elastizität des Thorax erklärt.

Weiter fand sich eine Zunahme der Schäden mit der Reanimationsdauer [10].

Die bei der externen Herzdruckmassage beschriebenen Verletzungen, v. a. die Organverletzungen, bedeuten für sich alleine beim Gesunden eine ernsthafte, teilweise vitale Gefährdung. Sie waren in Einzelfällen für den Tod nach erfolgreicher Reanimation verantwortlich [17].

Organschäden werden meist erst im Verlauf der Therapie festgestellt. Auf die chirurgische Behandlung soll hier nicht eingegangen werden.

Behandlung eines Pneumothorax

Ist es bei den Reanimationsmaßnahmen zu einem Pneumothorax evtl. mit einem Spannungszustand gekommen, so ist dieser bei der Beatmungssituation zu drainieren. Dies geschieht mit einer Silikondrainage, die nach digitaler Eröffnung der Pleura in der MCL im 2. ICR oder etwas tiefer in der Axillarlinie eingeführt wird (Abb. 3).

Weitere Behandlungsmöglichkeiten präklinisch im Rettungsdienst sehe ich bei Reanimationsschäden nicht.

Schäden besser vermeiden

Saternus führte 1982 in Zusammenarbeit mit Kölner Notärzten eine Studie durch. Dabei ließ sich die Verletzungsfrequenz senken. Bei individuell dosiertem Krafteinsatz bei elastischem Brustkorb konnte die Zahl der Frakturen reduziert werden. Er empfahl, die Reanimation unter Erfolgskontrolle, v. a. unter Prüfung des peripheren Pulses, durchzuführen. Bei den durch die externe Herzdruckmassage

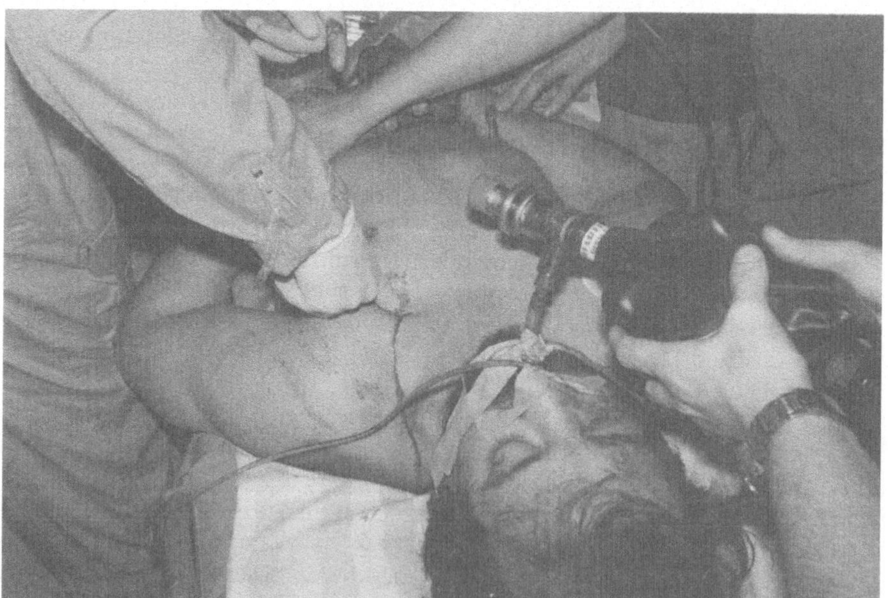

Abb. 3. Digitale Eröffnung der Pleura

zu erreichenden Drücken muß die Möglichkeit, die Effektivität daran zu beurteilen, aber bezweifelt werden.

Im übrigen zeigte sich, daß die Schäden beim starren, unelastischen Thorax nicht beeinflußbar waren [14].

Eine Studie von Nagel et al. aus dem Jahre 1981 [9] zeigte, daß auch die Erfahrung desjenigen eine Rolle spielt, der die externe Herzdruckmassage ausführt. Zum gleichen Ergebnis kamen auch andere Autoren [7]. Zu den meisten Schäden kam es bei Unerfahrenen, v. a. bei Laien.

Zusammenfassung

Die notfallmäßige CPR schädigt um den Preis der Erhaltung des Lebens zusätzlich den Patienten.

Eine Reihe von Verletzungen sind nicht reanimationsspezifisch, klinisch nicht gravierend und für den Erfolg nicht ausschlaggebend.

Anders ist es bei Schäden, die durch die äußere Herzmassage verursacht werden. Massive Organverletzungen bedeuten eine fatale Komplikation mit ernster Prognose für das weitere Überleben nach erfolgreicher Reanimation. Mitunter machen sie ein Überleben unmöglich.

Sie sollten, wenn sie für sich allein bei einem sonst gesunden Menschen eine konkrete Lebensgefährdung darstellen, nicht toleriert werden, auch wenn die einzige Alternative zu einer effektiven Reanimation mit externer Herzdruckmassage bei Herzstillstand der Tod des Patienten ist.

Wegen der erheblichen Schäden ist deshalb die externe Herzdruckmassage frühzeitig abzubrechen. Horatz [6] empfahl bereits 1966, rechtzeitig an eine intrathorakale Herzmassage zu denken.

Ganz andere Probleme bieten die Verletzungen des knöchernen Thorax. Sie sind für den Verlauf nach erfolgreicher Reanimation in der Regel nicht so sehr entscheidend. Hier stellt sich mehr die Frage nach der Effektivität der Manöver. Bei der externen Herzdruckmassage kommt es relativ schnell zu instabilen Verhältnissen. Intrathorakale Druckunterschiede, die den Blutfluß aufrechterhalten können, sind nicht mehr aufzubauen.

Es sollte deshalb frühzeitig unabhängig von der Indikationsstellung auf die transthorakale Herzmassage übergegangen werden. Sie bietet hämodynamisch erhebliche Vorteile und ist weniger traumatisierend [2, 4, 11, 12]. Die Technik ist einfach. Die Durchführung erfordert kein besonderes Instrumentarium. Im übrigen können die Reanimationsmaßnahmen beim Transport fortgeführt werden.

Literatur

1. Armbruster C, Dittrich K, Tuchmann A (1989) Die Magenruptur, eine seltene Reanimationskomplikation. Chirurg 60: 178–179

2. Bircher N, Safar P (1984) Manual open-chest cardiopulmonary resuscitation. Ann Emerg Med 13: 770–773

3. Bode G, Dietrich B (1980) Aortenrupturen als ungewöhnliche Reanimationsverletzung. Z Kardiol 69: 858–862

4. Engelhardt GH, Hernandez-Richter J (1967) Erfahrungen über extra- und intrathorakale Herzmassagen am Unfallort. Hefte Unfallheilkd 91: 229–231

5. Hildebrand HE (1965) Unerwünschte Folgen der äußeren Herzmassage. Med Welt 16: 2701–2702

6. Horatz K (1966) Komplikationen bei der Wiederbelebung. Anaesthesiol Wiederbelebung 15: 16–21

7. Klöss T, Püschel K, Wischhusen F, Welk I, Roewer N, Jungck N (1983) Reanimationsverletzungen. Anasth Intensivth Notfallmed 18: 199–203

8. Matikainen M (1978) Rupture of the stomach: A rare complication of resucitation. Acta Chir Scand 144: 61–62

9. Nagel EL, Fine EG, Krischer JP, Davis JH (1981) Complications of CPR. Crit Care Med 9: 424

10. Pracht U, Schulz E (1987) Befunde nach erfolgloser kardiopulmonaler Reanimation. Notarzt 3: 187–189

11. Rogers MC (1989) The physiology of cardiopulmonary resuscitation. Intensive Care Med 15: S5–S8

12. Sanders AB, Kern KB, Ewy GA et al. (1984) Improved resuscitation from cardiac arrest with open-chest massage. Ann Emerg Med 13: 672–675

13. Saternus KS (1981) Direkte und indirekte Traumatisierung bei der Reanimation. Z Rechtsmedizin 86: 161–174

14. Saternus KS (1982) Reanimation: unvermeidliche Gefahren – vermeidbare Fehler. Mk ärztl Fortbild 17/32: 15–30

15. Saternus KS (1987) Traumatische Komplikationen bei der Reanimation. Notarzt 3: 7–11

16. Sunder-Plassmann L, Brandl L, Heberer G (1986) Penetrierendes und perforierendes Thoraxtraume. Chirurg 57: 668–673

17. Umach P, Unterdorfer H (1980) Massive Organverletzungen durch Reanimationsmaßnahmen. Beitr Gerichtl Med 38: 29–32

Vermeidung und Behandlung von Komplikationen bei der kardiopulmonalen Reanimation im Kindesalter

H. STANNIGEL

Daß die kardiopulmonale Reanimation (CPR) von Kleinkindern und Säuglingen fast allen Notärzten – Kinderärzte eingeschlossen – und Rettungssanitätern erhebliche manuelle, aber auch medizinische Schwierigkeiten bereitet, wurde in vorausgegangenen Beiträgen mehrfach betont. Es handelt sich ja um eine ganz andere „Dimension", mit der man da plötzlich konfrontiert wird und die dazu im notärztlichen Alltag auch nur sporadisch vorkommt!

Abhilfe kann nur ein Basistraining schaffen, welches regelmäßig geübt werden muß, damit eine gewisse Vertrautheit mit Kindern entsteht und die Befangenheit überwunden wird:

- Esmarch-Handgriff,
- Beatmung ohne und mit Hilfsmitteln,
- Intubation,
- Herzdruckmassage,
- Venenpunktion,
- Infusion,
- Dosierung von Notfallmedikamenten,
- Magensonde legen,
- Lagerung,
- Schutz vor Wärmeverlusten.

Allein dadurch schon ist es möglich, einen Großteil der Komplikationen bei der CPR zu vermeiden.

Aber wie so oft sieht die Realität „draußen auf der Straße" anders aus als die Verhältnisse im Übungssaal oder gar am Krankenbett. Selbst bei langjähriger Erfahrung und bestem Training kommt es während der Erstversorgung von Kindern immer wieder zu vitalbedrohlichen Zwischenfällen, weshalb jeder im Rettungsdienst Tätige deren Prophylaxe und Therapie kennen muß, damit ein Reanimationserfolg nicht in Frage gestellt wird.

Aus der folgenden Übersicht geht hervor, daß die Probleme überwiegend im Detail stecken, weil das rechte „Maß für die Dinge" fehlt: Wie groß muß der Tubus sein? Wie schnell und wie kräftig muß ich beatmen? Welche Kanülenstärke reicht aus?

Fehlermöglichkeiten bei der Reanimation von Kleinkindern:

Atmung:
- O_2-Verabreichung wird vergessen,
- zu kleiner (großer) Tubus,
- Intubationsschwierigkeiten,
- zu forcierte Beatmung (Pneumothorax!).

Kreislauf:
- ungenügende Herzdruckmassage(frequenz),
- inadäquates Verhältnis Kompression:Beatmung,
- zentralvenöse Katheterisierungsversuche,
- Punktionsversuche mit großlumigen Kanülen.

Aufgrund der überwiegenden Mehrzahl respiratorischer Notfälle im Kindesalter steht zu Beginn jeder CPR die Sicherung der Atemwege und damit die Auswahl eines passenden Beatmungsbeutels mit Maske bzw. des richtigen Tubus zur Intubation. Für die Ermittlung der Tubusgröße hilft die Kenntnis des Lebensalters weiter, denn dann läßt sich für Umfangsbezeichnungen in Charrière (Charr) eine „Eselsbrücke" angeben (Tabelle 1). Wer absolut unsicher ist, kann sich an der Dicke des kindlichen Kleinfingers orientieren und so einen halbwegs passenden, nicht zu engen Tubus finden. Leider werden Kinder häufig aus einem verständlichen Sicherheitsbedürfnis heraus mit einem zu kleinen und dann meist auch zu kurzen Tubus versorgt. Dabei besteht neben der Dislokationsmöglichkeit die große Gefahr, daß er sehr rasch durch Sekret, Aspiriertes oder Blut verlegt werden kann und dadurch eine ausreichende Beatmung und Oxygenierung verhindert wird – Ursache anhaltender Blässe oder Zyanose nach geglückter Intubation!

Sobald daher bei der Reanimation eine Vakuumpumpe zur Verfügung steht und Zweifel über die Lungenbelüftung bestehen, muß das Kind endotracheal abgesaugt werden, sofern eine Tubusfehllage ausgeschlossen wurde. Gegebenenfalls ist die Verwendung von physiologischer Kochsalzlösung zur Bronchialspülung angezeigt.

Tabelle 1. Tubusgrößen für Kinder und Erwachsene

		I.D. [mm]	Charr [mm]
Frühgeborene bis 2000 g		2,7	12
Früh-/Neugeborene über 2000 g		3,2	14
Säuglinge		4	16
Kinder ab 1 Jahr:		Charr = Lebensjahre + 16	
Erwachsene über 18 Jahre	w.:	8,5	34
	m.:	9	36

Intubationsschwierigkeiten können durch die verschiedensten mechanischen Hindernisse ausgelöst werden, sei es durch diverse Fremdkörper, einen Laryngospasmus oder durch die von allen Notfallmedizinern so gefürchtete Epiglottitis, bei der sich der kugelförmig angeschwollene hochrote Kehldeckel wie ein Ventil vor den Kehlkopfeingang legt und nur mit sanfter Gewalt zur Seite gedrängt werden kann. Wenn also der geringste Verdacht auf Atemwegshindernis besteht, sollten vor einem Intubationsversuch einige Utensilien bereitliegen, um Schwierigkeiten sofort wirkungsvoll begegnen zu können. Dazu gehören Magill-Zange, mehrere kleinere Tuben als der altersentsprechende, ein Verstärkungsmandrin und selbstverständlich eine funktionierende Absaugeeinrichtung.

Bei der Handbeatmung von Kindern, besonders von Neugeborenen und Säuglingen, wird oft aus falsch verstandenem Eifer zuviel des Guten getan und der Beutel buchstäblich bis zum letzten Milliliter „ausgeknetet". Halb soviel Hubvolumen mit schnellerer Frequenz wäre das bessere Verfahren, denn bei zu forcierter Beatmung, womöglich bei gleichzeitiger Herzdruckmassage, entsteht rasch ein Spannungspneumothorax, der ohne rechtzeitige Entlastung binnen kurzer Zeit zum Tode führen kann.

Die Symptomatik des einseitigen Spannungspneumothorax verläuft je nach Lebensalter unterschiedlich:

Neugeborenes, Säugling:
- fahle Hautfarbe,
- Tachykardie, Bradykardie, Asystolie,
- hoher Beatmungswiderstand,
- „brettharter" Bauch,
- einseitige Thoraxexkursionen bei Beatmung.

Kleinkind, Schulkind:
- Blässe, Zyanose,
- Tachykardie, Bradykardie,
- hypersonorer Klopfschall,
- abgeschwächtes Atemgeräusch,
- Hautemphysem,
- einseitige Thoraxexkursionen bei Beatmung.

Je kleiner das Kind, um so rascher kommt es zur Vitalbedrohung, um so schwieriger gestaltet sich unter Notfallbedingungen die Diagnose und um so weniger Zeit bleibt für die Therapie. Bei Neugeborenen und Säuglingen läßt sich die Auskultation des Thorax zur Pneumothoraxlokalisierung nicht heranziehen, denn Beatmungsgeräusche werden auch in die betroffene Seite so gut fortgeleitet, daß kein Seitenunterschied zu hören ist. Die Inspektion des Patienten allein liefert uns die Vermutungsdiagnose! Zu den Leitsymptomen zählen die Zeichen des akuten Vorwärtsversagens (fahle Hautfarbe, Tachykardie, Bradykardie, Herzstillstand) sowie gleichzeitig hoher Beatmungswiderstand, seitendifferente oder kaum vorhandene Thoraxexkursion und brettharter Bauch durch die weit ins Abdomen vorgewölbte Pleura (Abb. 1) [1]. Einzig beim Früh- oder Neugeborenen gibt es noch eine einfache Methode, einen Pneumothorax rasch vor Entwicklung eines Kreislaufversagens festzustellen: die Transillumination (Abb. 2). Dazu wird dem Patienten bei abgedunkelten Verhältnissen ein kleines kräftiges Lämpchen mit nahezu punktförmigem Lichtaustritt auf den Brustkorb gedrückt (zum besseren Seitenvergleich am zweckmäßigsten in der Achselhöhle). Die betroffene Thoraxseite leuchtet dann deutlich sichtbar auf. Leider versagt dieses Verfahren bereits beim Säugling. Bei Klein- und Schulkindern kann die Thoraxauskultation und -perkussion natürlich gut verwertet werden. Auch sehen wir hier wesentlich häufiger als beim Neugeborenen als erstes Frühsymptom ein Hautemphysem (Abb. 3).

Die Entlastung des Spannungspneumothorax erfolgt üblicheweise im 2. oder 3. Interkostalraum medioklavikulär oder in der vorderen Axillarlinie [2], jedoch niemals unterhalb der Brustwarze (Abb. 4). Unter Notfallbedingungen verwenden wir dazu eine normale Venenverweilkanüle mittlerer Dicke. Die Kapillare verbleibt im Pleuraraum und wird an einen Sog angeschlossen (Spritze, Absaugpumpe). Beim schwerverletzten Kind mit Verdacht auf Hämato(pneumo)thorax reicht eine solche Vorrichtung nicht aus, vielmehr muß sie am Notfallort durch eine dicke Drainage ersetzt werden.

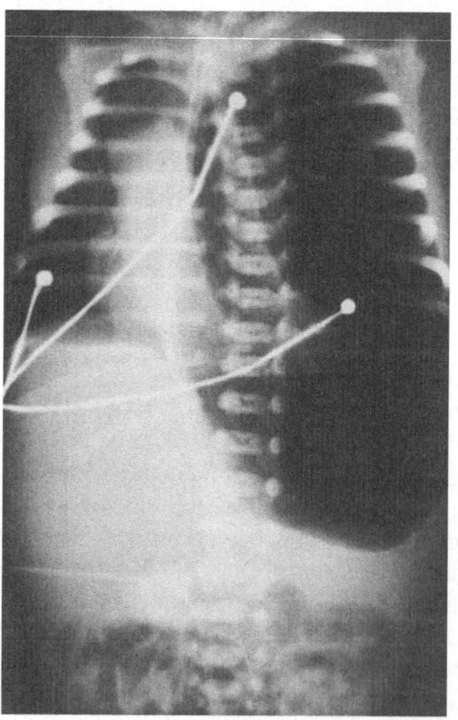

Abb. 1. Neugeborenes mit Spannungspneumothorax links, Mediastinalverdrängung

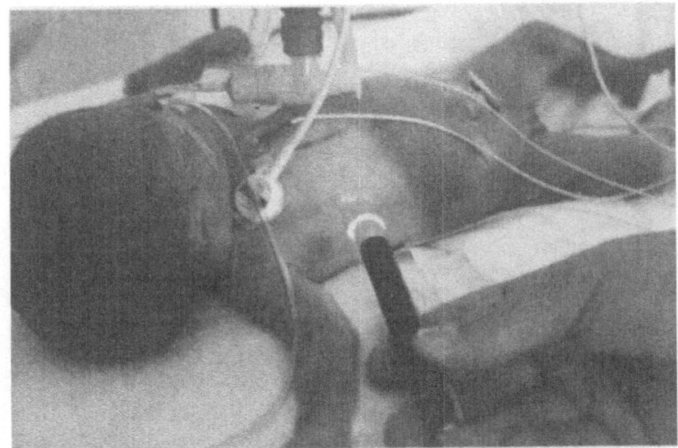

Abb. 2. Transillumination des rechten Thorax. Frühgeborenes mit Spannungspneumothorax. Schwaches Aufleuchten der gesamten rechten Thoraxseite

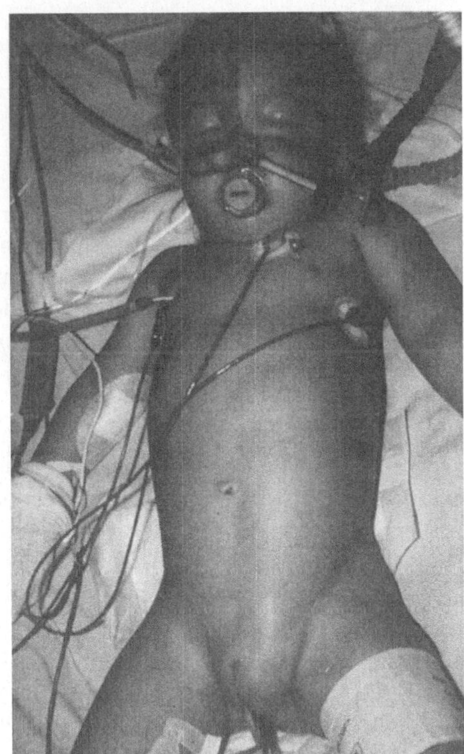

Abb. 3. Patient: weiblich, 4 Jahre alt. Hautemphysem im linken Abdominalbereich bei Spannungspneumothorax links

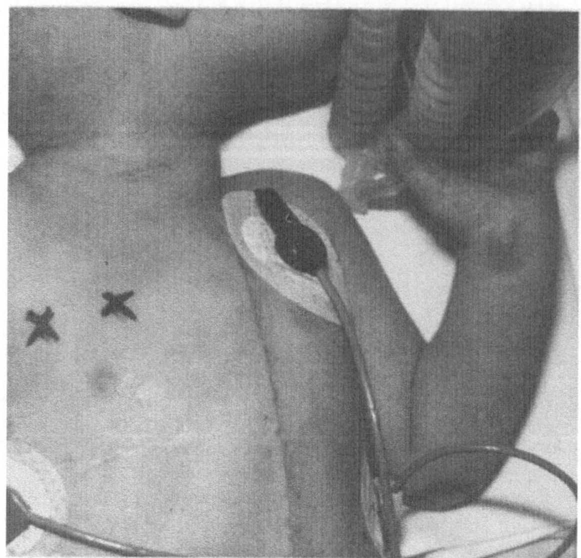

Abb. 4. Entlastungsstellen bei Pneumothorax

Kreislaufkomplikationen in Form von Herzrhythmusstörungen während der CPR beim Kind werden selten beobachtet [3]. Nach Suprareningabe kommt es gelegentlich zu Kammerflattern oder -flimmern, was einer Elektrotherapie bedarf (Defibrillation mit 1,5 Ws/kg). Sinustachykardien um 200/min treten dagegen häufig auf. Sie können jedoch ohne medikamentöse Intervention toleriert werden, handelt es sich doch um Frequenzen, die z. B. ein hochfieberndes Kind über Stunden hinweg hämodynamisch gut verträgt, so daß man mit negativ chronotropen Substanzen mehr schaden als nützen würde, da sie immer mit einem Blutdruckabfall einhergehen.

Mehr Schwierigkeiten bereitet dagegen die Beseitigung einer Schocksituation nach erfolgreicher Reanimation, wobei hervorzuheben ist, daß außer den traumatologischen Notfällen mit Blutverlust beim Kind primär kein Volumenmangel vorliegt. Vielmehr ist die Kreislaufzentralisation eine Folge der durchgemachten Hypoxie mit vegetativer Destabilisierung, die weniger einer großzügigen Volumensubstitution bedarf als einer Katecholamin- und/oder Wärmezufuhr.

In jedem Falle werden also ein oder mehrere venöse Zugänge notwendig sein, und genau an diesem Punkt tut sich der weniger Geübte schwer! Ein leider zu oft gemachter Fehler sind ausschließliche und viel zu frühe Katheterisierungsversuche zentraler Venen, d. h. unmittelbar nach Intubation und noch während der Herzmassage. Von der gegenüber Erwachsenen viel höheren Komplikationsträchtigkeit beim Kind (Pneumothorax, Blutung) einmal abgesehen, geht aufgrund anatomischer Gegebenheiten (kleinere Verhältnisse, viele Fehlversuche, kein passender Katheter vorhanden, Katheter nicht einführbar) viel zu viel Zeit verloren, in der man die CPR unterbrechen muß. Das Beispiel eines $2^1/_2$jährigen Mädchens nach Beinahertrinken möge hierzu als Warnung dienen (Abb. 5): Während der CPR wurden beiderseits die Jugular- und Subklavikularvenen mehrfach erfolglos punktiert, lediglich aus der linken V. subclavia ließ sich schließlich über die Führungskapillare Blut aspirieren, aber kein Katheter vorschieben. Deshalb fixierte man die Kanüle in situ und ließ während des Transports darüber kolloidale Lösungen und Medikamente einlaufen, mit geringem klinischem Effekt. Nach Übernahme in unsere Abteilung haben wir ca. 600 ml blutig-seröse Flüssigkeit abpunktiert, wonach sich die Beatmungssituation drastisch besserte.

Wer also nicht über große Erfahrung in dieser Technik beim Kind verfügt, sollte es besser nicht versuchen, sondern sein Augenmerk auf periphere Venen richten. Einige sind auch im Schock immer kanülierbar, z.B. eine Skalpvene (Abb. 6), die V. jugularis externa oder die Femoralvene. Man sollte dazu nicht die größtlumige Venenverweilkanüle verwenden, sondern eine kleine, die eine sichere Punktion gewährleistet und für die beabsichtigten Zwecke am Notfallort (Katecholamingaben, Pufferung) völlig ausreicht. Auch beim traumatisierten Kind im hämorrhagischen Schock sind 2 sichere kleine periphere Zugänge besser als ein schlechtliegender großlumiger, der dann auf dem Transport paravasal läuft. Es kann gar nicht oft genug betont werden, daß die Schaffung eines venösen Zuganges keinen Vorrang vor der kontinuierlich durchgeführten manuellen Herz-Lungen-Wiederbelebung besitzt! Über den Tubus kann ohne weiteres mehrmals Suprarenin gegeben werden bis zur Wiederkehr einer spontanen Herzaktion.

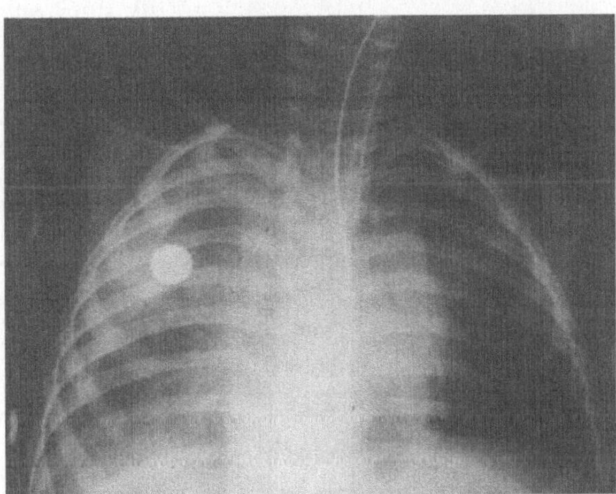

Abb. 5. Patient: weiblich, 2 1/2 Jahre alt. Hämatoinfusothorax links nach mehrfachen zentralvenösen Punktionsversuchen. Beinaheertrinken

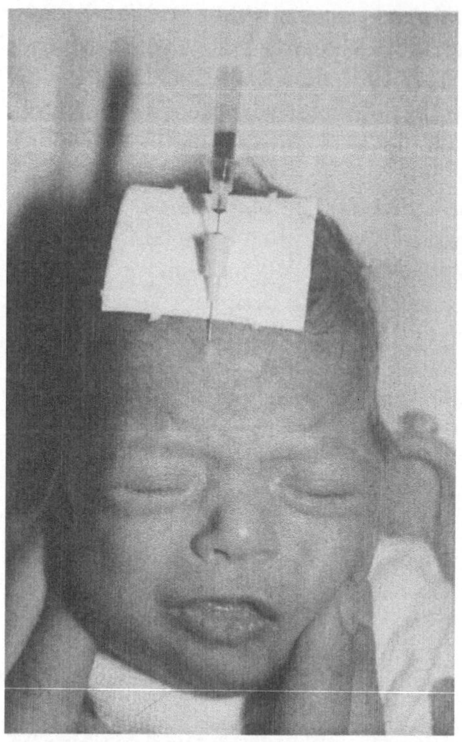

Abb. 6. Kanülierte Skalpvene (Jelco 24 G, Fa. Critikon)

Herz-Atem-Stillstand im Kindesalter:

Suprarenin ist Katecholamin der ersten Wahl zur medikamentösen Reanimation.
Applikation: Intratracheal/endobronchial, intravenös.
Verdünnung immer 1 + 9 mit physiologischer Kochsalzlösung.
Dosierung: 0,1 ml/kg KG als Bolus mehrfach repetierbar i.v.
        Bei intratrachealer Gabe *3fache* i.v.-Menge verwenden.

Erst wenn diese Bemühungen erfolglos verliefen, sollten Punktionsversuche unternommen werden, um einen Azidoseausgleich mit Bikarbonat durchführen zu können. Natriumbikarbonat 8,4 % wird beim Kind in einer Dosierung von 1 ml/kg, immer 1 + 1 mit Glukose 5 % verdünnt, langsamst i.v. injiziert. Währenddessen darf wegen der Möglichkeit der Inaktivierung kein Katecholamin direkt zugespritzt werden! Als Trägerlösung für weitere Medikamente oder zum Volumenersatz kommen nur isotone Lösungen in Frage.

Gebräuchliche Infusionslösungen für das Kindesalter:

Neugeborene: nur isotone Lösungen:
- Glukose 5 %,
- Humanalbumin 5 %,
- Plasmaexpander.

Säuglinge: nur isotone Lösungen
- Glukose 5 %,
- „1+1"-Lösungen,
- Humanalbumin 5 %,
- Plasmaexpander.

Kleinkinder: möglichst isotone Lösungen
- „1+1"-Lösungen,
- Plasmaexpander,
- Ringerlösung,
- physiologische Kochsalzlösung.

Natriumbikarbonatlösung wird *immer* 1+1 mit Glukose 5 % verdünnt!
Dosierung: 1 ml/kg der 8,4 %igen Lösung + Verdünnung.

Zusammenfassend wäre nun folgender Ablauf von Tätigkeiten vorzuschlagen, um Kreislaufkomplikationen beim Kind während und nach der CPR wirksam begegnen zu können:

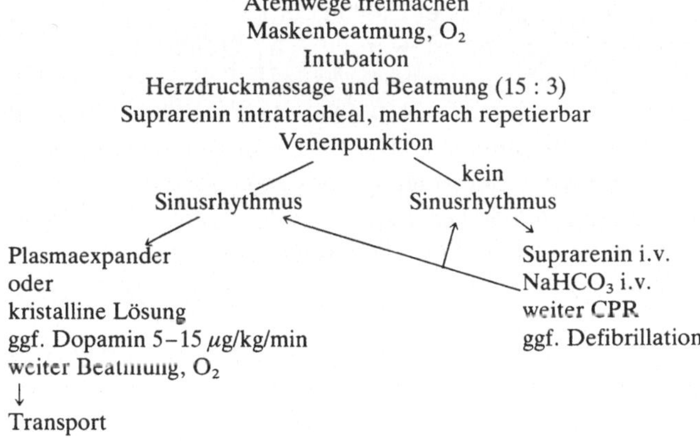

Literatur

1. Rogers M (1987) Textbook of Pediatric Intensive Care. Williams & Wilkins, Baltimore
2. Wille L, Obladen M (1989) Neugeborenen-Intensivpflege. Springer, Berlin Heidelberg New York Tokyo
3. Windorfer A, Truckenbrodt H (1981) Kinderärztliche Notfälle. Thieme, Stuttgart

Virologisches Infektionsrisiko im Rettungsdienst unter besonderer Berücksichtigung von Aids und Hepatitis B

O. Thraenhart, M. Gesemann und E. von Heinegg

Einleitung

Wenngleich die Gesundheitsgefährdung von Notärzten und Rettungssanitätern durch das „human immunodeficiency virus" (HIV) und das Hepatitis-B-Virus (HBV) relativ gering ist, so besteht doch ein Restrisiko beim klinischen Einsatz für das Leben von Unfallverletzten. Reanimation von Schwerverletzten ist mit Hektik verbunden. Deshalb sind Nadelstichverletzungen mit Injektionsnadeln nach Anwendung beim Patienten nicht auszuschließen. So wurden z. B. 2 HIV-Infektionen nach Angaben von Marcus et al. [54] bei Wiederbelebungsversuchen übertragen: Bei diesen Zwischenfällen wurden die Verletzungen durch Nadeln akquiriert, die von Mitarbeitern des Rettungsteams gehalten wurden, anstatt diese sofort nach dem Gebrauch in stichfeste Behälter zu befördern.

Weiterhin kommt es wiederholt zu Kontaminationen des Gesichts und des Auges mit Blut von Verunfallten. Diese Blutspritzer sind aber offensichtlich keine allzu große Gefahr für die HIV-Infektion [25].

Dennoch ist ein Restrisiko nicht vollkommen auszuschließen. Dieses erscheint schon deshalb außerordentlich gering zu sein, wenn man bedenkt, daß z. Z. in der Bundesrepublik Deutschland aufgrund der Zahlen der Labormeldepflicht ca. 20.000 HIV-positive Personen diagnostiziert wurden. Die Dunkelziffer ist allerdings unbekannt.

Gegen das Risiko der HBV-Infektion gibt es den Schutz durch die aktive und passive Immunisierung. Zur Vermeidung der HIV-Infektion stehen uns derzeit nur die Umsetzung der Kenntnisse der Übertragung des Virus und der besonderen Gefahrenquellen zur Verfügung, solange keine Impfung und lediglich erste Ansätze für eine Chemotherapie verfügbar sind. Hier kommt es insbesondere auf die Anwendung allgemeiner Hygienegrundsätze bei der Expositionsprophylaxe an.

Die Übertragung von HBV und HIV erfolgt, wie Tabelle 1 zeigt, vorwiegend über Blut und Samenflüssigkeit. Während in diesen Körperflüssigkeiten hohe Viruskonzentrationen nachweisbar sind, liegen die Konzentrationen in den übrigen Ausscheidungen und Körperflüssigkeiten in wesentlich geringerer Konzentration vor. Ein Anstieg ist im wesentlichen nur bei klinisch kranken Personen zu erwarten.

Tabelle 1. Kontamination von Flüssigkeiten des Körperinnern und Körperausscheidungen mit HBsAg und HIV; ++ hochinfektiös, + infektiös, ± Antigen- oder Virusnachweis nur im Reagenzglas, ? nicht bekannt, − nichtinfektiös

	HBsAg	HIV
Flüssigkeiten des Körperinnern		
Blut (Serum, Plasma)	++	++
Aszites	+	?
Pleuraflüssigkeit	+	?
Synovialflüssigkeit	+	?
Liquor	+	+
Körperausscheidungen		
Sperma	+	++
Vaginalsekret	+	+
Speichel	+	+
Urin	+	+
Stuhl	−	−
Brustmilch	+	+
Tränenflüssigkeit	±	±
Schweiß	±	?
Ohrenschmalz	?	?

Epidemiologie

Mit Beginn der 80er Jahre wurden auch in der Bundesrepublik Deutschland die ersten Aids-Fälle registriert (Bundesgeshbl. 32: 173–174, 1989). Die Zahl der gemeldeten Personen mit Aids verdoppelte sich in den ersten Jahren systematischer Erfassung jeweils innerhalb von 7–11 Monaten, dieser exponentielle Anstieg verlangsamte sich jedoch bis März 1989 auf Verdoppelungszeiten von mittlerweile 16 Monaten (Bundesgeshbl. 1987–1989) (Abb. 1).

Mit 72% stellen homo- und bisexuelle Männer den größten Anteil der an Aids Erkrankten dar, i.v.-Drogenabhängige sind mit 12% vertreten (Bundesgeshbl. 1989). Als Übertragungswege für das HIV sind ferner die vertikale Infektion von der Mutter auf ihr Neugeborenes und die Gabe nicht ausreichend inaktivierter Blutprodukte oder von infektiösen Blutkonserven relevant. In 5,6% der gemeldeten Aids-Fälle fehlen Angaben zum Infektionsweg, oder dieser ist nicht bekannt (Bundesgeshbl. 1989). Natürlich sind auch alle Intimpartner HIV-infizierter Personen einem Infektionsrisiko ausgesetzt, sofern nicht der direkte Kontakt mit Blut, Sperma oder Vaginalsekret [32, 80, 85, 87, 88] verhindert wird.

Die Prävalenz der HIV kann nur annähernd geschätzt werden, da prospektive bevölkerungsepidemiologische Untersuchungen fehlen. Als 1985 das Blutspenderscreening eingeführt wurde, lag die HIV-Häufigkeit nach Angaben von Kubanek und Koerner [42] bei 0,062%. Laufs et al. [47] teilen für die Großstadt Hamburg eine höhere Prävalenz von 0,14% mit. Auch in Untersuchungen in England [67], bei Neugeborenen in Boston/USA [34] und bei Einstellungsuntersuchungen von US-amerikanischen Rekruten [9] wurde in innerstädtischen Be-

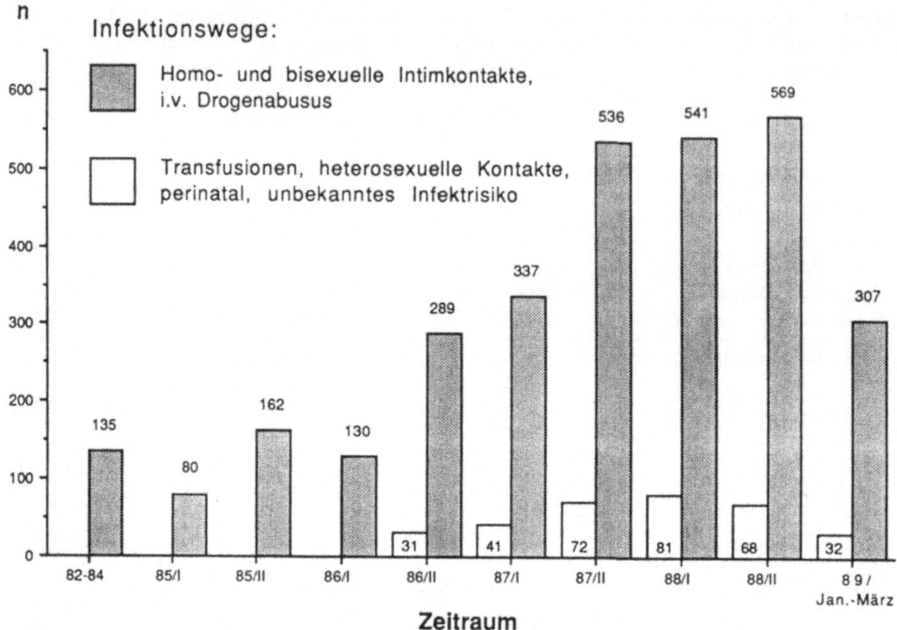

Abb. 1. Halbjährliche Aids-Inzidenz (Meldungen an das Bundesgesundheitsamt Berlin)

zirken und Ballungszentren eine bis zu 10mal höhere HIV-Prävalenz als in au-ßerstädtischen Gebieten gemessen (Tabelle 2).

Neben dem Überwiegen bei Männern – 7,2% der Aids-Fälle in der Bundes-republik Deutschland sind Frauen (Bundesgeshbl. 1989) – wird eine Häufung der HIV-Infektion in der sexuell aktiven Altersklasse beobachtet: 85% der Aids-Fälle entfallen auf 20–50 Jahre alte Personen (Abb. 2).

Die Gesamtzahl HIV-infizierter Personen in der Bundesrepublik Deutschland kann letztlich nur in der Größenordnung angegeben werden, als hilfreich wird dafür die anonyme Laborberichtspflicht angesehen, aufgrund derer bis Februar 1988 die Zahl der HIV-Infizierten mit 16.000–18.000 angenommen wurde [28]. Weniger konservative Schätzungen vermuten Zahlen von bis zu 100.000 [19] entsprechend einer Prävalenz von zwischen 0,025 und 0,17%.

Wie Untersuchungen an Blutspendern [24] und indirekte Hinweise über die Abnahme sexuell übertragbarer Krankheiten [7, 20, 41, 48, 62, 63, 66, 76] belegen, wurde seit 1985/86 kein wesentlicher Anstieg der HIV-Inzidenz mehr festgestellt, jedoch werden auch heute noch unbemerkte HIV-Neuinfektionen beschrieben, die teilweise wegen der bis zu 8 Jahren dauernden Inkubationszeit bis zum Auf-treten von Aids [13, 58] oft erst nach Jahren oder zufällig durch die Infektion von Transfusionsempfängern durch kontaminierte, aber HIV-Antikörper-negative Konserven bemerkt werden [12, 39, 83]. Für eine doch beträchtliche Zahl unbe-merkter HIV-Infektionen sprechen Ergebnisse einer amerikanischen Studie aus Baltimore [40] in der bei 4% von 2302 Notfallpatienten eine vorher unbemerkte

Tabelle 2. HIV-Prävalenz (%) in Großstädten und ländlichen Regionen. Daten für London [67], für Boston [34]

	London	Umgebung Londons	Gesamt
Homo- und bisexuelle Männer	15,1	4,0	7,2
i.v.-Drogenabhängige	5,7	1,5	2,3
Heterosexuelle Partner in Risikogruppen	1,6	0,2	0,4

	Boston Stadtkern	Boston Vororte	Boston Umgebung	
Schwangere/Neugeborene	0,8	0,25	0,09	0,21

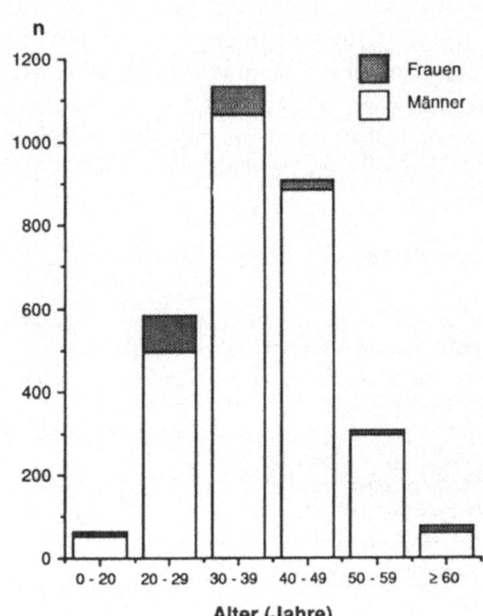

Abb. 2. Altersverteilung der an Aids erkrankten Personen. Meldungen an das Bundesgesundheitsamt Berlin (Stand: März 1989)

HIV-Infektion festgestellt wurde. Allerdings lassen sich diese Ergebnisse nicht ohne weiteres auf deutsche Verhältnisse übertragen, da in der Bundesrepublik Deutschland selbst in Ballungsgebieten die HIV-Prävalenz niedriger liegen dürfte.

HIV-Infektionsrisiko in medizinischen Berufen und Tätigkeiten

Im März 1988 waren in den USA 2586 der 47.532 gemeldeten Personen mit Aids im Gesundheitsdienst tätig, dieser Anteil (5,4%) unterscheidet sich damit nicht von dem Prozentsatz der insgesamt im Gesundheitsdienst Beschäftigten [11]. Weltweit wurden bis März 1988 dagegen 22 (davon 7 nicht restlos geklärte) Fälle beschrieben, in denen offenbar bei der Arbeit eine HIV-Infektion durch Stichverletzung oder Blutkontakt stattfand [11]. Weitere 4 HIV-Infektionen wurden bei einer in Zaire arbeitenden dänischen Chirurgin [6], einer Hausfrau nach der Pflege eines später an Aids verstorbenen Afrikaners [26], einem Angehörigen der US-amerikanischen Marine nach einer Nadelstichverletzung [82], und einer Krankenschwester einer hämatologischen Station wiederum nach Nadelstichverletzung [72] beschrieben.

Nadelstichverletzungen sind dabei für über 2/3 der berufsbedingten HIV-Infektionen verantwortlich, während nur 2 über Schleimhautkontakte erworbene Infektionen dokumentiert wurden [10, 23] (Tabelle 3). Allerdings führen Schleimhautkontakte auch nur ausnahmsweise zur Infektion, wie die Dokumentation einer fehlenden HIV-Übertragung in 4 Fällen nach exzessiver Schleimhautexposition mit Blut eines Aids-Patienten bei Atemspende [25] bzw. Wiederbelebungsversuchen in 2 Fällen mit Mund-zu-Mund-Beatmung belegt [70].

Nadelstichverletzungen gehören mit 35 % [57] bis 89 % [54] zu den am häufigsten gemeldeten Kontakten mit infektiösem Blut (Tabelle 4). Davon sind wiederum 30 % [36, 53] auf Fehler bei der Entsorgung – z. B. den Versuch, die benutzte Kanüle in die Verschlußkappe zurückzustecken oder das Ablegen in nicht stichfesten Behältnissen – zurückzuführen und deshalb als vermeidbar anzusehen.

Tabelle 3. Übertragungsmodus von bei Tätigkeiten im medizinischen Bereich erworbenen HIV-Infektionen [6, 11, 26, 72, 82]

Art des Kontakts	Anzahl der Infektionen
Nadelstichverletzungen	15
Offene Hautstellen	6
Stich-, Schnittverletzungen	2
Schleimhautkontakte	2
Chirurgische Tätigkeit in Zaire	1

Tabelle 4. Art und Häufigkeit dokumentierter HIV-Expositionen

Art der Exposition	Anzahl der Kontakte		
	McCray et al. [56] n = 882	McEvoy et al. [57] n = 150	Gerberding et al. [22] n = 209
Nadelstich	614	53	60
Schnittverletzung	73	23	
Offene Wunde	74		
Schleimhautkontakt	121		
Spritzer		24	55
Aerosol		5	
Andere		45	94

Selbst wenn nur die Personen, die dem Blut von Aids-Patienten exponiert waren, in die Auswertung einbezogen werden, wie auch die Mehrzahl der prospektiven Studien angelegt ist [30, 31, 54, 57] ergibt sich ein nur geringes Infektionsrisiko von unter 1 % (Tabelle 5). Die betreuten Patienten befinden sich dabei meist im fortgeschrittenen Stadium Arc oder Aids, das im Vergleich zur asymptomatischen HIV-Infektion als höher infektiös einzustufen und daher dem HBeAg-positiven HBsAg-Carrier-Status der -HBV-Infektion vergleichbar ist, welcher aber mit 19 % [84] bis 27 % [74] Infektionswahrscheinlichkeit nach parenteralem Kontakt ein dann um den Faktor 30 höheres Risiko darstellt. Einzelfälle, in denen durch Nadelstichverletzungen zwar eine Hepatitis B, nicht jedoch eine HIV übertragen wurde, belegen die größere Infektiosität des HBV [21, 30].

Im normalen sozialen Umgang mit seropositiven Personen ist bei insgesamt 222 untersuchten Haushaltsangehörigen HIV-infizierter Patienten keine Infektion mit dem HIV festgestellt worden [18, 37]. Allerdings ist in einem Einzelfall die HIV-Übertragung zwischen 2 Brüdern möglicherweise durch einen oberflächlichen Biß nicht auszuschließen [81]. Obwohl die Infektiosität von Speichel damit nicht ausgeschlossen werden kann, ist die HIV-Konzentration offenbar aber doch deutlich niedriger als in Blut wie die experimentellen Anzüchtungsversuche von Ho et al. [33] und Levy et al. [49] mit 1 % bzw. 7 % erfolgreichen Kultivierungen im Gegensatz zu über 50 % bei Blut [33] zeigen.

Schutzmaßnahmen

Im Zuge der in den letzten Jahren entstandenen Diskussion um die Ausbreitung des HIV und ihre Eindämmung sind inzwischen mehrfach Empfehlungen zu Schutzmaßnahmen veröffentlicht worden, die zwar alle auf das HIV gerichtet, jedoch ebenso und besonders auch zum Schutz vor dem Hepatitis-B-Virus, dem Non-A-Non-B-Virus und anderen, durch Blut übertragenen Erregern notwendig sind [9, 10, 17, 61]. An erster Stelle werden hier Handschuhe, Kittel, Schutzbrille und Gesichtsmaske als mechanische Barrieren gegen direkten Kontakt mit Blut und Schleimhäuten, Spritzer und Aerosole genannt. Vorschläge hierzu wurden 1989 in den USA von dem Nationalen Institut für Berufssicherheit und Gesundheit (NIOSH) nach Absprache mit den Centers for Disease Control (CDC) gemacht, die Tabelle 6 zeigt.

Tabelle 5. Infektionsrisiko nach parenteraler HIV-Exposition. (Nach Marcus et al. [54])

Art der Verletzung	Anzahl der Kontakte mit Blut	HIV-Infektion (%) (95 % Konfidenzintervall)
Nadelstich- und Schnittverletzung	860	4 (0,47) (0 – 1,06)
Offene Wunde, Schleimhautkontakt	103	0 (0 – 2,84)

Tabelle 6. Schutz vor HIV- und HBV-Transmission im Rettungswesen nach den Vorschlägen des National Institute for Occupational Safety and Health (NIOSH) und der Centers for Disease (CDC), USA, für Feuerwehrleute, Rettungssanitäter und Polizei (1989) [50]

Aktivität	Einweg-handschuhe	Schutz-kleidung	Maske	Brille
Bergen von Verletzten mit Gefahr der Verletzung des Sanitäters am Fahrzeug	+ (strukturierte, strapazierfähige Ausführungen)	+	+	+
Kontrolle starker Blutungen	+	+	+	+
Kontrolle schwacher Blutungen	+	–	–	–
Notfallgeburt	+	+	±	±
Blutentnahme	+	–	–	–
Endotracheale Intubation	+	–	–	–
Manuelle Reinigung und Absaugen im Bereich des Nasen-Rachen-Raumes	+	–	–	–
Handhabung und Reinigung von Instrumenten	+	–	–	–
Messung von Blutdruck oder Temperatur	–	–	–	–
Verabreichung einer Injektion	–	–	–	–

In ersten systematischen Studien zur Sicherheit von Handschuhen im medizinischen Bereich fanden Arnold et al. [1] elektronenmikroskopisch sichtbare und als Poren interpretierte Löcher in Latexhandschuhen, die jedoch nach der Erfahrung von Pendle u. Cobbold [60] durch Vorbehandlung hervorgerufene Artefakte darstellen. Allerdings lassen auch ein Erfahrungsbericht [51] und physikalisch-chemische Untersuchungen von Latex- und Polyvinylhandschuhen im Prüflabor [73] z. T. schon sichtbare Permeabilitätsstörungen [64] in Abhängigkeit vom Material und Hersteller, der Benutzungsdauer und der Beanspruchung erkennen [14, 59] Daschner u. Habel [14] raten aufgrund ihrer Ergebnisse eher zur Benutzung von Latex- als von Polyvinylhandschuhen.

Die große Zahl – vermeidbarer – Stichverletzungen [36, 53] und HIV-Infektionen nach Stichverletzungen [11] macht eine sichere Entsorgung benutzter Nadeln direkt nach Gebrauch in stichfesten Behältern als wirksamste Maßnahme zur Reduzierung des nosokomialen Risikos erforderlich. Angesichts der 2 HIV-Infektionen, die bei Wiederbelebungsversuchen durch von Mitarbeitern gehaltene Nadeln verursacht wurden [54] muß besonderes Augenmerk offenbar auch auf die Risikoanalyse bei akuten Notfällen und auf die Erziehung zu einem risikoärmeren Verhalten des medizinischen Personals gelegt werden. Schließlich kommen für die Entsorgung aller mit Blut, sonstigen Körperflüssigkeiten und -sekreten kontaminierten oder mit Organteilen in Berührung gekommenen Gegenstände entsprechend den gängigen Vorschriften physikalische und/oder chemische Desinfektionsverfahren in Frage [2, 5, 65, 77, 89]. Das HIV besitzt nur eine geringe

Tenazität im Vergleich zu anderen Viren. Desinfektionsverfahren, die auf der Basis der Richtlinien zur Prüfung und Bewertung von Desinfektionsmitteln der Deutschen Gesellschaft für Hygiene und Mikrobiologie (DGHM) [15] bzw. der Richtlinie des Bundesgesundheitsamtes (BGA) und der Deutschen Vereinigung zur Bekämpfung der Viruskrankheiten (DVV) [44] erarbeitet wurden, führten in eigenen Versuchen (Thraenhart u. Riffelmann, unveröffentlichte Ergebnisse) bisher immer zur vollständigen Inaktivierung der HIV-Infektiosität. Bei strikter Anwendung der angegebenen Desinfektionsmittelkonzentrationen und Reaktionszeiten besteht eine große Sicherheit. Dennoch sind die aufgelisteten Werte nicht zu unterschreiten, damit nicht nur HIV, sondern v. a. auch HBV und andere Infektionserreger inaktiviert werden [86]. Nach den Empfehlungen der WHO ist es wegen der möglichen Kontamination mit Blut oder weißen Blutzellen unabdingbar, daß alle medizinischen Instrumente für invasive Maßnahmen gesäubert, dann sterilisiert oder einer Desinfektion vor jedem Einsatz bei einem neuen Patienten unterzogen werden müssen.

Das Desinfektionsverfahren soll alle Infektionserreger zuverlässig erfassen. In der Bundesrepublik Deutschland erfüllen diese Kriterien die Desinfektionsmittel, die in der Liste des BGA unter der Spalte „Viruswirksamkeit" aufgeführt sind bzw. denen das Zertifikat der DGHM oder der DVV zuerkannt wurde.

Nachfolgend sind die chemischen Wirkstoffe, die sich in eigenen Versuchen gegenüber dem HBV als wirksam erwiesen haben [43], aufgeführt.

Aktivitätsgrad der HBV-zerstörenden Aktivität verschiedener Desinfektionsmittel und Stoffklassen

---

Stoffklasse bzw. Parameter der Beurteilung
Desinfektionsmittel:

---

1. Perverbindungen: auch bei Verwendung geringer Konzentrationen sehr gute Kurzzeitwirksamkeit; kein Eiweißfehler[1].
2. Aldehydpräparate: Kurzzeitwirksamkeit nur bei Verwendung relativ hoher Wirkstoffkonzentrationen; sonst gute Langzeitwirksamkeit; relativ hoher Eiweißfehler[1].
3. Natriumhypochlorit: Kurzzeitwirksamkeit auch geringer Wirkstoffkonzentrationen bei Fehlen organischen Begleitmaterials; Langzeitwirkung bei höheren Wirkstoffkonzentrationen; hoher Eiweißfehler[1].
4. Arylierte Phenole; keine Kurzzeitwirkung; gute Langzeitwirkung.
5. PVP-Jod; ohne Wirksamkeit, Jodzehrung?

---

[1] Der sog. Eiweißfehler wurde im MADT mit homologem Serum (33%) bestimmt [43].

Hiernach sind für die Händedesinfektion z. B. Alkohole plus Wasserstoffperoxid (Spitazid, Henkel) bzw. arylierte Phenole (Primasept M, Fa. Schülke & Mayr) verwendbar. Sauerstoffabspaltende Präparate oder Aldehyde sind für die Instrumenten- und Oberflächendesinfektion zu empfehlen. Zu beachten ist die jeweils frische und genaue Herstellung der Desinfektionsmittellösungen, wenn diese verdünnt zur Anwendung vorgesehen sind, da sonst selbst HIV nicht inaktiviert wird [29].

Verhalten nach Exposition

Wenn trotz aller Schutzvorkehrungen doch die Kontamination einer offenen Wunde – z.B. Stich-, Schnittverletzung oder auch eines nässenden Hautekzems – mit möglicherweise HIV-haltigem Material stattgefunden hat, sollte als erste Maßnahme ohne Verzögerung die Wunde zum Bluten angeregt und die Haut ausgiebig desinfiziert und gereinigt werden [27, 61, 71]. Diese Maßnahmen stehen im Vordergrund der Expositionsprophylaxe, da sie die Infektionswahrscheinlichkeit nicht nur des HIV, sondern auch aller übrigen durch Blut übertragenen Viren wie HBV, NANB, CMV etc. reduzieren. Nach Gürtler et al. [27] ist u. U. auch eine Exzision des Stichkanals innerhalb der folgenden 30 min. in Erwägung zu ziehen.

Angesichts der geringen HIV-Durchseuchung und der Nebenwirkungen erscheint eine prophylaktische Gabe von Zidovudin (Retrovir™) momentan nicht sinnvoll. Tierexperimentelle Befunde von Ruprecht et al. [69] und Tavares et al. [78] haben jedoch zu Vorschlägen geführt, direkt nach einer gesicherten Exposition mit HIV-haltigen Blutprodukten durch Stich- oder Schnittverletzung, Kontakt mit verletzter Haut oder Schleimhautkontamination prophylaktisch 14 Tage lang Zidovudin zu verabreichen [27]. Eine entsprechende Studie ist in den USA initiiert worden [46], ein Beweis für die Wirksamkeit dieser Maßnahmen ist jedoch auch in den nächsten Jahren nicht zu erwarten, und Zidovudin ist darüber hinaus für diese Anwendung bislang nicht zugelassen [27].

Wegen der Nebenwirkungen und der nicht nachgewiesenen expositionsprophylaktischen Wirksamkeit des Zidovudins sollte dieses Medikament nur bei gesicherter HIV-Infektion des versorgten Patienten in Erwägung gezogen werden. Bevor Zidovudin verabreicht wird, sollte deshalb der Verunfallte umgehend auf HIV-Antikörper untersucht werden. Dies wird in Kürze mit einem Schnelltest möglich sein, mit dem das Ergebnis unter präklinischen Bedingungen aus einem Bluttropfen innerhalb von ca. 30 min erhoben werden kann (Thraenhart, unveröffentlichte Ergebnisse).

Die juristische Frage ist letztlich noch nicht abschließend geklärt, unter welchen Bedingungen der Verunfallte überhaupt auf HIV-Antikörper untersucht werden darf. Im Falle einer Exposition mit Blut des Patienten ist hier eine Güterabwägung zwischen dem informationellen Selbstbestimmungsrecht des Patienten und dem Recht auf Gesundheit des Notarztes oder Rettungssanitäters zulässig [16, 68]. Die Entnahme des Patientenbluts und Untersuchung auf HIV-Antikörper im Sinne eines rechtfertigenden Notstands setzt dabei voraus, daß sie ein „notwendiges, angemessenes und geeignetes Mittel ist, die Gefahr abzuwenden" (zit. nach [3]) und erscheint angesichts möglicher therapeutischer Sofortmaßnahmen in Zukunft in den Bereich des Möglichen zu rücken.

Schließlich sind über die Erstellung des Durchgangsarztberichts eine Meldung an die Berufsgenossenschaft abzugeben [75] und zur Befundsicherung zu den Zeitpunkten 0 und 6 Wochen, 3, 6 und 12 Monaten Blutproben zur Untersuchung auf HIV-Antikörper zu entnehmen [52, 54, 55]. Da eine Serokonversion länger als 6 Monate nach einer HIV-Infektion nach heutigem Wissensstand ungewöhnlich und nicht dokumentiert ist [55], läßt sich spätestens durch die abschließende HIV-Antikörperbestimmung 12 Monate nach Exposition eine sichere Entscheidung über den Infektionsstatus treffen. Allerdings bedürfen Befunde, nach denen HIV und HIV-DNS in Einzelfällen bis zu 35 Monate vor Serokonversion nachgewiesen wurde [35] noch der Bestätigung.

Prophylaxe der Hepatits B

Hepatitiden werden durch eine Reihe von Erregern aus unterschiedlichen Virusklassen induziert (Tabelle 7).

Die Empfehlungen zur Hepatitis-B-Prophylaxe nach Exposition mit möglicherweise HBsAg-haltigen Materialien richten sich nach der Anzahl der vorangegangenen aktiven Impfungen und dem individuellen Anti-HBs-Antikörperbefund (Abb. 3). Die aktive Impfung ist momentan die einzige verfügbare Maßnahme zur Prophylaxe der Hepatitis B und ist medizinischem Personal rechtzeitig, d. h. bei Antritt einer Beschäftigung, anzubieten, denn erst eine mehrfache Immunisierung verspricht einen wirksamen Schutz [45] (Abb. 4). Die kombinierte aktive und passive Immunisierung führt bei vorher noch nicht geimpften Personen zum sofortigen Schutz. Die Empfehlungen für eine Auffrischimpfung sind Tabelle 8 zu entnehmen [38].

Tabelle 7. Virusarten mit hepatotropen Eigenschaften

Viren	Akute Hepatitis als Hauptsymptom	Nebensymptom
Coxsackie	−	+
Echo[a]	−	+
Reo[b]	−	+
Variola	−	+
Varicella	−	+
Herpes simplex	−	+
Epstein-Barr	−	+
Zytomegalie	+	+
Arbo[c]	−	+
Gelbfieber	+	−
Hepatitis A	+	−
Hepatitis B	+	−
Hepatitis Non A/Non B	+	−

[a] Echo: Enteric cytopathic human orphan.
[b] Reo: Respiratory enteric orphan.
[c] Arbo: Arthropod borne.

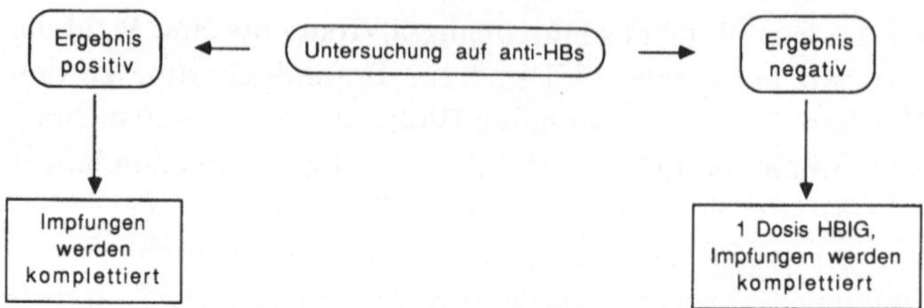

Abb. 3. Empfehlungen zur Hepatitis-B-Prophylaxe nach Exposition und nach inkompletter aktiver Immunisierung mit weniger als 3 Injektionen [84a]

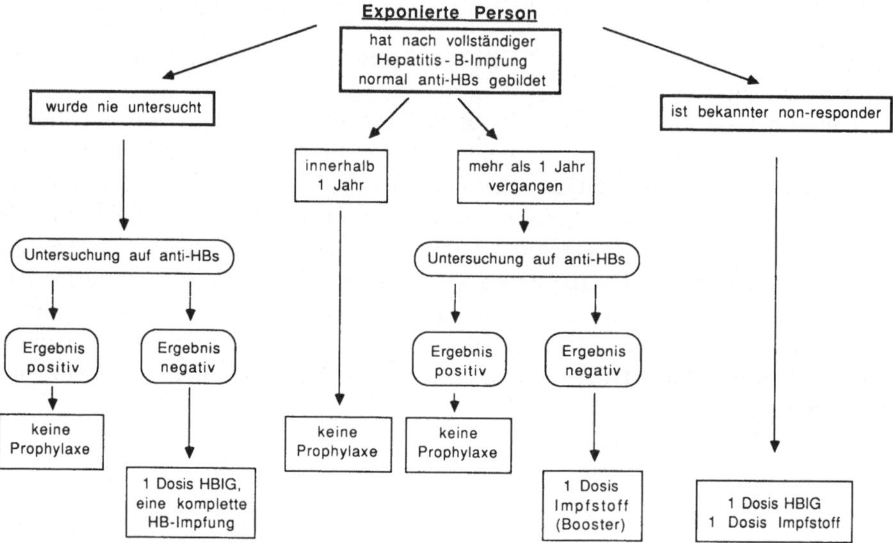

Abb. 4. Empfehlungen zur Hepatitis-B-Prophylaxe nach Exposition und nach vollständiger aktiver Immunisierung mit 3 oder mehr Injektionen [84a]

Tabelle 8. Empfehlungen zur Wiederimpfung anhand der maximalen Anti-HBs-Konzentrationen nach der Grundimmunisierung

Anti-HBs*[a] (1 E/l)	Zeitpunkt der Wiederimpfung
< 10	Sofort
10 – 100	Nach 3 – 6 Monaten
100 – 1000	Nach 1 Jahr
1000 – 10000	Nach 3 1/2 Jahren
≥ 10000	Nach 7 Jahren

[a] Gemessen 4 Wochen nach Beendigung der Grundimmunisierung (3. bzw. 4. Impfung).

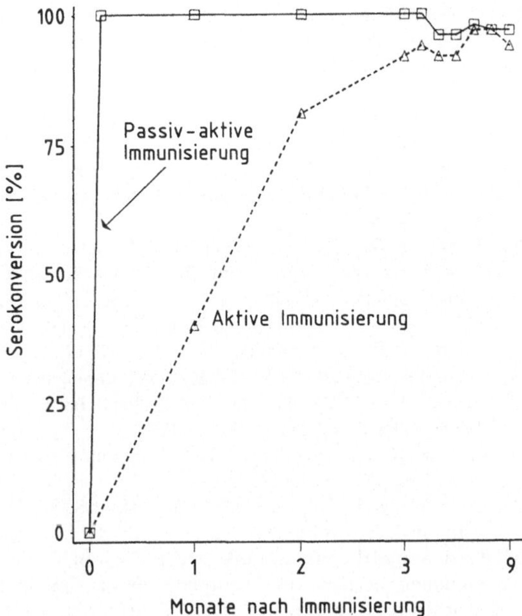

Abb. 5. Serokonversionsraten nach aktiver Hepatitis-B-Impfung (Schema 0-1-2 Monate) im Vergleich zur passiv-aktiven Simultanimmunisierung

Literatur

1. Arnold SG, Whitman JE, Fox CH, Cottler-Fox MH (1988) Latex gloves not enough to exclude viruses. Nature 335: 19
2. Barré-Sinoussi F, Nugeyre MT, Chermann JC (1985) Resistance of AIDS virus at room temperature. Lancet II: 721–722
3. Baur U (1988) HIV-Test. Mit oder ohne Einwilligung? Die Probleme für Arzt und Patient. Dtsch Ärztebl 85: 765–767
4. Bundesgesundheitsamt (1985–1989) AIDS-Schnellinformation. Bundesgesundhbl 28–32
5. Bundesgesundheitsamt (1987) Liste der vom Bundesgesundheitsamt geprüften und anerkannten Desinfektionsmittel und -verfahren. Bundesgeshbl 30: 279–292
6. Bygbjerg IC (1983) AIDS in a Danish surgeon (Zaire, 1976). Lancet I: 925
7. Carne CA, Weller IVD, Johnson AM et al. (1987) Prevalence of antibodies to human immunodeficiency virus, gonorrhoea rates, and changed sexual behaviour in homosexual men in London. Lancet I: 656–65f8
8. Centers for Disease Control (1986) Apparent transmission of human T-lymphotropic virus type III/lymphadenopathy-associated virus from a child to a mother providing health care. MMWR 35: 76–79
9. Centers for Disease Control (1986b) Human T-lymphotropic virus type III/lymphadenopathy-associated virus antibody prevalence in U.S. military recruit applicants. MMWR 35: 421–424
10. Centers for Disease Control (1987) Update: Human immunodeficiency virus infections in health-care workers exposed to blood of infected patients. MMWR 36: 285–289
11. Centers for Disease Control (1988) Update: Acquired immunodefinciency syndrome and human immunodeficiency virus infection among health-care workers. MMWR 37: 229–234, 239

12. Cohen ND, Munoz A, Reitz BA et al. (1989) Transmission of retroviruses by transfusion of screened blood in patients undergoing cardiac surgery. N Engl J Med 320: 1172–1176
13. Costagliola D, Mary JY, Brouard N, Laporte A, Valleron AJ (1989) Incubation time for AIDS from French transfusion-associated cases. Nature 338: 768–769
14. Daschner FD, Habel H (1988) HIV prophylaxis with punctuated gloves? Infect Contr Hosp Epidemiol 9: 184, 186
15. Deutsche Gesellschaft für Hygiene und Mikrobiologie (1984) Prüfung und Bewertung chemischer Desinfektionsverfahren – Anforderungen für die Aufnahme in die VII. Liste. mhp-Verlag, Mainz
16. Eberbach WH, Fuchs C (1987) AIDS-Diagnostik: Nicht „hinter dem Rücken des Patienten". HIV-Antikörpertest und Einwilligung. Dtsch Ärztebl 84: 1429–1431
17. Exner M, Krizek L, Hoffmann K, Vogel F (1988) Hygienische Maßnahmen zur Verhütung der Übertragung von HIV im Krankenhaus. Dtsch Ärztebl 85: 161–164
18. Friedland G, Saltzman B, Kahl P et al. (1986) Risk of HTLV-III/LAV transmission to household contacts. N Engl J Med 315: 258–259
19. Frösner GG (1988) Welche Aussagekraft haben die Ergebnisse der AIDS-Laborberichts-pflicht? Dtsch Ärztebl 85: 1819–1821
20. Gellan MCA, Ison CA (1986) Declining incidence of gonorrhoea in London: A response to fear of AIDS? Lancet II: 920
21. Gerberding JL, Hopewell PC, Kaminsky LS, Sande MA (1985) Transmission of hepatitis B without transmission of AIDS by accidental needlestick. N Engl J Med 312: 56–57
22. Gerberding JL, Bryant-LeBlanc CE, Nelson K et al. (1987) Risk of transmitting the human immunodeficiency virus, cytomegalovirus, and hepatitis B virus to health care workers exposed to patients with AIDS and AIDS-related conditions. J Infect Dis 156: 1–8
23. Gioannini P, Sinicco A, Cariti G, Luechini A, Paggi G, Giachino O (1988) HIV infection acquired by a nurse. Eur J Epidemiol 4: 119–120
24. Glück D, Koerner K, Caspari G et al. (1988) Epidemiologie des HIV bei Blutspendern in der Bundesrepublik Deutschland. Dtsch Med Wochenschr 113: 1383–1389
25. Goebel FD, Zoller WG, Erfle V, Hehlmann R (1988) Resuscitation of patients with AIDS: Risk of HIV transmission. AIDS-Forschung 3: 277–278
26. Grint P, Rademaker M, McEvoy MB (1987) A case of acquired immune deficiency syndrome without the recognized risk factors. International Conference on AIDS, Washington (abstract MP 67)
27. Gürtler L, Deinhardt F, Goebel FD et al. (1989) Vorschlag zum Verhalten und Handeln nach Kontamination mit HIV-haltiger Flüssigkeit. Dtsch Ärztebl 86: 899–900
28. Habermehl KO, Maxeiner HG, Deinhardt F, Koch M (1988) AIDS-Laborberichtspflicht. Untersuchungen auf der Basis der gemeldeten HIV-Seropositiven und im Bestätigungstest verifizierten Laborbefunde. Dtsch Ärztebl 85: 839–843
29. Hanson PJV, Gor D, Jeffries DJ, Collins JV (1989) Chemical inactivation of HIV on surfaces. Br Med J 298: 862–864
30. Henderson DK, Saah AJ, Zak BJ et al. (1986) Risk of nosocomial infection with human T-cell lymphotropic virus type III/lymphadenopathy-associated virus in a large cohort of intensively exposed health care workers. Ann Int Med 104: 644–647
31. Hirsch MS, Wormser GP, Schooley RT et al. (1985) Risk of nosocomial infection with human T-cell lymphotropic virus III (HTLV-III). N Engl J Med 312: 1–4
32. Ho DD, Schooley RT, Rota TR et al. (1984) HTLV-III in the semen and blood of a healthy homosexual man. Science 226: 451–453
33. Ho DD, Byington RE, Schooley RT, Flynn T, Rota TR, Hirsch MS (1985) Infrequency of isolation of HTLV-III virus from saliva in AIDS. N Engl J Med 313: 1606
34. Hoff R, Berardi VP, Weiblen BJ, Mahoney-Trout L, Mitchell ML, Grady GF (1988) Sero-prevalence of human immunodeficiency virus among childbearing women. Estimation by testing samples of blood from newborns. N Engl J Med 318: 525–530
35. Imagawa DT, Lee MH, Wolinsky SM et al. (1989) Human immunodeficiency virus type 1 infection in homosexual men who remain seronegative for prolonged periods. N Engl J Med 320: 1458–1462

36. Jagger J, Hunt EH, Brand-Elnaggar J, Pearson RD (1988) Rates of needle-stick injury caused by various devices in a university hospital. N Engl J Med 319: 284–288
37. Jason JM, McDougal JS, Dixon G et al. (1986) HTLV-III/LAY antibody and immune status of household contacts and sexual partners of persons with hemophilia. JAMA 255: 212–215
38. Jilg W, Deinhardt F (1988) Schutzimpfung gegen Hepatitis B. Dtsch Ärztebl 85: 683–687
39. Jullien AM, Couroucé AM, Richard D, Favre M, Lefrere JJ, Habibi B (1988) Transmission of HIV by blood from seronegative donors. Lancet II: 1248–1249
40. Kelen GD, Fritz S, Qaqish B et al. (1988) Unrecognized human immunodeficiency virus infection in emergency department patients. N Engl J Med 318: 1645–1650
41. Krogh G v, Hellström L, Böttiger M (1986) Declining incidence of syphilis among homosexual men in Stockholm. Lancet II: 920–921
42. Kubanek B, Koerner K (1986) Häufigkeit von HTLV-III-Antikörpern bei Blutspendern des Deutschen Roten Kreuzes. Dtsch Med Wochenschr 111: 516–517
43. Kuwert E, Thraenhart O, Dermietzel R, Scheiermann N (1981) Zur Hepatitis B-Wirksamkeit und Hepatoviruzidie von Desinfektionsverfahren auf der Grundlage des MADT. mhp-Verlag, Mainz
44. Kuwert EK, Thraenhart O, Brede HD (1982) Richtlinie des Bundesgesundheitsamtes und der Deutschen Vereinigung zur Bekämpfung der Viruskrankheiten zur Prüfung von chemischen Desinfektionsmitteln auf Wirksamkeit gegen Viren. Bundesgesundhbl 25: 397–398
45. Kuwert E, Scheiermann N, Becker E et al. (1985) Hepatitis-B-Rekombinantenvakzine. DMW 110: 1672–1673
46. LaFon SW, Lehrman SN, Barry DW (1988) Prophylactically administered Retrovir™ in health care workers potentially exposed to the human immunodeficiency virus. J Infect Dis 158: 503
47. Laufs R, Sibrowski W, Karch H, Busch H, Eisenhart-Rothe B v, Roos D (1985) AIDS-Virus-Infektionen bei Blutspendern. Dtsch Ärztebl 82: 3593–3597
48. Lawrence AG, Singaratnam AE (1987) Changes in sexual behaviour and incidence of gonorrhoea. Lancet I: 982–983
49. Levy JA, Greenspan D (1988) HIV in saliva. Lancet II: 1248
50. Mullan RJ, Baker EL, Bell DM, Bond WW, Chamberland MC, Favero MS, Garner JS 61989) Guidelines for prevention of transmission of human immunodeficiency virus and hepatitis B virus health-care and public-safety workers. Morb Mort Weekly Rep 38/6: 35
51. Lux LB (1988) Rubber glove hygiene. Br Dent J 165: 159
52. Manian FA, Meyer L, Rinke D (1989) Exposure of health care workers to the blood of patients infected with the human immunodeficiency virus. N Engl J Med 320: 1350–1351
53. Marcus R, CDC Cooperative Needlestick Surveillance Group (1987) Update: Prospective evaluation of health-care workers parenterally exposed to the blood patients infected with human immunodeficiency virus. International Conference on AIDS, Washington (abstract THP.223)
54. Marcus R, CDC Cooperative Needlestick Surveillance Group (1988) Surveillance of health care workers exposed to blood from patients infected with the human immunodeficiency virus. N Engl J Med 319: 1118–1123
55. Marcus R, Bell DM, Jaffe HW (1989) Exposure of health care workers to the blood of patients infected with the human immunodeficiency virus. N Engl Med 320: 1351
56. McCray E, CDC Cooperative Needlestick Surveillance Group (1986) Occupational risk of the acquired immunodeficiency syndrome among health care workers. N Engl J Med 314: 1127–1132
57. McEvoy M, Porter K, Mortimer P, Simmons N, Shanson D (1987) Prospective study of clinical, laboratory, and ancillary staff with accidental exposures to blood or body fluids from patients infected with HIV. Br Med J 294: 1595–1597
58. Medley GF, Anderson RM, Cox DR, Billard (1987) Incubation period of AIDS in patients infected via blood transfusion. Nature 328: 719–721
59. Morgan DJ, Adams D (1989) Permeability studies on protective gloves used in dental practice. Br Dent J 166: 11–13
60. Pendle TD, Cobbold AJ (1988) Latex gloves off in virus porosity dispute. Nature 336: 317

61. Peters J, Spicher G (1987) Zur Auswahl der Desinfektionsmittel bei AIDS. Bundesgeshbl 30: 1–5
62. Polakoff S (1987) Decrease in acute hepatitis B incidence in England and Wales in 1985–86. Lancet I: 380
63. Polakoff S (1988) Decrease in acute hepatitis B incidence continued in 1987. Lancet I :540
64. Polit SA (1988) A warning about nonsterile rubber gloves. N Engl J Med 319: 1485
65. Prince AM, Horowitz B, Brotman B (1986) Sterilisation of hepatitis and HTLV-III viruses by exposure to tri(n-butyl)phosphate and sodium cholate. Lancet I: 706–710
66. Pristerá R, Casini M, Perino F, Degiorgis A (1987) Drug addiction and fear of AIDS. Lancet I: 160–161
67. Public Health Laboratory Service Working Group (1989) Prevalence of HIV antibody in high and low risk groups in England. Br Med J 298: 422–423
68. Rübsaamen M (1988) Rechtsprechung – Jurisdiktion. Bericht über das Mannheimer Symposium „Die Rechtsprobleme von AIDS" am 20./21. November 1987. AIDS-Forschung 3: 45–48
69. Ruprecht RM, O'Brien LG, Rossoni LD, Nusinoff-Lehrman S (1986) Suppression of mouse viraemia and retroviral disease by 3'-azido-3'-deoxythymidine. Nature 323: 467–469
70. Saviteer SM, White GC, Cohen MS, Jason J (1985) HTLV-III exposure during cardiopulmonary resuscitation. N Engl J Med 313: 1606–1607
71. Scheiermann N (1987) HIV und AIDS: Risiken für den Arzt und seine Mitarbeiter. Rhein Ärztebl 41: 408–413
72. Schmidt CA, Fiek T, Neubauer A, Huhn D (1988) HIV-Infektion durch Nadelstichverletzung. Dtsch Med Wochenschr 113: 76
73. Schulze-Röbbecke R, Brühl P (1989) Schutzhandschuhe – Normen dringend gefordert. Dtsch Ärztebl 86: 1254–1256
74. Seeff LB, Veterans Administration Cooperative Study Group (1978) Type B hepatitis after needle-stick exposure: Prevention with hepatitis B immune globulin. Final report of the Veterans Administration Cooperative Study. Ann Intern Med 88: 285–293
75. Slupinski H (1986) Hepatitis-B-Risiko für Rettungssanitäter. Dtsch Med Wochenschr 111: 880–881
76. Sorensen JL, Guydish J, Costantini M, Batki SL (1989) Changes in needle sharing and syringe cleaning among San Francisco drug abusers. N Engl J Med 320: 807
77. Spire B, Barré-Sinoussi F, Montagnier L, Chermann JC (1984) Inactivation of lymphadenopathy associated virus by chemical disinfectants. Lancet II: 899–901
78. Tavares L, Roneker C, Johnston K, Nusinoff Lehrman S, de Noronha F (1987) 3'-azido-3'-deoxythymidine in feline leukemia virus-infected cats: A model for therapy and prophylaxis of AIDS. Cancer Res 47: 3190–3194
79. Thraenhart O, Kuwert EK, Dermietzel R, Scheiermann N, Wendt F (1978) Influence of different disinfection conditions on the structure of the hepatitis B virus (Dane particle) as evaluated in the morphological alteration and disintegration test (MADT). Zbl Bakt Hyg, I Abt Orig A 242: 299–314
80. Vogt MW, Witt DJ, Craven DE, Byngton R, Crawford DF, Schooley RT, Hirsch MS (1986) Isolation of HTLV-III/LAY from cervical secretions of women at risk for AIDS. Lancet I: 525–527
81. Wahn V, Kramer HH, Voit T, Brüster HT, Scrampical B, Scheid A (1986) Horizontal transmission of HIV infection between two siblings. Lancet II: 694
82. Wallace MR, Harrison WO (1988) HIV seroconversion with progressive disease in health care workers after needlestick injury. Lancet I: 1454
83. Ward JW, Holmberg SD, Allen JR et al. (1988) Transmission of human immunodeficiency virus (HIV) by blood transfusion screened as negative for HIV antibody. N Engl J Med 318: 473–478
84. Werner BG, Grady GF (1982) Accidental hepatitis-B-Surface-antigen-positive inoculations. Ann Intern Med 97: 367–369
84a. Wissenschaftlicher Beirat der Bundesärztekammer (1986) Empfehlungen zur Hepatitis-B-Prophylaxe nach Exposition. Dtsch Ärztebl 83: 3208–3209

85. Wofsy CB, Cohen JB, Hauer LB, Padian NS, Michaelis BA, Evans LA, Levy JA (1986) Isolation of AIDS-associated retrovirus from genital secretions of women with antibodies to the virus. Lancet I: 527–529
86. World Health Organisation (1989) Guidelines on sterilization and high-level disinfection methods effective against human immunodeficiency virus (HIV). WHO AIDS series 2
87. Zagury D, Bernard J, Leibowitch J et al. (1984) HTLV-III in cells cultured from semen of two patients with AIDS. Science 226: 449–451
88. Zagury D, Fouchard M, Vol JC et al. (1985) Detection of infectious HTLV-III/LAV virus in cell-free plasma from AIDS patients. Lancet II: 505–506
89. Zeichhardt H, Scheiermann N, Spicher G, Deinhardt F (1987) Stabilität und Inaktivierung des Human Immunodeficiency Virus (HIV). Dtsch Ärztebl 84: 874–879

Chemoprophylaxe bakterieller und myzetischer Infektionen bei Patienten mit endotrachealer Intubation

R. ANSORG

Infektionsrisiko bei Endotrachealer Intubation

Unter den lebensrettenden Maßnahmen im Rahmen der kardiopulmonalen Reanimation und in der Intensivpflege ist die endotracheale Intubation mit mechanischer Beatmung wohl mit dem höchsten Infektionsrisiko belastet. Im Vergleich zu Patienten ohne künstliche Beatmung fanden Cross u. Roup [9] bei Patienten mit künstlicher Beatmung mittels endotrachealer Intubation ein 12mal höheres Pneumonierisiko. Celis et al. [6] untersuchten 120 Episoden nosokomialer Pneumonien und fanden, daß die endotracheale Intubation das Pneumonierisiko um etwa das 7fache erhöht. Craven u. Daschner [7] berichten, daß nach den Ergebnissen der „Study on the Efficacy of Nosocomial Infection Control (SENIC)" das Pneumonierisiko bei Patienten mit kontinuierlicher Beatmung 21mal höher liegt als bei Patienten ohne mechanische Beamtmung.

Die Häufigkeit intubationsbedingter Pneumonien ist deutlich abhängig von der Dauer der künstlichen Beatmung. Nach den Untersuchungen von Cross u. Roup [9] trat bei einer Beatmungsdauer von weniger als 24 h bei keinem von 770 Patienten eine Pneumonie auf; bei 311 Patienten mit weniger als 72 h Beatmungsdauer entwickelte sich in 8 Fällen (2,6 %) eine Pneumonie; bei mehr als 10tägiger Beatmungsdauer lag die Pneumoniehäufigkeit über 60 %. Die durchschnittliche Beatmungsdauer bei Patienten, die keine Pneumonie akquirierten, betrug 5,9 ± 0,95 Tage. Bei Patienten mit beatmungsbedingter Pneumonie entwickelte sich die Infektion durchschnittlich nach 9,1 ± 1,9 Tagen der Beatmung.

Unertl et al. [34] fanden einen ähnlichen Zusammenhang zwischen Intubationsdauer und Pneumonierate. Bis zu einer Beatmungsdauer von 24 h betrug die Pneumonierate 1 %. Sie erhöhte sich auf 2 %, wenn die Respiratorbehandlung nach 4 Tagen abgeschlossen werden konnte. Bei einer Beatmungsdauer von 5–10 Tagen stieg die Pneumonierate auf 25 % und erreichte 86 % bei mehr als 10 Tagen Beatmungsdauer. Der Häufigkeitsgipfel für den Beginn der Infektion lag zwischen dem 2. und 5. Tag der Respiratortherapie. Etwa 50 % der Infektionen begannen später.

Die Letalität nosokomialer Pneumonien beträgt nach einer Übersicht von Wenzel 28–37 % [38]. Unertl et al. [34] errechneten eine durchschnittliche Pneumonieletalität von 10,9 %. Craven et al. [8] ermittelten bei 233 beatmeten Patienten eine Letalität von 55 % im Fall einer Pneumonie und eine Letalität von 25 %, falls keine Pneumonie auftrat. Wenn auch exakte Untersuchungen über den Beitrag nosokomialer und intubationsbedingter Pneumonien zur Letalität multimorbider Patienten fehlen, kann doch wohl angenommen werden, daß die Entwicklung einer Pneumonie eine ungünstige Prognose anzeigt.

Erregerspektrum, Infektionsquellen und Infektionswege

Das Erregerspektrum nosokomialer (beatmungsbedingter) Pneumonien umfaßt in erster Linie opportunistische Mikroben, d. h. Bakterien und Pilze, die bei gesunden Personen in der residenten und transienten Haut- und Schleimhautflora vorkommen, ohne manifeste Infektionen zu verursachen, die aber bei Störungen der spezifischen und unspezifischen Infektabwehrmechanismen pathogene Bedeutung erlangen. Die prozentualen Angaben über die Erregerverteilung variieren von Untersucher zu Untersucher aufgrund unterschiedlicher Patientenkollektive, unterschiedlicher lokalepidemiologischer Situationen und unterschiedlicher Untersuchungsverfahren. Es besteht jedoch Übereinstimmung, daß Enterobacteriaceae (Klebsiella sp., E.coli, Enterobacter sp., Proteus sp., Serratia sp.), Pseudomonas acruginosa und andere Nonfermenter, Staphylococcus aureus sowie Pilze die häufigsten Infektionserreger sind [23, 26, 28, 35]. Die Angaben über das Vorkommen von Legionella pneumophila schwanken zwischen 4 % und 14 % [26, 28]. Anaerobe Bakterien (Bacteroides melaninogenicus, Fusobacterium nucleatum, anaerobe Kokken) wurden bei 56 (35 %) von 159 nosokomialen Pneumonien isoliert, jedoch meistens als Mischinfektionen mit gramnegativen aeroben Bakterien [5]. Überhaupt sind Mischinfektionen bei nosokomialen Pneumonien die Regel.

Die Infektionserreger können aus der Umgebung des Patienten (exogene Flora) oder vom Patienten selbst (endogene Flora) stammen. Die Unterscheidung dieser beiden Erregerreservoirs ist ziemlich artefiziell, da ja zwischen endogener und exogener Flora keine strengen Barrieren bestehen, sondern vielmehr ein permanenter und wechselseitiger Keimaustausch stattfindet. Patienten mit längerem Aufenthalt im Hospital nehmen häufig aus dieser Umgebung Mikroben in ihre endogene Flora zumindest transient auf und geben umgekehrt Mikroben an ihre Umgebung ab. Die Unterscheidung zwischen exogener und endogener Infektion wird sinnvoller, wenn die Begriffe weniger zur Differenzierung der Erregerreservoirs als vielmehr zur Kennzeichnung des Infektionsweges verwandt werden. Eine exogene Infektion in diesem Sinne entsteht durch direkte Aufnahme infektionstüchtiger Mikrobenmengen aus der Umwelt, ohne Zwischenschaltung eines anderen Vermehrungsortes. Eine endogene Infektion entsteht durch die Entwicklung infektionstüchtiger Mikrobenmengen auf den physiologischerweise keimbesiedelten Körperoberflächen, wobei die Mikroben sowohl aus der Umgebung als auch aus der permanenten Normalflora stammen können.

In zahlreichen Berichten ist dokumentiert, daß durch kontaminiertes Beatmungsinstrumentarium (Beatmungsbeutel, Inhalatoren, Luftbefeuchter, Tuben etc.) bronchopulmonale Infektionen direkt gesetzt werden können [1, 26]. Im klinischen Bereich ist dieses Problem weitgehend bekannt und durch adäquate hygienische Maßnahmen weitgehend entschärft. Im präklinischen Bereich, z. B.

in der Ausrüstung von Notarztwagen, können in dieser Hinsicht durchaus noch Defizite vorliegen [19].

Trotz sorgfältiger Beachtung hygienischer Regeln ist die Inzidenz beatmungsabhängiger Pneumonien weiterhin hoch. Endogene Infektionen spielen die Hauptrolle.

Pathomechanismus endogener Infektionen

Durch prolongierte endotracheale Intubation im Zusammenspiel mit Grunderkrankungen wird die mikrobielle Ökologie der Atemwege empfindlich gestört [7]. Potentiell pathogene Mikroben, die in geringer Menge bereits in der Flora des Oropharynx vorhanden sein können, aus der Umwelt in den Oropharynx gelangen oder aus dem Magen aszendiert sind, erhalten vor allen Dingen durch Verdrängung der protektiven grampositiven Flora günstige Voraussetzungen zur ausgedehnten Kolonisation des Areals. Ein wichtiger Faktor in diesem Prozeß ist die Adhärenz der Mikroben an den Epithelzellen [24]. Offenbar werden bei schwerkranken Patienten sowohl an oropharyngealen als auch tracheobronchialen Epithelzellen vermehrt Rezeptoren freigesetzt, an die sich insbesondere Enterobacteriaceae und Pseudomonas mit Hilfe ihrer Adhäsine (z. B. Fimbrien) binden [10, 24, 39]. Durch Aspiration aus dem Oropharynx in den unteren Respirationstrakt deszendierte Mikroben werden bei gesunden Personen durch mechanische, zelluläre und humorale Abwehrmechanismen erfolgreich eliminiert [13, 20, 27, 33]. Bei Dysfunktion dieser Abwehrmechanismen infolge Beatmung und Grunderkrankungen jedoch ist die Invasion der Mikroben mit folgender manifester Infektion die Regel.

Nicht in allen Fällen ist die Kolonisation des Oropharynx der Infektion des unteren Respirationstraktes vorgeschaltet. In einigen Studien konnte gezeigt werden, daß insbesondere Pseudomonas aeruginosa bei intubierten Patienten häufiger im unteren Respirationstrakt gefunden wird als im Oropharynx [11, 24, 29]. Die primäre Kolonisation des Tracheobronchialbereichs ist möglicherweise auf die stärkere Adhärenz von P.aeruginosa an tracheale Epithelzellen gegenüber bukkalen Epithelzellen zurückzuführen [25]. In der Pathogenese nosokomialer Pneumonien fungiert der Oropharynx somit einerseits als Vermehrungsort, andererseits nur als Durchgangsstrecke für potentiell pathogene Mikroben.

Aus dem Pathomechanismus der intubationsbedingten endogenen Infektionen ergeben sich hauptsächlich 3 Ansatzpunkte für die Prophylaxe mit antimikrobiellen Chemotherapeutika:

1. Dekontamination des Oropharynx zur Verhinderung der Kolonisation mit potentiell pathogenen Bakterien und Pilzen,
2. Dekontamination des Gastrointestinaltraktes zur Verhinderung der Aszension von Mikroben in den Oropharynx,
3. Aufbau einer antimikrobiellen Barriere im Tracheobronchialbereich zur Unterstützung gestörter Abwehrmechanismen.

Antimyzetische Chemoprophylaxe

Unter Verwendung des nicht resorbierbaren Polyenantimyzetikums Pimaricin entwickelten wir ein Verfahren zur Pilzdekontamination des Oropharynx und zum Aufbau einer antimyzetischen Barriere im Tracheobronchialbereich [2, 3].

Im Zeitraum der endotrachealen Intubation wird das Antimyzetikum (Pimafucin) 4mal täglich (6, 12, 18, 24 Uhr) lokal appliziert: in den Bronchialbereich durch Inhalation von 1 ml einer 0,25%iger Suspension als Aerosol, in die Mundhöhle durch Austupfen mit 1%iger Suspension, in die Nase durch Instillation von je 5 Tropfen 1%iger Suspension beiderseits.

In einer Untersuchung an 40 chirurgischen Intensivpatienten konnte gezeigt werden, daß in der Behandlungsgruppe mit einer durchschnittlichen Intubationsdauer von 17 Tagen die Häufigkeit und Menge von Candidahefen in respiratorischen Sekreten gegenüber der Kontrollgruppe mit einer durchschnittlichen Intubationsdauer von 12 h deutlich reduziert war.

Die Überwachung der Candidaantikörpertiter im Serum der Patienten zeigte, daß die antimyzetische Prophylaxe nicht nur die Pilzkolonisation des Ororespirationstraktes vermindert, sondern auch eine mögliche Hefeinvasion oder zumindest die Exposition gegenüber Candidaantigenen. In der Kontrollgruppe entwikkelten 17 der 20 Patienten einen signifikanten Anstieg der Candidaantikörper während der 2.–3. Hospitalisierungswoche. In der Behandlungsgruppe zeigten nur 4 der 20 Patienten einen Anstieg der Candidaantikörper.

In Anbetracht des Candidaendomykoserisikos von Intensivpflegepatienten, der Problematik einer frühzeitigen Diagnose und systematischen Therapie der Endomykosen und der ungünstigen Prognose etablierter Endomykosen sollte die nebenwirkungsfreie ororespiratorische antimyzetische Prophylaxe zumindest bei prolongierter Intubation routinemäßig durchgeführt werden.

Antibakterielle Chemoprophylaxe

Zur Prophylaxe bakterieller Infektionen bei Beatmungspatienten wurden verschiedene Verfahren eingesetzt, die sich in den gewählten Antibiotika und im Applikationsort unterscheiden [4, 12, 14–18, 22, 30, 31, 36, 37].

Polymyxin-B-Aerosol wurde bereits 1954 von Lepper et al. [22] zur Dekontamination des Pharynx und des Tracheobronchialbereichs verwendet. Das Verfahren wurde von einer Bostoner Arbeitsgruppe 1973 wiederaufgenommen [16]. Pneumonien durch P.aeruginosa konnten erfolgreich verhütet werden, jedoch traten im Verlauf der Studie Pneumonien durch resistente Bakterien auf, so daß die kontinuierliche Anwendung dieses Verfahrens als gefährliche Therapieform beurteilt wurde [12]. Im gleichen Zeitraum verwendeten Klastersky et al. [17, 18] Gentamicin, das mit einem Katheder tief in die Trachea instilliert wurde. Sie konnten eine signifikante Verringerung der Pneumoniehäufigkeit erzielen [18], jedoch wird ebenfalls vor einer breiten Anwendung des Prophylaxeverfahrens wegen der Selektion resistenter Keime gewarnt. Aufgrund dieser Studien wurde die topische Anwendung von Antibiotika in bestimmten Fällen (z. B. Pseudo-monashospitalismus) als indiziert angesehen, eine generelle Durchführung der Chemoprophylaxe im intensivmedizinischen Bereich aber als nicht empfehlenswert erachtet [26].

Im Gegensatz dazu wurde aufgrund von Untersuchungen zu Beginn der 80er Jahre von einer Bonner Arbeitsgruppe die intratracheale Aminoglykosidapplikation zur Prophylaxe von Beatmungspneumonien empfohlen [36, 37]. Die fehlende Selektion resistenter Keime wurde auf die Applikation unverdünnter Gentamicinlösung zurückgeführt [36]. Die Effektivität der intratrachealen Aminoglykosidapplikation wurde von Geiss et al. [15] bestätigt. Vor Einführung des Verfahrens in den untersuchten Intensivpflegebereich akquirierten 24 (26 %) von 92 Beatmungspatienten eine Pneumonie, nach Einführung der topischen Tobramycininstillation traten bei 14 (13 %) von 106 Patienten Pneumonien auf. Eine Selektion resistenter Bakterien wurde nach nahezu 2jährigem Einsatz dieses Regimes nicht festgestellt [15].

Während bei den früheren antibakteriellen Prophylaxeverfahren die Dekontamination des tracheobronchialen Bereichs im Vordergrund stand, sind bei den Prophylaxeverfahren nach Stoutenbeek et al. [30 – 32] und nach Unertl et al. [35] Magen und Oropharynx die Zielorte der Dekontamination. Diese Konzepte basieren auf der seit den Untersuchungen von Atherton [4] zunehmenden Kenntnis, daß der Magen bei pH-Werten von > 3 hochgradig mikrobiell besiedelt ist und Keime von hier aus über den Oropharynx in die Lunge gelangen. Die in der Intensivmedizin übliche Streßulkusprophylaxe mit Antazida und H_2-Rezeptorblockern fördert die Magenkolonisation und ist somit ein zusätzlicher Risikofaktor für die Entstehung nosokomialer Pneumonien [7].

Ein weiterer Hintergrund dieser Konzepte ist die Beobachtung, daß bei immunsupprimierten Patienten einer manifesten Infektion häufig die Kolonisation des Verdauungstraktes mit gramnegativen aeroben Bakterien vorausgeht und die selektive Dekontamination des Digestionstraktes (SDD) bei diesen Patienten die Infektionsinzidenz vermindert [14, 32].

Stoutenbeek et al. [31] erreichten mit ihrem Verfahren bei Beatmungspatienten eine Verminderung der Inzidenz respiratorischer Infektion von 59 % auf 8 %. Allerdings war zur topischen Antibiotikaapplikation zusätzlich die systemische Gabe von Cefotaxim erforderlich, um frühe, d. h. vorstationär erworbene, Infektionen zu verhüten. Diese Zusatzprophylaxe oder – besser – Frühtherapie erscheint jedoch nur bei polytraumatisierten Patienten indiziert zu sein. Während eines Zeitraumes von $2^1/_2$ Jahren wurde keine Zunahme resistenter Bakterien beobachtet. Trotzdem wird eine routinemäßige mikrobiologische Überwachung empfohlen [32].

Ledingham et al. [21] erreichten mit dem gleichen Verfahren eine 6fache Reduzierung der Pneumonieinzidenz (von 18 auf 3).

Bei einer Kontrollgruppe von 20 und einer Prophylaxegruppe von 19 Patienten erzielten Unertl et al. [35] allein durch lokale Antibiotikaanwendung eine Reduzierung respiratorischer Infektionen von 14 (70 %) auf 4 (21 %).

Schlußfolgerungen

Versucht man eine Wertung der verschiedenen antibakteriellen Chemoprophyla-xeverfahren bei Beatmungspatienten hinsichtlich Effektivität, Praktikabilität und Rationalität, ergeben sich folgende Gesichtspunkte:

Sowohl die tracheobronchiale Dekontamination mit Aminoglykosiden als auch die orointestinale Dekontamination mit Aminoglykolsid-/Polymyxin-B-Kombi-nationen führt zu einer deutlichen Reduzierung beatmungsbedingter respiratori-scher Infektionen. Problematisch scheint die Eliminierung von Sproßpilzen bei antibakterieller Chemoprophylaxe zu sein [15, 18, 25]. Die zusätzliche Instillation von Amphotericin-B-Suspension in den Oropharynx ist nach den Daten von Unertl et al. [35] offenbar nicht ausreichend. Die Applikation des Antimyzetikums als Paste führt wohl zu einer effektiveren Pilzdekontamination des Oropharynx [32].

Von der Praktikabilität her besitzt des Verfahren der intratrachealen Appli-kation konzentrierter Aminoglykosidlösungen Vorteile gegenüber der oropharyn-gealen Applikation einer klebrigen Antibiotikapaste und der Instillation von Antibiotika in den Magen. Allerding fehlt in den bislang durchgeführten Verfah-ren der Tracheobronchialen Prophylaxe eine Kombination von antibakteriellen und antimyzetischen Antibiotika.

Berücksichtigt man den Pathomechanismus der respiratorischen Infektionen bieten sich für die Dekontamination des Magens mit Antibiotika Alternativen mit weniger in die Mikrobenökologie eingreifenden Medikamenten an. Ein phy-siologischer pH-Wert des Magens (≤ 3) wirkt ebenso antimikrobiell wie Antibio-tika. Sucralfat erwies sich als erfolgreiches Medikament zur Streßulkusprophylaxe und gleichzeitig über Erhaltung eines niedrigen pH-Wertes des Magens als de-kontaminierend [7, 11]. Dieses Medikament könnte somit die Applikation von Antibiotika in den Magen überflüssig machen.

Die Applikation von antibakteriellen Antibiotika in den Oropharynx ist hin-sichtlich der möglichen biologisch-ökologischen Nebenwirkungen kritisch zu be-urteilen. Dieses Areal ist physiologischerweise hochgradig bakterienbesiedelt und steht mit der Umwelt in direktem Kontakt. Das Einbringen von Antibiotika in dieses Ökosystem birgt somit ein deutliches Risiko der Selektion resistenter Keime.

Die Applikation von Antibiotika in den primär nicht besiedelten Tracheobron-chialbereich scheint in dieser Hinsicht risikoärmer zu sein. Außerdem ist zu berücksichtigen, daß eine Kolonisation der tiefen Atemwege auch ohne vorherige Kolonisation des Oropharynx erfolgen kann. Prophylaxeschemata, die den Tra-cheobronchialbereich aussparen, erfassen möglicherweise vorwiegend tracheo-trope Mikroben nicht ausreichend.

Unter diesen Gesichtspunkten erscheint folgendes Verfahren zur Prophylaxe beatmungsbedingter Infektionen prüfenswert (Ansorg, unveröffentlicht):

– Sucralfat zur Reduzierung der mikrobiellen Magenbesiedlung,

– intratracheale Aminoglykosidapplikation zum Aufbau einer antibakteriellen Barriere im infektgefährdeten Areal,
– ororespiratorische Pimaricinapplikation zur Verhinderung von Pilzkolonisation und -invasion.

Wie jede prophylaktische Maßnahme muß auch die antibakterielle und antimyzetische Chemoprophylaxe bei Beatmungspatienten notwendig, wirksam und unschädlich sein. Die Notwendigkeit ergibt sich zweifelsfrei aus der hohen Morbidität und Letalität beatmungsbedingter respiratorischer Infektionen. Verschiedene Prophylaxeschemata zeigten eine gute präventive Wirksamkeit. Es liegen keine Hinweise vor, daß die verwendeten Verfahren für den individuellen Patienten gravierende unerwünschte Nebenwirkungen besitzen. Biologisch-epidemiologische Nebenwirkungen jedoch, d. h. Selektion und Ausbreitung resistenter Bakterien, sind nicht auszuschließen und erfordern eine sorgfältige mikrobiologische Überwachung.

Trotz der bislang erreichten Fortschritte in der Prophylaxe beatmungsbedingter Infektionen sind weitere Verbesserungen denkbar und wünschenswert.

Literatur

1. Ansorg R, Thomssen R, Stubbe P (1974) Erwinia-Species bei letaler Neugeborenensepsis. Med Microbiol Immunol 150: 161–170
2. Ansorg R, Kraus C, Neitzel J (1981) Untersuchungen zur Prävention postoperativer Candida-Endomykosen. Chirurg 52: 231–236
3. Ansorg R, Würz U, Bittrich B (1983) Reduzierung des Endomykose-Risikos bei Patienten mit prolongierter endotrachealer Intubation durch lokale antimycetische Prophylaxe. Anaesthesist 32: 438–442
4. Atherton ST, White DJ (1978) Stomach as source of bacteria colonizing respiratory tract during artificial ventilation. Lancet II: 968–969
5. Bartlett JG (1987) Anaerobic bacterial infections of the lung. Chest 91: 901–909
6. Celis R, Torres A, Gatell JM, Almela M, Rodriques-Rosin R, Augustin-Vidas A (1988) Nosocomial pneumonia: A multivariate analysis of risk and prognosis. Chest 93: 318–324
7. Craven DE, Daschner FD (1989) Nosocomial pneumonia in intubated patients: Rate of gastric colonization. Eur J Clin Microbiol Infect Dis 8: 40–50
8. Craven DE, Kunches LM, Kilinsky V, Lichtenberg DA, Make BJ, McCabe WR (1986) Risk factors for pneumonia and fatality in patients receiving continuous mechanicals ventilation. Am Rev Respir Dis 133: 792–796
9. Cross AS, Roup B (1981) Role of respiratory assistance device in endemic nosocomial pneumonia. Am J Med 70: 681–685
10. Dal Nogare AR, Toews GB, Pierce AK (1987) Increased salivary elastase procedes gramnegative bacillary colonization in postoperative patients. Am Rev Respir Dis 135: 671–675
11. Driks MR, Craven DE, Celli BR et al. (1987) Nosocomial pneumonia in intubated patients given sucralfate as compared with antacids or histamine type 2 blockers. N Engl J Med 317: 1376–1382
12. Feeley TW, Moulin GC du, Hedley-Whyte J, Bushnell LS, Gilbert JP, Feingold DS (1975) Aerosol polymyxin and pneumonia in seriously ill patients. N Engl J Med 293: 471–475
13. Fick RB (1989) Lung humoral response to Pseudomonas species. Eur J Clin Microbiol Infect Dis 8: 29–34

14. Furth R v, Guiot HFL (1989) Modulation of the host flora. Eur J Clin Microbiol Infect Dis 8: 1–7

15. Geiss HK, Heidt J (1989) Klinische Infektiologie: Ein Konzept zur Bekämpfung nosocomialer Infektionen. Hyg Med 14: 4–22

16. Greenfield S, Teres D, Bushnell LS, Hedley-Whyte J, Feingold DS (1973) Prevention of gram-negative bacillary pneumonia using aerosol plymyxin as prophylaxis. J Clin Invest 52: 2935–2940

17. Klastersky J, Cappel R, Notermann J, Snoeck J,Geuning C, Mouawad E (1973) Endotracheal gentamicin for prevention of bronchial infections in patients with tracheotomy. Int J Clin Pharmacol 4: 279–286

18. Klastersky J, Huysmans E, Weerts D, Hensgens C, Daneau D (1974) Endotracheally administered gentamicin for the prevention of infections of the respiratory tract in patients with tracheotomy: A double-blind study. Chest 65: 650–654

19. Kleemann P (1989) Infektionskontrollmaßnahmen bei der Notarztversorgung. 2. Symposium Infektionsverhütung in Krankenhaus und Praxis. Mainz, Juni 1989

20. Laforce FM (1984) Bacterial clearance mechanisms of the lung. In: Lode H, Kemmerich B, Klastersky I (eds) Current aspect of bacterial and non-bacterial pneumonias. Thieme, Stuttgart, pp 37–44

21. Ledingham JMcA, Alcock SR, Eastaway AT, McDonald JC, McKay DC, Ramsay G (1988) Triple regimen of selective decontamination of the digestive tract, systemic cefotaxime, and microbiological surveillance for prevention of acquired infection in intensive care. Lancet i: 785–790

22. Lepper MH, Kofmann S, Blatt N, Dowling HF, Jackson GG (1954) Effect of antibiotics used singly and in combination on the tracheal flora following tracheotomy in poliomyelitis. Antibiot Chemother 4: 829–833

23. Moulin G du (1989) Minimizing the potential for nosocomial pneumonia: Architectural, engineering and environmental considerations for the intensive care unit. Eur J Microbiol Infect Dis 8: 69–74

24. Niedermann MS (1989) Bacterial adherence as a mechanism of airway colonization. Eur J Clin Microbiol Infect Dis 8: 15–20

25. Niedermann MS, Rafferty TD, Sasaki CT, Merrill WW, Matthay RA, Reynolds HY (1983) Comparision of bacterial adherence to ciliated and squamous epithelial cells obtained from the human respiratory tract. Am Rev Respir Dis 127: 85–90

26. Pennington IE (1985) Nosocomial respiratory infection. In: Mandell GL, Douglas RG, Bennett JE (eds) Principles and practice of infectious diseases. Wiley, New York, pp 1620–1625

27. Rose RM (1989) Pulmonary macrophages in nosocomial pneumonia: Defense function and dysfunction, and prospect of activation. Eur J Clin Microbiol Infect Dis 8:25–28

28. Schulz V (1989) Pneumonien. Dtsch Ärztebl 86: 190–194

29. Schwartz SN, Dowling JN, Benkovic C, Quittner-Buchanan M de, Prostko T, Yee RB (1978) Sources of gram-negative bacilli colonizing the tracheae of intubated patient. J Infect Dis 138: 227–231

30. Stoutenbeek CP, Saene HKF v, Miranda DR, Zandstra DF (1984) The effect of selective decontamination of the digestive tract on colonisation and infection rate in multiple trauma patients. Intensive Care Med 10: 185–192

31. Stoutenbeek CP, Saene HKF v, Miranda DR, Zandstra DF, Langrehr D (1987) The effect of oropharyngeal decontamination using topical nonabsorbable antibiotics on the incidence of nosocomial respiratory tract infections in multiple trauma patients. J Trauma 27: 357–364

32. Stoutenbeek CP, Saene HKF v, Zandstra DF (1987) The effect of oral non-absorbable antibiotics on the emergence of resistant bacteria in patients in an intensive care unit. J Antimicrobiol Chemother 19: 513–520

33. Toews GB (1989) Role of the polymorphonuclear leukocyte: Interaction with nosocomial pathogens. Eur J Clin Microbiol Infect Dis 8: 21–24

34. Unertl K, Ruckdeschel G, Lechner S, Strohmeier E, Jensen U (1984) Nosocomiale postoperative und postraumatische Pneumonien. In: Lode H, Kemmerich B, Klastersky I (Hrsg) Current aspects of bacterial and non-bacterial pneumonias. Thieme, Stuttgart, S 127–136
35. Unertl K, Ruckdeschel G, Selmann HK, Jensen U, Forst H, Lenhart FP, Peter K (1987) Prevention of colonization and respiratory infections in long-term ventilated patients by local antimicrobial prophylaxis. Intensive Care Med 13: 106–113
36. Vogel F, Werner H, Exner M, Marx M (1981) Prophylaxe und Therapie von Atemwegsinfektionen bei beatmeten Patienten durch intratracheale Aminoglykosidgabe. DMW 106: 898–903
37. Vogel F, Rommelsheim K, Exner M (1984) Auswirkungen der intratrachealen Aminoglykosidapplikation zur Prophylaxe und Therapie von Beatmungspneumonien. In: Lode H, Kemmerich B, Klastersky J (eds) Current aspects of bacterial and non-bacterial pneumonias. Thieme, Stuttgart, pp 204–211
38. Wenzel RP (1989) Hospital-acquired pneumonia: Overview of the current state of the art for prevention and ontrol. Eur J Clin Microbiol Infect Dis 8: 56–60
39. Woods DE, Straus DC, Johanson WG, Bass JA (1981) Role of salivary protease activity in adherence of gramnegative bacilli to mammalian buccal epithelial cells in vivo. J Clin Invest 68: 1435–1440

Prophylaxe und Infektionsrisiko der Reanimation

P. SEFRIN

Bei einem Ausfall oder einer insuffizienten Eigenatmung kann die Atemspende als dringliche Hilfeleistung eine überbrückende Maßnahme zur Erhöhung der arteriellen Sauerstoffsättigung und der Elimination von CO_2 darstellen. Im Gegensatz zum klinischen Bereich wird diese Erstmaßnahme des Notfallzeugen diesen in die Lage versetzen, ohne Hilfsmittel die Zeit zu überbrücken, bis mit klinischen Mitteln der Gasaustausch sichergestellt werden kann. An der Wirksamkeit dieser Erstmaßnahme besteht nach ihrer Bewährung in der Praxis heute kein Zweifel mehr.

Dem Wesen einer jedem Laien zu empfehlenden Erstmaßnahme im Notfall entspricht es, daß bei ihrer Anwendung der potentielle Nutzen im Vordergrund steht und dieser nicht mit einer schädigenden Komponente in Konkurrenz tritt. Eine Erste-Hilfe-Maßnahme sollte ohne Gefahren für den Patienten (Komplikationsarmut) und für den Helfer risikolos (Risikofreiheit) anwendbar sein [5]. Während die Durchführung der Reanimation, sowohl bei der Übung in der Ausbildung als auch ihre Anwendung am Notfallort, vor 5 Jahren noch relativ problemlos war, so besteht zum jetzigen Zeitpunkt eine zumindest potentielle Gefährdung, nachdem inzwischen dem Bundesbürger offenbar wurde, daß die von einer Aids-Infektion ausgehenden gesundheitlichen Risiken beträchtlich sind.

Die Diskussion über die Möglichkeit einer Übertragung einer Infektion bei einer Reanimation ist nicht neu und wurde bereits bei der Einführung der Atemspende weltweit geführt, – damals unter dem Hinweis auf eine mögliche Übertragung v. a. von Tuberkulose oder Hepatitis. Bisher gibt es im internationalen Schrifttum für solche Infektionen keinen gesicherten Hinweis [7]. Die Tatsache, daß im Speichel von Aids-Infizierten Viren vorhanden sind, ist inzwischen auch in Laienkreisen bekannt. Allerdings ist die Menge der nachweisbaren Viren wesentlich geringer als im zirkulierenden Blut. Voraussetzung für eine mögliche Infektion ist jedoch der rasche Kontakt mit einer ausreichenden großen Virusmenge, die eigentlich nur auf hämatogenem Wege in den Organismus gelangen kann [6].

Diese Erkenntnisse, bei ständig zunehmender Ausbreitung des HIV über die bekannten Risikogruppen hinaus, stellte die Durchführung der Reanimation im Notfall in Frage, so daß von wissenschaftlicher Seite eine klärende Stellungnahme erforderlich wurde. Im klinischen Bereich waren es u. a. die Deutsche Krankenhausgesellschaft (01. 12. 1987), die Arbeitsgemeinschaft für klinische Nephrologie, der Arbeitskreis für Krankenhaushygiene, die sich mit Empfehlungen zur Aids-Prophylaxe äußerten. Nachdem sich jedoch der notfallmedizinische, präklinische Bereich von Praxis und Krankenhaus im Hinblick auf Prävention und Schutz wesentlich unterscheidet, konnten derartige Stellungnahmen nicht befriedigen. Es muß ein Anliegen aller an der Notfallmedizin Beteiligten sein, die begründete oder unbegründete Angst des Ersthelfers ernst zu nehmen, um damit einer weiteren Minderung des Potentials an Helfern entgegenzuwirken.

Das Deutsche Rote Kreuz (DRK) hat 1988 nach fachlicher Beratung durch die Deutsche Vereinigung zur Bekämpfung von Viruskrankheiten (DVV) und dem Blutspendedienst Hessen Informationen für die Angehörigen des Sanitäts- und Rettungsdienstes publiziert [3], in denen vermittelt wird, daß, obwohl das Virus (HIV) in sehr geringen Mengen im Speichel nachgewiesen worden sei, bisher über diesen Weg keine Kontamination erfolgt sei. Der Sanitätshelfer wird trotzdem angewiesen, mit Beatmungsbeutel/-maske zu beatmen. Im Rettungsdienst ist „eine Atemspende Mund-zu-Nase selten notwendig und sollte, wenn möglich, vermieden werden. Der konsequente Einsatz von Maske und Beutel durch den Rettungssanitäter und die Intubation durch den Notarzt machen eine Atemspende im Rettungsdiensteinsatz weitgehend überflüssig". Im Bayerischen Rettungsdienstgesetz wird expressis verbis unter den hygienischen Schutzmaßnahmen (Musterdienstanweisung Anlage 3) [4] ausgeführt, daß „die Mund-zu-Nase-/Mund-zu-Mund-Beatmung möglichst zu vermeiden sei und statt dessen die Beutel-/ Maskenbeatmung durchzuführen ist".

Da diese Empfehlungen das Problem der Laienintervention nicht lösen konnten, wurde von der DIVI eine Aids-Kommission mit der Formulierung einer Stellungnahme zur Atemspende beauftragt. Dies war vor dem Hintergrund der Tatsache zu sehen, daß jährlich von den Hilfsorganisationen ca. 1 Mio. Bürger in Erster Hilfe und ungefähr 700 000 im Rahmen des Lehrgangs „Sofortmaßnahmen am Unfallort" in dieser Maßnahme unterwiesen werden.

Das Risiko der Notwendigkeit einer Reanimation in der Präklinik bei einem minimalen Anteil von mit übertragbaren Erkrankungen infizierten Patienten ist denkbar gering. Dies um so mehr, da nach der bisherigen Statistik ca. 70 % aller Hilfeleistungen, die eine Reanimation erfordern, an Angehörigen oder zumindest Bekannten erfolgen, von denen der Infektionsstatus bekannt sein dürfte. Unter der hochgegriffenen Annahme, daß es in der Bundesrepublik Deutschland z. Z. 250 000 *potentielle* Virusträger gibt, ist die theoretische Wahrscheinlichkeit, einen solchen Virusträger im präklinischen Bereich anzutreffen, 1:250. Die grundsätzliche Wahrscheinlichkeit, daß ein Schleimhautkontakt zum Angehen einer Infektion führt (Sexualkontakt mit Infizierten ergibt erst bei 50–200 Kontakten eine mögliche Ansteckung) ist kleiner als 1:200, d. h. das theoretische Risiko, das Virus bei einer Reanimation zu erwerben, liegt bei 1:50 000. In Zukunft wird sich nach übereinstimmender Meinung der Experten die Durchseuchung der Bevölkerung auf 1 % einpendeln, bei entsprechenden regionalen Unterschieden.

Eine potentielle höhere Gefährdung ist nur dann vorhanden, wenn sich die Notwendigkeit einer Atemspende bei blutenden Gesichtsverletzungen ergibt. Die Wahrscheinlichkeit eines gleichzeitigen Vorliegens von Verletzungen im Bereich des Gesichtsschädels sowie von Blutungen im Mund- und Rachenraum und einem primären Atemstillstand ist äußerst selten. Entsprechende Untersuchungen wurden bereits vor 20 Jahren durchgeführt, als es um die Frage ging, ob man neben der Atemspende gleichzeitig eine manuelle Methode vermitteln müßte.

Aus diesem Grunde befassen sich die DIVI-Empfehlungen auch mit der Frage, wie sich das ohnehin minimale Restrisiko reduzieren läßt, wobei zwischen den verschiedenen Anwendergruppen und Bereichen unterschieden werden muß.

Erste-Hilfe-Ausbildung

Im alltäglichen sozialen Umgang ist eine HIV-Infektion über Speichel nicht möglich und spielt deshalb auch bei den Erste-Hilfe-Übungen praktisch keine Rolle, da eine Verletzung während den Reanimationsübungen nicht zu erwarten ist. Trotzdem müssen die bei der Ausbildung eingesetzten *Übungsgeräte den erforderlichen Hygienerichtlinien entsprechen* und die Übertragung einer Infektion mit Sicherheit unmöglich machen. Alle, die Übungsgeräte zur Ausbildung einsetzen, sollten auf einem Gutachten des Herstellers bestehen, aus dem hervorgeht, daß

a) bei bestimmungsgemäßer Verwendung eine Infektion nicht möglich ist und
b) die Standards festlegt, die zur Aufarbeitung der Geräte und des Zubehörs einzuhalten sind.

Eine Infektion mit HIV an einem Phantom zu erwerben, wäre nur möglich, wenn 2 Bedingungen erfüllt sind:

1. Es müßte eine ausreichende Menge infektiösen Materials an der Beatmungsöffnung haften (z. B. Mund oder Nase des Phantoms).
2. Über einen Haut-/Schleimhautdefekt müßten die noch infektiösen Viren in die Blutbahn des Helfers gelangen.

Durch einige grundsätzliche Verhaltensregeln im Rahmen des Unterrichtes kann die unter 1 genannte Voraussetzung ausgeschlossen werden. Es ist deshalb zukünftig zu beachten:

▷ Eine kontinuierliche Desinfektion während des Unterrichtes mit zugelassenen Desinfektionsmitteln sowie die gründliche Desinfektion nach Abschluß der Übungen.
▷ Um einen direkten Kontakt zu vermeiden, sollte das Übungsmaterial (Mund- und Nasestück, Lungenbeutel), das mit den Übenden in Berührung kommt, austauschbar sein.

In der Lehre wird bereits auf das potentielle Infektionsrisiko durch die Einführung der *Mund-zu-Nase-Beatmung als primäre Beatmungsmethode* Rücksicht genommen. Die Argumente, die für dieses Verfahren sprechen, sind die Tatsache, daß dabei der Schleimhautkontakt geringer ist und außerdem ein möglicher Speichelfluß vom Beatmer zum Beatmeten erfolgt.

Ersthelfer

Aufgrund der heutigen epidemiologischen und wissenschaftlichen Erkenntnisse – bestätigt durch die Empfehlungen der DIVI – ist es nicht gerechtfertigt, eine Atemspende durch Ersthelfer zu unterlassen. Sie sollte auch weiterhin *ohne Einsatz eines Hilfsmittels* gelehrt und durchgeführt werden. Neben dem extrem niedrigen Restrisiko, das nicht mit letzter Sicherheit ausgeschlossen werden kann, muß davon ausgegangen werden, daß der Ersthelfer im Notfall ein Hilfsmittel nicht verfügbar hat. Eine 100 %ige Sicherheit für eine mögliche Schädigung im Rahmen der Ersten Hilfe wird es nicht geben können, weshalb auch die automatische, staatlich garantierte, berufsgenossenschaftliche Versicherung für Ersthelfer bei ihrem Eingreifen im Ernstfall geschaffen wurde.

Bei der Diskussion über eine Prävention bei der Reanimation mittels einer Atemhilfe muß aber auch die Effektivität des Hilfsmittels berücksichtigt werden. Aus diesem Grunde wurde vom Institut für den Rettungsdienst des DRK gemeinsam mit dem Institut für Anästhesiologie der Universität Ulm gerade eine Studie abgeschlossen, die die auf dem Markt befindlichen Beatmungshilfen u. a. auf ihre physikalischen Eigenschaften überprüfte, um Aussagen hinsichtlich ihrer Flow-Charakteristika während der In- bzw. Exspirationsphase machen zu können [5]. Es ließ sich zeigen, daß keine der Beatmungshilfen für die Anwendung bei der Atemspende durch Laien- bzw. Ersthelfer geeignet ist, da

- die invasiven Beatmungshilfen (Tuben) ein potentielles Verletzungsrisiko für den zu Beatmenden in sich bergen,
- die Masken grundsätzlich die Zweihelfermethode voraussetzen, um eine wirksame Beatmung zu gewährleisten,
- die „Beatmungstücher/-folien" während der Beatmung durchfeuchten und daher keinen Schutz vor HIV-Infektion bieten können,
- invasive Beatmungshilfen und -masken eine intensive Übung und Erfahrung im Umgang und mit der Handhabung voraussetzen. Beides ist bei Laien- bzw. Ersthelfern nicht grundsätzlich gewährleistet.

Ärzte und Berufshelfer

Professionelle Helfer werden wesentlich häufiger als Laienhelfer mit der Aufgabe konfrontiert, eine Reanimation durchführen zu müssen. Mit dieser Tatsache wächst ein potentielles Infektionsrisiko nicht so sehr für eine HIV-Infektion als für eine Hepatitisinfektion. Dieser Personenkreis sollte daher *mit geeigneten Hilfsmitteln* ausgestattet sein, da davon auszugehen ist, daß dieser Personenkreis [7]

- die Reanimationsmaßnahmen ganz vorwiegend im Rahmen der beruflichen Tätigkeit, also an einem bestimmten Arbeitsort durchführt, und
- eine ausreichende Schulung die Effizienz der Reanimation auch unter Einsatz von Hilfsmitteln garantieren kann.

Gerade im präklinischen und klinischen Bereich ist für diese Personengruppe auch im Rahmen der Reanimation z. B. bei der Applikation von Medikamenten oder dem Legen von Venenkathetern die potentielle Gefahr des Blutkontaktes gegeben. Maßgeblich für die Manifestation einer Infektion ist jedoch auch in diesem Falle das Vorliegen einer eigenen Verletzung z. B. im Handbereich offene Hautstellen, Ekzem, Nagelfalzverletzungen. Des weiteren birgt der Umgang mit spitzen Gegenständen (z. B. Kanülen) ein zusätzliches Gefahrenmoment, sich durch Stichverletzungen mit kontaminiertem Gerät zu infizieren [2].

Aus diesem Grunde wird empfohlen, beim Versorgen oder bei Kontakt mit Wunden grundsätzlich *Einmalhandschuhe* zu tragen. Bei der Rettung unter erschwerten Bedingungen im Rettungsdienst sind zusätzlich Schutzhandschuhe erforderlich. Die Schutzkleidung sollte einen möglichst großen Anteil der Körperoberfläche bedecken, insbesondere die Unterarme (Overall). Spitze Gegenstände müssen nach Gebrauch verbindlich, entsprechend den BG-Unfallverhütungsvorschriften, in gesonderten Gefäßen entsorgt werden. Die Entsorgung von mit Blut von Infizierten kontaminiertem Material muß in wasserundurchlässigen verschließbaren Behältnissen erfolgen.

Bei Exposition oder Kontakt mit HIV-positiven Material – sofern bekannt oder zu vermuten – sollte bei Nadelstichverletzungen oder anderen Verletzungen diese mit PVC-Jod-Lösung gespült werden. Gleiches Verhalten mit einem PVC-Jod-Mundantiseptikum oder einer Augenpufferlösung empfiehlt sich bei Spritzern auf die Schleimhaut (Augen, Mund) [1]. Die Verwendung von Gesichtsmasken – wie vorgeschlagen – wird vielfach an den äußeren Umständen, die mit einer Reanimation verbunden sind, scheitern. Bei Kontamination auch intakter Hände oder übriger Hautareale sollten unmittelbar Haut und Hände mit alkoholischen Desinfektionsmitteln gereinigt werden, grundsätzlich gilt dabei: zuerst desinfizieren und dann waschen. Derartige Vorfälle sind unverzüglich dem D-Arzt oder dem personalärztlichen Dienst zu melden, der die erforderlichen klinischen und serologischen Untersuchungen veranlaßt. Serologische Testungen sollten allen Personen des medizinischen Personals angeboten werden, die eine mögliche HIV-Infektion befürchten [1, 2].

Die Problematik eines denkbaren Konfliktes zwischen Angst vor einer Infektion und Hilfeleistungspflicht veranlaßte das Bayerische Staatsministerium des Innern zu folgender Stellungnahme:

Im Unterschied zu Laienhelfern unterliegt das Personal des Rettungsdienstes einer gesteigerten Hilfeleistungspflicht. Das bedeutet, daß hier die Frage der Zumutbarkeit der Hilfeleistung nach strengeren Kriterien zu beurteilen ist. Allerdings braucht sich auch das Personal des Rettungsdienstes nicht der konkreten Gefahr der Ansteckung durch HIV-infizierte Personen auszusetzen. Von einer solchen konkreten Gefahr wird man dann sprechen können, wenn bekannt ist, daß der Notfallpatient HIV-infiziert ist oder einer Risikogruppe (z. B. Drogenabhängige) angehört und bei der konkreten notfallmedizinischen Maßnahme eine Übertragungsmöglichkeit besteht, die im konkreten Fall nicht durch entsprechende Schutzmaßnahmen ausgeschaltet werden kann. Nur in Ausnahmesituationen, in denen der direkte übertragungsgeeignete Kontakt mit infizierten Körperflüssigkeiten nicht verhindert werden kann, ist die Hilfeleistung auch dem Personal des Rettungsdienstes grundsätzlich nicht zumutbar. Es hat jedoch auch in diesen Fällen nicht untätig zu sein, sondern die Maßnahmen zu treffen, bei denen es sich einer Übertragungsgefahr nicht auszusetzen braucht.

Obwohl es keine 100%ige Sicherheit zum Schutz vor einer Infektion geben kann, darf das Risiko bei der Reanimation nicht höher als bei anderen Tätigkeiten des täglichen Lebens eingestuft werden. Um sich mit Aids-Viren zu infizieren, müßte man theoretisch 100000- bis 200000 mal beatmen. Wenn heute im klinischen Bereich bei der Betreuung von HIV-infizierten Patienten ein geringes Risiko im Rahmen konkreter Untersuchungen konstatiert wird, nachdem trotz berufsbedingter Stichverletzungen oder Kontakten mit infektiösem Blut in 90% der Fälle keine Infektion erfolgte, darf in der Notfallmedizin von nicht ungünstigeren Voraussetzungen und damit einer höheren Gefahr ausgegangen werden.

Literatur

1. Exner M, Krizek L, Hoffmann K, Vogel F (1988) Hygienische Maßnahmen zur Verhütung der Übertragung von HIV im Krankenhaus. Dtsch Ärztebl 85: 177–180
2. Koch B, Kuschinsky B, Zöllner S (1988) AIDS und Erste-Hilfe-Maßnahmen. Leben Retten 14: 115–122
3. Maas G (1988) AIDS-Vorbeugemaßnahmen. Dtsch Ärztebl 85: 691–692
4. Musterdienstanweisung für den Rettungsdienst gemäß Art. 13 Abs. 3 BayRDG in der Fassung vom 03.08.1988 (AllMBl S 682)
5. Rossi R, Koch B (im Druck) Beatmungshilfen – Sicherheit, Wirksamkeit, Anwendbarkeit. Schriftenreihe zum Rettungswesen Nr. 1 des Instituts für Rettungswesen des DRK, Bonn
6. Sefrin P (1987) AIDS und Atemspende. Fortschr Med 105: 18
7. Sefrin P, Ahnefeld FW (1988) Durchführung der Atemspende bei Reanimation. Notarzt 4: 157–159

Hirntoddiagnostik nach kardiopulmonaler Reanimation

R.A. Frowein, R. Firsching, N. Diederich, K.E. Richard,
D. Terhaag, P. Sanker und N. Klug

Akute kardiopulmonale Störungen können zu Hirnischämie oder Anoxie erheblichen Ausmaßes und schließlich, trotz Reanimation, zum Hirntod führen.

Innerhalb der gesamten Hirntoddiagnostik machen kardiopulmonale Katastrophen etwa 20% aus [17].

Dabei sind dann wichtige Besonderheiten zu berücksichtigen, und zwar in allen 3 Abschnitten des von der Bundesärztekammer (BÄK) 1982 und 1986 empfohlenen Diagnoseschemas mit Voraussetzungen, klinischem Syndrom und Irreversibilitätsnachweis [2, 3, 6] (Abb. 1).

Voraussetzungen

Die 1. Voraussetzung für die Hirntoddiagnose ist der sichere Ausschluß anderer Ursachen, die zu reversiblem Koma und apnoischer Hirnstammareflexie führen könnten, v. a. Intoxikation, neuromuskuläre Blockade, Unterkühlung.

Wenn dies bei Atmungs- oder Kreislaufzwischenfällen außerhalb der Klinik zu Unsicherheit in der Beurteilung führt, kann erst nach einwandfreier Klärung die Hirntoddiagnostik weitergeführt werden.

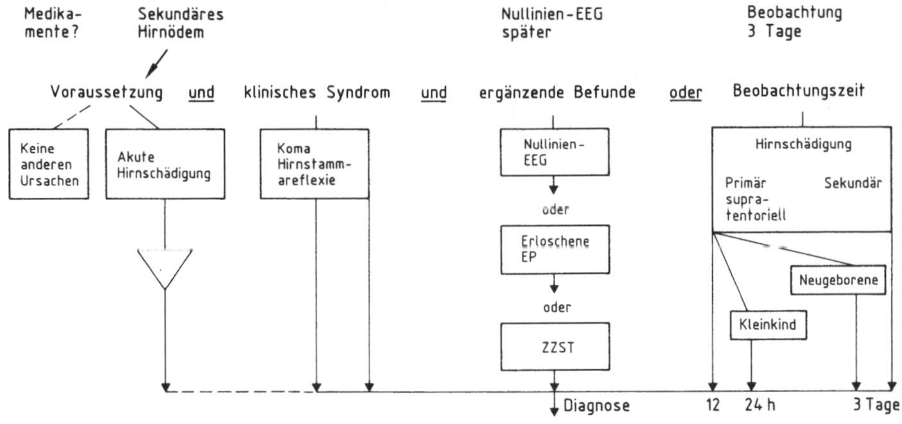

Abb. 1. Bestandteile und Besonderheiten der Hirntoddiagnostik nach kardiopulmonaler Reanimation. *EEG* Hirnstrombild; *EP* evozierte Potentiale, *ZZSt* zerebraler Zirkulationsstillstand

Ätiologie

Die 2. Voraussetzung zur Hirntoddiagnose ist die genaue Feststellung der *Art* der akuten Hirnschädigung (Abb. 2):

Unter den verschiedenen Ursachen des Hirntodes führen die *primären* direkten Hirnschädigungen, wie Hirntrauma, Hirnblutung, meistens rasch, zeitlich überschaubar, zu akuter extremer intrakranieller Drucksteigerung und demzufolge zu anhaltender Unterbrechung der Hirndurchblutung, dadurch zum akuten Hirnsauerstoffmangel und irreversiblem Hirnfunktionsausfall, zum Hirntod.

Demgegenüber sind die *sekundären*, indirekten Hirnschädigungen, wie Hirnischämie durch Blutdruckabfall bei Herzversagen und im Schock oder Hirnanoxie und Ostruktion der Atmung oder Kohlenmonoxidvergiftung, zeitlich und in ihrer Qualität meistens schwerer zu präzisieren, obgleich auch diese zu Hirnsauerstoffmangel, zum Hirnödem und Hirntod führen können.

Wichtige Konsequenz für die Hirntoddiagnostik sind daher bei den kardiopulmonalen Zwischenfällen

1. die größere Schwierigkeit in der exakten Diagnose von Art und Ausmaß der Hirnschädigung und
2. die Notwendigkeit längerer Beobachtungszeit.

Die Hirnschädigung nach kardiopulmonalen Ereignissen kann aber diagnostiziert und erkannt werden an der Entwicklung des Hirnödems im Computertomo-

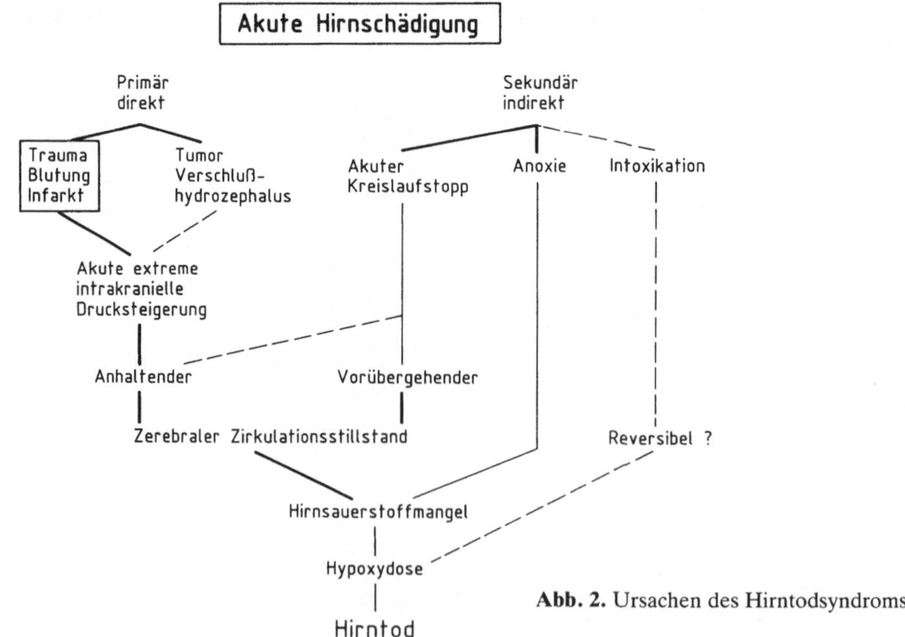

Abb. 2. Ursachen des Hirntodsyndroms

gramm, an den verstrichenen Hirnfurchen, engen Hirnkammern, engen oder meist vollständig zugeschwollenen basalen Zisternen.

Das hochgradige Hirnödem bedeutet aber noch nicht den irreversiblen Funktionsverlust des Gehirns.

Daher sind die Feststellung des klinischen Syndroms und der Irreversibilitätsnachweis noch erforderlich.

Klinisches Syndrom

Die Prüfung von Atmung und Hirnstammreflexen erfolgt nach den von der BÄK 1982 und 1986 gegebenen Empfehlungen.

Atemstillstand liegt vor, wenn nach Diskonnektion vom Atemgerät innerhalb von 10 min keine Atembewegungen mehr auftreten, trotz ausreichend hohem arteriellem Kohlensäuredruck.

Fehlen des Pupillenlichtreflexes

Die im Hirntod reaktionslos weiten Pupillen werden nach Hirnischämie oder Anoxie während der ersten 6 h oft noch nicht maximal weit gefunden [17].

Das Fehlen

- des Kornealreflexes,
- von Reaktionen auf Schmerzreiz,
- des okulozephalen Reflexes,
- von Pharyngeal- und Trachealreflex

ist allgemein bekannt.

Dieses klinische Hirntodsyndrom mit Koma, Hirnstammareflexie und Apnoe muß von 2 Ärzten protokolliert werden, und zwar so früh wie möglich nach dem kardiopulmonalen Ereignis, damit die erforderliche Beobachtungszeit beginnen kann.

Besonders hinzuweisen ist aber nochmals darauf, daß die frühere Annahme eines regelmäßigen Ausfalles spinaler Reflexe beim Hirntod sich nicht bestätigt hat; sie bleiben besonders bei Kindern oft und lange erhalten.

Die kraniale Muskelaktivität kann auch bei Erwachsenen den Hirntod überdauern: Mechanisch oder elektrisch ist der N. facialis peripher vom Hirnstamm, extrakraniell, vorübergehend noch leitfähig und die Gesichtsmuskulatur kontraktibel erregbar.

Dagegen ist der über den Hirnstamm geleitete Blinkreflex erloschen.

Irreversibilitätsnachweis

Beobachtungszeit

Bei Erfüllung der Voraussetzungen und eindeutigem klinischem Befund mit Koma, Hirnstammareflexie und Apnoe muß noch die Irreversibilität des Hirnfunktionsausfalles nachgewiesen werden.

Falls die Diagnose ohne Zusatzuntersuchungen erfolgen muß, ist eine angemessene Beobachtungszeit erforderlich. Diese beträgt in den Empfehlungen der BÄK bei der sekundären Hirnschädigung, wie sie bei kardiopulmonalen Ereignissen durch Hirnischämie oder Anoxie eintritt, 3 Tage. Die Beobachtungszeit ist lang wegen der schon anfangs genannten Schwierigkeit in der Feststellung der Schwere und des genauen Beginns der Hirnschädigung und wegen der oft nur ungenau bekannten Bedingungen des Gesamtorganismus, v. a. des Blutdrucks. In der Erholungszeit nach anoxischen und ischämischen Ereignissen verläuft die Normalisierung der metabolischen Vorgänge im Gehirn verzögert, in experimentellen Untersuchungen mit einer Erholungslatenz von 3 Tagen. Daher rechtfertigt sich die lange Beobachtungszeit unter Fortsetzung der Intensivtherapie.

Zusatzuntersuchungen

Diese Beobachtungszeit kann aber abgekürzt werden, wenn Zusatzuntersuchungen vorliegen bzw. durchgeführt wurden.

Zerebraler Zirkulationsstillstand (ZZSt)

Die pathophysiologische Grundlage des Hirntodes ist die infolge Hirnverletzung oder Schwellung rasch eintretende Drucksteigerung im Schädelinneren. Gegenüber der normalen oder nur verlangsamten Hirndurchblutung führt dies zum vollständigen zerebralen Zirkulationsstillstand, trotz des durch künstliche Beatmung erhaltenen peripheren Kreislaufs.

Der angiographische Befund eines zerebralen Zirkulationsstillstandes ist, besonders in Deutschland und Frankreich, einer der ältesten Zusatzbefunde gewesen. Die Zahl der in der Diagnostik dieser Prozesse im akuten Stadium angewandten Angiographien ist aber in unserem Bereich in den letzten Jahren stark zurückgegangen, hauptsächlich weil sich der Nachweis des Nullinien-EEG technisch einfacher gestaltet.

Die BÄK weist auch in der Fortschreibung 1986 ausdrücklich auf die Möglichkeit der Untersuchung mit der digitalen Substraktionsangiographie hin, die aber nicht in der intravenösen Technik, sondern wie bisher nur bei einem intraarteriellen Vorgehen verwertbar ist. Einzelheiten sind in den BÄK-Empfehlungen, Anm. 8, von Friedmann beschrieben.

Allerdings kommt es nach kardiopulmonalen Attacken und Hirntod nicht in allen Fällen zum ZZSt.

Doppler-Sonographie

Die Anwendung der eleganten und den Patienten nicht belastenden Ultraschall-Doppler-Sonographie für die Diagnose des zerebralen Zirkulationsstillstandes kann nur von einem mit dieser speziellen Methodik vertrauten Untersucher herangezogen werden, wenn im Verlauf der Untersuchungen beiderseits ein Pendelfluß in der A. carotis interna am Hals oder bei transkranieller Beschallung dokumentierbar ist (Systematik S. 2945).

Da die Doppler-Sonographie viel individuelle Erfahrung erfordert, hat die BÄK z.Z. diese Methode nur als Screening erwähnt und noch nicht allein zur Abkürzung der Beobachtungszeit empfohlen, sondern darauf hingewiesen, daß die Methode noch eine der ergänzenden Untersuchungen – Nullinien-EEG, Erlöschen evozierter Potentiale, angiographischer Zirkulationsstillstand – erforderlich macht.

Velthoven u. Calliauw [16] in Belgien benutzen die Doppler-Sonographie bereits innerhalb der Hirntoddiagnostik. Die Befunde können aber passager sein [18].

Intrakranieller Druck

Ein Anstieg des intrakraniellen Drucks über den arteriellen Blutdruck hinaus führt zum Stillstand der Hirndurchblutung und somit nach 3–10 min zum Hirntod. Daher ist man international um Einbeziehung der intrakraniellen Druckmessung in die Hirntoddiagnostik bemüht. Chiolero et al. [4] haben sie in die Schweizer Richtlinien aufgenommen.

Richard et al. [13] finden dieses Phänomen aber nur in $^1/_3$ der sich zum Hirntod entwickelnden Verläufe und beschreiben außerdem methodische Schwierigkeiten, so daß von der BÄK dieses Verfahren ebenfalls nicht in diejenigen Befunde aufgenommen worden ist, die eine Beobachtungszeit verkürzen können.

EEG

Zum Nachweis der Irreversibilität des Erlöschens der Hirnfunktion kann meistens ein im Rahmen des Hirntodsyndroms unter den üblichen Vorschriften über 30 min abgeleitetes Nullinien-EEG herangezogen werden.

Dabei sind folgende Besonderheiten zu beachten.

1. Nullinien-EEG vor Apnoe:
   In 7 von 97 unserer Hirntodverläufe mit primären supratentoriellen Hirnschädigungen wurde bereits ein Nullinien-EEG registriert, während die Spontan-

atmung noch einige Stunden anhielt, wie bei einem 14jährigen Mädchen nach Fahrradsturz.

2. In 5 der 13 selteneren primären infratentoriellen Hirnschädigungen kam es schon zum Atemstillstand, obgleich ein verlangsamtes Hirnstrombild noch mehrere Stunden später registrierbar war, wie bei einem 57jährigen Mann mit Kleinhirnblutung.

Die BÄK hat deshalb empfohlen, daß in den speziellen Fällen primärer *infratentorieller* Hirnschädigung der Irreversibilitätsnachweis nicht allein durch Beobachtungszeit erbracht, sondern immer auch ein EEG abgeleitet wird.

Die Möglichkeit der regulären Erholung eines Nullinien-EEG nach Barbituratintoxikation steht hier nicht zur Diskussion.

Wenn nach einer Hirnschädigung einmal ein Nullinien-EEG aufgetreten ist, so wurde im Schrifttum nur sehr selten ein vorübergehendes Wiederauftreten der EEG-Aktivität beobachtet, und zwar bei Kindern [10] und wenn die Ableitung schon frühzeitig nach dem kardiopulmonalen Ereignis vorgenommen worden war. Mehrere Berichte hielten aber einer genauen Nachprüfung nicht stand. So bezeichneten auch Bennett et al., [1], folgende Beobachtung nur als mutmaßliches Nullinien-EEG:

Bei einem 43jährigen Mann mit HWS-Fraktur C $^3/_4$ trat am 6. Tag ein Atem- und Kreislaufstillstand ein. Das EEG zeigte 6 h nach der Reanimation unter Succinycholin wenig oder gar keine spontane Hirnaktivität in den Intervallen von Myoklonien (Bennet et al. [1], Abb. V-10B). Die Spontanatmung kehrte zurück. Später 30 h nach dem Atemstillstand, fand sich zeitweise eine alpha-theta-Aktivität im EEG (Bennet et al. [1], Abb. V-10C). Danach entwickelte sich ein apallisches Syndrom, in welchem unter Succinyl wieder Perioden ohne definitive Hirnrindenaktivität registriert wurden.

Es ist außerdem wichtig, nach kardiopulmonaler Reanimation die tatsächlichen von ganz anderen, unvollständigen neurologischen Syndromen schwerer Hirnschädigung sorgfältig zu unterscheiden.

So wurde von Brierley [19] u.a. nach vorübergehendem Herzstillstand und sekundärer Hirnischämie ein Zustand des Hirnrindenfunktionsausfalles mit Koma und Nullinien-EEG, aber noch erhaltenen Hirnstammreflexen und Spontanatmung beobachtet. Herztod nach 5 Monaten. Dies wurde irreführend als „neocortical death" bezeichnet.

Pollack u. Kelloway (zit. nach [8]) beschrieben das gleiche Syndrom nach Anoxie bei 2 Erwachsenen, die im permanenten vegetativen Zustand überlebten.

Die Interpretation des Nullinien-EEG in der Hirntoddiagnose erfordert daher ausreichende Erfahrung.

Evozierte Potentiale

Die BÄK hat in ihren Empfehlungen 1986 erstmalig auch das Erlöschen vorher registrierbarer früher akustisch evozierbarer Potentiale als Irreversibilitätsnachweis eingeführt. Wiedererholung erloschener Potentiale wurde bisher nicht berichtet [10, 11, 14].

Zusammenfassung

Nach kardiopulmonalen Zwischenfällen kann es zu anhaltendem Hirnfunktionsverlust kommen. Die Diagnose des Hirntodes kann dann mit einer jeden vernünftigen Zweifel ausschließenden Sicherheit gestellt werden, wenn die Besonderheiten beachtet werden:

- Voraussetzung ist der sichere Ausschluß von Medikamenteinwirkungen.
- Die Feststellung des sekundären Hirnödems.
- Die Beobachtungszeit beträgt 3 Tage,

oder es müssen vorher Zusatzuntersuchungen vorliegen, wobei das Nullinien-EEG erst später als 6 h nach dem Herz-Atmungs-Zwischenfall abgeleitet worden sein sollte.

Literatur

1. Bennet DR, Hughes JR, Korein J, Merlis JK, Suttner C (1976) Atlas of EEG in Coma and Cerebral Death. Raven, New York
2. Bundesärztekammer (1982) Kriterien des Hirntodes. Dtsch Ärztebl 14: 45–55
3. Bundesärztekammer (1986) Kriterien des Hirntodes. Dtsch Ärztebl 83: 2940–2946
4. Chiolero R, Deonna T, Despland PA, Perret C, Regli F, Tribolet N de (1983) Richtlinien für die Definition und die Diagnose des Todes. Schweiz Ärztezeitung 64: 810–811
5. Frowein RA (1986) Die Feststellung des Hirntodes. Anästhesiol Intensivmed 27: 383–388
6. Frowein RA, Hamel E, Richard K-E, Haar K auf der (1986) Criteria for the diagnosis of brain death. Adv Neurosurg 14: 368–374
7. Frowein RA, Gänshirt H, Richard K-E, Hamel E, Haupt WF (1987) Kriterien des Hirntodes: 3. Generation. Anästh Intensivther Notfallmed 22: 17–20
8. Frowein RA, Gänshirt H, Hamel E, Haupt WF, Firsching R (1987) Hirntod-Diagnostik bei primär infra-tentorieller Hirnschädigung. Nervenarzt 58: 165–170
9. Frowein RA, Firsching R, Nanassis K (1989) Diagnosis of brain death. Adv Neurosurg 17: 127–129
10. Green JB, Lauber A (1972) Return of EEG activity after electrocerebral silence: Two case reports. J Neurol Neurosurg Psychiatry 35: 103–107
11. Haupt WF (1986) Kraniale Muskelaktivität beim dissoziierten Hirntod. Nervenarzt 57: 145–148
12. Klug N, Laun A, Csécsei G, Christophis P (1989) Is the loss of evoked potentials and brain stem reflexes as investigated eletrophysiologically proof of brain death? Adv Neurosurg 17: 270–274
13. Richard K-E, Nanassis K, Frowein RA (in press) Intracranial pressure, a reliable criterion of brain death? Neurosurg Rev [Suppl]
14. Ringelstein EB (1989) Bericht über die 2nd International Conference on Transcranial Doppler Sonography. Akt Neurol 16: IV–VI
15. Stöhr M, Trost E, Ullrich A, Riffel B, Wengert P (1986) Bedeutung der frühen akustisch evozierten Potentiale bei der Feststellung des Hirntodes. DMW 111: 1515–1519

16. Velthoven V v, Calliauw L (1988) Diagnosis of brain death, transcranial Doppler sonography as an additional method. Acta Neurochir (Wien) 95: 57–60
17. Korein J (1978) Brain death. Interrelated medical and social issues. Ann NY Acad Sci vol 315
18. Ringelstein EB, Kaps M (1989) Bericht über 2nd International Conference on transcranial Doppler-Sonographie (Salzburg, 27.–30.11.1988). Acta Neurol 16: IV–VI
19. Brierley JV, Adams JH, Graham DI, Simpson JA (1971) Neocortical death after cardiac arrest. Lancet II: 560–565

Kardiopulmonale Reanimation und Organspende

A.E. Daul und F.W. Eigler

Einleitung

Seit den ersten klinisch erfolgreichen Transplantationen von Leichennieren, die in den Jahren 1961 und 1962 von den Arbeitsgruppen um Murray und Hume durchgeführt wurden [9, 13], hat sich die Transplantation parenchymatöser Organe zu einem klinisch etablierten Therapieverfahren entwickelt. Für Patienten mit einem terminalen Leber- oder Herzversagen stehen alternative Behandlungsmethoden nicht zur Verfügung, und auch der Ausfall der Nierenfunktion kann durch die verschiedenen Dialyseverfahren nur unzureichend ersetzt werden. Durch Fortschritte der Operationstechnik, der Intensivmedizin und der immunsuppressiven Therapie konnten in den letzten 10 Jahren die Ergebnisse der Organtransplantationen deutlich verbessert werden. So beträgt die Einjahresfunktionsrate der Nierentransplantate 80–90%, der Herztransplantate 75–85% und der Lebertransplantate 60–70% [6]. Diese positive Entwicklung hat dazu geführt, daß immer häufiger die Indikation zur Transplantation gestellt wird und sich immer mehr Patienten mit einem terminalen Nierenversagen zu einer Transplantation entschließen. Die ständig wachsende Zahl der auf eine Organtransplantation wartenden Patienten steht im krassen Gegensatz zur Anzahl der verfügbaren Organe. Folglich hat sich bei der Nierentransplantation die mittlere Wartezeit auf 3,3 Jahre verlängert (Abb. 1). Bei Herz- und Lebertransplantation sterben 15–25% der auf Wartelisten registrierten potentiellen Organempfänger [20]. Der Mangel an Spenderorganen erweist sich immer mehr als größtes Hindernis für die weitere Entwicklung der Organtransplantationen. Dies gilt, obwohl es eine ausreichend große Zahl denkbarer postmortaler Organspender gibt [1]. Somit stellt sich die Aufgabe, die Möglichkeiten zur Organspende auch voll zu nutzen.

Aufgrund ihres Krankheitsbildes müssen alle potentiellen Organspender kardiopulmonal reanimiert und danach intensivmedizinisch betreut werden. Diese Behandlung findet in der Regel nicht im Zuständigkeitsbereich eines Transplantationszentrums statt. Die bessere Erfassung potentieller Organspender wird deshalb in erster Linie davon abhängen, ob bzw. in welchem Umfang die auf den Intensivstationen der betreffenden Krankenhäuser tätigen Ärzte, Krankenschwestern und Krankenpfleger bereit und in der Lage sind, die mit einer Organspende verbundenen zusätzlichen Aufgaben zu übernehmen.

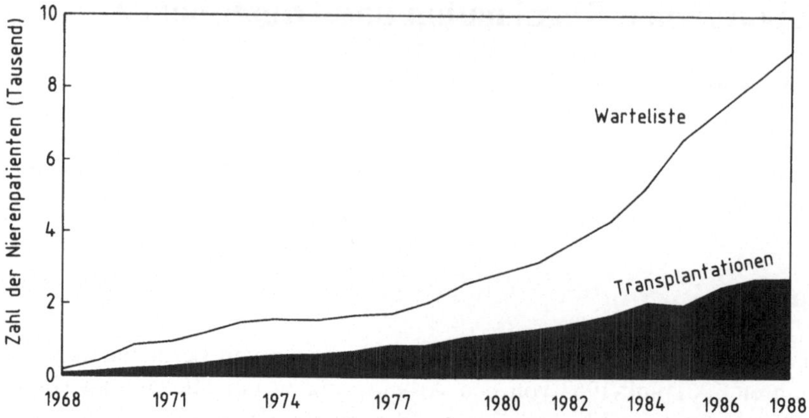

Abb. 1. Entwicklung der Warteliste und der tatsächlich erfolgten Nierentransplantationen im Bereich von Eurotransplant (Bundesrepublik Deutschland, Österreich und Beneluxstaaten) seit 1968

Erfassung potentieller Organspender

Grundsätzlich muß jeder Patient, der unter den Zeichen des Hirntodes stirbt, als potentieller Organspender betrachtet werden. Voraussetzung für eine Organspende ist die Hirntoddiagnostik mit ihren eindeutigen Bedingungen und Verfahren [4, 7]. Die Häufigkeitsverteilung der unterschiedlichen Hirnschädigungen, die bei 141 Organspendern, die von 1986 bis 1988 im Einzugsbereich des Transplantationszentrums Essen explaniert wurden, den Hirntod verursacht haben, zeigt Abb. 2. An der Verteilung der Krankheitsursachen ist zu erkennen, daß viele der potentiellen Organspender kardiopulmonal reanimiert werden, bevor sie die Zeichen des Hirntodes entwickeln. Bei Patienten mit einer primären Hirnschädigung tritt die kardiopulmonale Insuffizienz häufig im Rahmen eines initialen Bewußtseinsverlustes auf. Bei Hirntoten infolge einer sekundären Hirnschädigung ist die kardiopulmonale Insuffizienz bzw. die zu späte oder die zunächst erfolglose Reanimation sogar die häufigste Ursache der zerebralen Hypoxie.

Mehrere Studien haben gezeigt, daß trotz des bestehenden NAW-Rettungssystems in der Bundesrepublik Deutschland 85–90% der erfolgreich reanimierten Patienten nach ihrer Einlieferung in die regionalen Krankenhäuser sterben [8, 11, 19]. Bei einem Teil dieser Patienten tritt vor dem finalen Zusammenbruch der Herz-Kreislauf-Funktionen der Hirntod ein. Die Zeitspanne, die zwischen dem Auftreten des klinischen Hirntodsyndroms und dem irreversiblen Versagen der Herz-Kreislauf-Funktionen vergeht, ist relativ kurz. Sie beträgt trotz adäquater intensivmedizinischer Maßnahmen i. allg. maximal 2–3 Tage. Wird das Hirntodsyndrom nicht erkannt und insbesondere der Ausfall der hypophysären Hormone und der Thermoregulation nicht kompensiert, so entwickeln die Patienten innerhalb weniger Stunden einen irreversiblen Schock. Eine Organspende ist dann nicht mehr möglich.

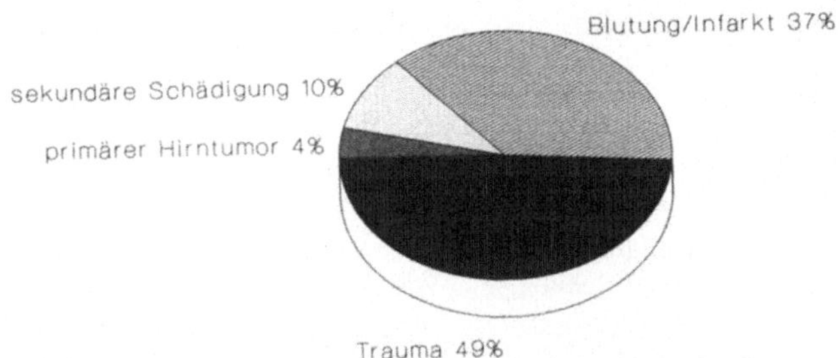

Abb. 2. Ursachen der Hirnschädigung bei 141 hirntoten Patienten, bei denen zwischen 1986 und 1988 im Einzugsbereich des Transplantationszentrums Essen eine Organspende durchgeführt wurde

Damit zukünftig ein größerer Teil der potentiellen Organspender erfaßt wird, müssen alle auf Intensivstationen tätigen Ärzte, Schwestern und Pfleger über die klinischen Zeichen des Hirntodes informiert sein. Eine entsprechende Schulung muß darüber hinaus erläutern, von wem und anhand welcher Kriterien der Hirntod festgestellt werden kann. Die entsprechenden Entscheidungshilfen wurden vom Wissenschaftlichen Beirat der Bundesärztekammer 1986 im *Deutschen Ärzteblatt* [4] veröffentlicht (s. dazu auch die Ausführungen von Frowein et al.). Des weiteren sollten die Mitarbeiter von Intensivstationen zumindest die allgemeinen Anforderungen kennen, die erfüllt sein müssen, damit beim Hirntoten eine Organspende realisiert werden kann.

Allgemeine Spenderkriterien

Neben dem zweifelsfreien Nachweis des Hirntodes ist die Einwilligung der Angehörigen eine unbedinge Voraussetzung für die Organspende. Darüber hinaus müssen die zu explantierenden Organe ausreichend perfundiert und oxygeniert sein. Die oberste Altersgrenze ist für die verschiedenen Organe unterschiedlich. Der Nachweis einer malignen Erkrankung mit Ausnahme der primären Hirntumoren, eine systemische Infektion oder die Zugehörigkeit zu einer der HIV-Risikogruppen schließen eine Organspende aus. Auch bei einer länger als 14 Tage andauernden Intensivtherapie ist eine Organspende in der Regel nicht mehr möglich, da als Folge der Langzeitbeatmung und der zur parenteralen Ernährung und zur Überwachung benötigten Gefäßzugänge eine (okkulte) Infektion angenommen werden muß.

Die weiteren medizinischen Voraussetzungen, die für eine Spende der einzelnen, z. Z. transplantierbaren Organe erfüllt sein müssen, sind in Tabelle 1 aufgeführt. Diese organspezifischen Spenderkriterien unterscheiden sich untereinander v. a. hinsichtlich der Anforderungen, die an das Alter, die Vorgeschichte und den aktuellen Krankheitsverlauf des potentiellen Organspenders gestellt werden. Sie wurden erarbeitet, um das peri- und postoperative Risiko des Organempfängers so weit wie möglich zu senken.

Tabelle 1. Zusätzliche Voraussetzungen für die Spende bisher transplantierbarer Organe

Organe	Niere	Herz	Leber	Pankreas
Kriterien	Alter < 65 (70) Jahre	Alter < 45 Jahre	Alter < 55 Jahre	Alter < 60 Jahre
	keine reale Vorerkrankung	keine kardiale Vorerkrankung	keine Lebererkrankung	kein Diabetes mellitus
	kein Diabetes mellitus	keine längeren Hypotonien	kein Alkoholismus	kein Alkoholismus
	keine schwere arterielle Hypertonie	Dopamindosis < 15 μg/kg/min	keine Voroperation an den Gallenwegen	kein Abdominaltrauma
	Serumkreatin in < 1,4 mg/dl	unauffällige Echo-, EKG- und Röntgenbefunde	kein protrahierter Schock	
	Diurese > 60 ml/h		keine abdominellen Drainagen	
	Harnstatus und -sediment unauffällig	Normwerte für ZVD und CK-MB	Normwerte für: SGOT, SGPT, LDH, γ-GT, alkalische Phosphatase, gesamtes Bilirubin, PTT, TPZ, Fibrinogen	

Organspezifische Spendekriterien

Herz- bzw. kombinierte Herz-Lungen-Spende

Eine Herzspende kann bei Spendern unter 45 Jahren vorgenommen werden, bei denen anamnestisch keine Herzerkrankung bekannt ist. Eine längere Reanimation mit externer Herzmassage, ein mehrstündiger Schock sowie eine hochdosierte Katecholamintherapie schließen eine Herzspende in der Regel aus. Ein zusätzliches Thoraxtrauma ist hingegen keine absolute Kontraindikation für eine Herzspende [22]. Um überprüfen zu können, ob sich der potentielle Organspender für eine Herzspende eignet, müssen eine aktuelle röntgenologische Untersuchung der Thoraxorgane in 2 Ebenen, ein EKG, ein Echokardiogramm sowie die Serumkonzentrationen der Kreatinphosphokinase (CPK) und möglichst auch deren Isoenzym CK-MB vorliegen. Die strenge Auswahl der Herzspender soll nach der Herztransplantation, bei der es sich in der Regel nicht um einen akuten operativen Eingriff handelt, das Risiko eines primären Organversagens auf ein Minimum reduzieren. Jedoch gibt es kardiochirurgische Notfälle, bei denen das Überleben eines Patienten nur möglich ist, wenn innerhalb kürzester Zeit ein Spenderorgan transplantiert werden kann. In diesen Fällen ist es durchaus möglich und gerechtfertigt, daß zur Transplantation ein Organ akzeptiert wird, das nicht alle Voraussetzungen erfüllt, die für einen elektiven Eingriff gefordert werden [22]. Die Entscheidung über Annahme oder Ablehnung eines potentiellen Spenderorgans ist ausschließlich von dem Kardiochirurgen zu treffen, der die Herztransplantation vornimmt.

Eine kombinierte Herz-Lungen-Spende kann nur realisiert werden, wenn bei dem Organspender auch der röntgenologische Untersuchungsbefund der Lungen normal ist und bei Beatmung mit Raumluft die arteriellen Blutgase im Normbereich liegen. Auszuschließen ist, daß der Organspender bei der Intubation Mageninhalt aspiriert hat.

Leberspende

Auch für eine Leberspende müssen sehr strenge Kriterien erfüllt sein, da nach der Transplantation eine sofortige Funktionsaufnahme des Organs erforderlich ist. Das Alter des Organspenders sollte nicht mehr als 55 Jahre betragen. Anamnestisch dürfen keine Lebererkrankung, keine Voroperation an den Gallenwegen, keine Einnahme hepatotoxischer Medikamente und insbesondere kein Alkoholismus bekannt sein. Ebenfalls nicht für eine Leberspende geeignet sind Patienten, die ein Polytrauma oder einen passageren Herz-Kreislauf-Stillstand erlitten haben [17]. Die Serumtransaminasen, die alkalische Phosphatase, das gesamte Bilirubin und die Parameter der plasmatischen Gerinnung müssen sämtlich im Normbereich liegen. Voraussetzung für eine Leberspende ist auch eine aktuelle Hepatitis-B- und Zytomegalievirusserologie. Der Nachweis eines Hepatitis-B-Antigens schließt eine Leberspende aus. Die Leber eines Spenders mit Antikörpern gegen das Zytomegalievirus (CMV) darf nur einem Empfänger transplantiert werden, der bereits CMV-Antikörper besitzt, da anderenfalls nach der Transplantation, begünstigt durch die erforderliche immunsuppressive Therapie, eine fulminante CMV-Hepatitis droht.

Pankreasspende

Im Gegensatz zur Herz- und Leberspende kann bei der Pankreasspende ein Spenderalter bis 60 Jahren akzeptiert werden [24]. Ausgeschlossen sein müssen eine vorbestehende Pankreaserkrankung, ein Diabetes mellitus und ein starker Alkoholkonsum. Ein Abdominaltrauma, abdominelle Drainagen oder eine diagnostische Abdominallavage schließen eine Pankreasspende ebenfalls aus. Vor Entnahme des Organs sollte die Serumkonzentration der Lipase im Normbereich liegen. Eine Erhöhung der α-Amylase, des Blutzuckers sowie der Insulin- und Glukagonkonzentrationen wird hingegen bei hirntoten Organspendern häufig gefunden. Diese Störungen werden durch den Ausfall hypothalamischer Zentren hervorgerufen [16]. Sie besitzen hinsichtlich einer Organspende keine wesentliche Bedeutung.

Nierenspende

Die organspezifischen Spenderkriterien für die Nieren sind von allen parenchymatösen Organen am weitesten gefaßt. Dies ist damit zu erklären, daß nach der Nierentransplantation eine Sofortfunktion des transplantierten Organs zwar erwünscht, nicht aber zwingend erforderlich ist. Im Gegensatz zu Herz und Leber kann postoperativ die Zeit bis zur Funktionsaufnahme des transplantierten Organs mit Hilfe der verschiedenen Dialyseverfahren überbrückt werden. Voraussetzungen für eine Nierenspende sind eine Diurese über 60 ml/h und eine weitgehend normale Nierenfunktion zum Zeitpunkt der Organentnahme. So können auch Nieren von Spendern akzeptiert werden, bei denen im Rahmen des initialen Krankheitsgeschehens oder dehydrierender Maßnahmen bei der Therapie des Hirnödems vorübergehend die Nierenfunktion beeinträchtigt wurde, deren Serumkreatinin sich im weiteren Krankheitsverlauf aber wieder normalisiert hat. Hypotone Krisen, eine vorausgegangene Reanimation oder eine hochdosierte Katecholamintherapie sind ebenfalls keine Kontraindikationen für eine Nierenentnahme. Liegen eine normale Diurese und ein normales Serumkreatinin vor, kann das Alter des Organspenders bis zu 65 Jahren betragen. In Ausnahmefällen wurden auch schon Nieren von über 70 Jahre alten Spendern mit Erfolg transplantiert [14]. Auszuschließen sind beim Nierenspender präexistente Erkrankungen der Nieren und der ableitenden Harnwege sowie eine schwere arterielle Hypertonie. Neben den Retentionswerten und den Serumelektrolyten müssen deshalb auch ein aktueller Harnstatus, ein Harnsediment und – sofern dies zeitlich möglich ist – eine Harnkultur vorliegen.

Mehrfachorganspende

In den vergangenen 10 Jahren wurden Methoden entwickelt, die es ermöglichen, bei einem Organspender mehrere parenchymatöse Organe zu entnehmen, ohne daß eines der entnommenen Organe in seiner Funktionsfähigkeit beeinträchtigt wird [12, 20, 23]. In Anbetracht des großen Mangels an Spenderorganen sollte deshalb bei allen Organspendern, die mehrere organspezifische Spenderkriterien erfüllen, eine Mehrfachorganspende angestrebt werden. Hinsichtlich des Herzens ist zu berücksichtigen, daß auch bei Patienten mit einer kardialen Vorerkrankung, die ohne Beteiligung der Herzklappen ablief, eine Herzspende vorgenommen werden kann. Aus nicht transplantablen Herzen, die einen intakten Herzklappenapparat besitzen, können Herzklappenbioprothesen gewonnen werden. Diese Bioprothesen sind hinsichtlich ihrer Biokompatibilität mechanischen Klappenprothesen überlegen, da sie beim Empfänger keine lebenslange Antikoagulation erfordern. Verglichen mit xenogenen Bioprothesen sind menschliche Bioprothesen vorzuziehen, da sie weniger rasch degenerieren und damit eine längere Funktionsdauer besitzen [21]. Neben den parenchymatösen Organen können die Hornhaut, Gehörknöchelchen, Sehnen und Knochen mit großem Erfolg transplantiert werden. Auch bei diesen Geweben ist der Bedarf weitaus größer als die Zahl der tatsächlich vorhandenen Transplantate. Die an einer Organspende beteiligten Ärzte sollten deshalb stets die Möglichkeit einer Mehrfachorganspende überprüfen und von den Angehörigen des Organspenders die Einwilligung für eine Mehrfachorganspende erbitten.

Intensivmedizinische Betreuung von Organspendern

Vor Feststellung des Hirntodes darf eine evtl. mögliche Organspende die Behandlung des zerebral geschädigten Patienten in keiner Weise beeinflussen. Die therapeutischen Bemühungen haben nur die Genesung des Patienten zum Ziel. Wenn der Nachweis des Hirntodes zeigt, daß alle Maßnahmen letztendlich gescheitert sind, darf die intensivmedizinische Betreuung des potentiellen Organspenders jedoch nicht vernachlässigt werden. Es gilt nun alles zu tun, um bis zur Explantation eine ausreichende Perfusion und Oxygenisation der Organe zu erhalten [3, 18].

Zu berücksichtigen ist, daß das Erlöschen der zerebralen Funktionen nicht nur mit einem Ausfall der Spontanatmung einhergeht, sondern auch mit einer gestörten Thermoregulation und einer Beeinträchtigung der zentralen Steuerung des Herz-Kreislauf-Systems sowie der Hypophyse und deren endokrinen Funktionen [10, 16]. Der Ausfall dieser vitalen Regelkreise muß durch intensivmedizinische Maßnahmen bestmöglich kompensiert werden, um das sonst rasch auftretende irreversible Herz-Kreislauf-Versagen hinauszuzögern (Tabelle 2).

Tabelle 2. Organerhaltende Intensivtherapie von Organspendern. (Mod. nach [3])

Zentrale Störung	Folgen	Therapie	Verlaufskontrollen
Ausfall des Atemzentrums	Sistieren der Spontanatmung	Kontrollierte maschinelle Beatmung	Blutgasanalysen (pO_2 > 100 mmHg)
Ausfall der Hypophysenhormone	Diabetes insipidus Hypovolämie	Minirin, Pitressin-Tannat bilanzierte Infusionstherapie	Diurese (Stundenurin 60–200 ml) ZVD (8–15 cm H_2O)
	Hypernatriämie	Zufuhr von freiem Wasser (Glukose 5 %)	Serumelektrolyte (Na^+ 135–155 mval/l)
	Hypokaliämie	Kaliumsubstitution	(K^+ 3,5–5,5 mval/l)
Ausfall der Kreislaufzentren	Blutdruckabfall	Volumensubstitution Blutransfusionen	Blutdruck (RR syst. > 100 mmHg)
	Bradykardie	Katecholamine (Dopamin, Noradrenalin)	EKG-Kontrolle durch Monitorüberwachung
	Asystolie	transvenöser Schrittmacher	
Ausfall der Thermoregulation	Hypothermie	Infusionen anwärmen Heizmatte	Körpertemperatur (Kerntemperatur > 35 °C) Blutgasanalysen (pH 7,35–7,45)
	metabolische Azidose	$NaHCO_3$, Trispuffer	

Arterieller Blutdruck, Herzfrequenz und -rhythmus, zentraler Venendruck, Blutbild, Blutzucker, Körpertemperatur, Harnausscheidung, Serumelektrolyte sowie arterielle Blutgase und der Säure-Basen-Haushalt müssen engmaschig kontrolliert werden, damit Entgleisungen frühzeitig bemerkt und die notwendigen Korrekturen vorgenommen werden können.

In der Regel muß allen Organspendern eine große Menge kristalliner Flüssigkeiten, Plasmaexpander und gelegentlich auch Blut oder Blutderivate zugeführt werden, damit es gelingt, einen systolischen Blutdruck über 100 mm/Hg aufrechtzuerhalten. Anzustreben ist ein zentral-venöser Druck von 10–15 cm H_2O. Viele Spender wurden vor Eintritt des Hirntodes im Rahmen der Therapie eines Hirnödems dehydriert. Ein intravasaler Volumenmangel wird darüber hinaus in den meisten Fällen durch einen *zentralen Diabetes insipidus* gefördert. Dieser kann innerhalb weniger Stunden auch zu schweren Entgleisungen des Elektrolythaushaltes mit extremer Hypernatriämie und Hypokaliämie führen. Die Harnmengen steigen häufig über 1000 ml/h an.Gelingt es nicht, durch Zufuhr von freier Flüssigkeit und Kalium die Serumelektrolyte und den zentralen Venendruck zu normalisieren, sollte frühzeitig Desmopressin (Minirin: 0,002–0,004 mg i. v./12 h) oder Vasopressin (Pitressin-Tannat: 5 IE i. m./24 h) appliziert werden. Zu beachten ist auch, daß bei Substitution großer Flüssigkeitsmengen, die lediglich Raumtemperatur besitzen, durch den Ausfall der Thermoregulation die Neigung des Organspenders zur Hypothermie verstärkt wird. Eine Hypothermie begünstigt das Auftreten von Herzrhythmusstörungen, die zum Kammerflimmern und damit zum Verlust der Organe führen können. Ein Absinken der Körpertemperatur unter 36 °C sollte deshalb durch Wärmezufuhr und durch Anwärmen der Infusionslösungen verhindert werden.

Gelingt es trotz ausreichender Hydrierung nicht, den systolischen Blutdruck des Spenders auf 100 mm/Hg anzuheben, sollten vasoaktive Katecholamine eingesetzt werden. Dosis und Dauer der Katecholamintherapie müssen exakt dokumentiert werden. Im Tierexperiment und beim Menschen konnte gezeigt werden, daß eine längerfristige, hochdosierte Applikation von Katecholaminen ebenso wie eine massiv gesteigerte Freisetzung endogener Katecholamine zu einer „Down-Regulation" kardialer β-Adrenozeptoren und einer Beeinträchtigung der rechtsventrikulären myokardialen Funktion führen [2, 25]. Diese katecholamininduzierte Schädigung myokardialer Adrenozeptoren wird als eine Ursache des primären rechtsventrikulären Versagens nach Herztransplantation diskutiert [15, 25]. Aus diesem Grund wird für eine elektive Herztransplantation ein Spenderherz in der Regel nur akzeptiert, wenn der Organspender eine Dopamindosis unter 15 μg/kg/min und keine zusätzliche Adrenalin- oder Noradrenalintherapie benötigt (s. oben).

Neuere Untersuchungen deuten darauf hin, daß bereits die im Rahmen einer akuten intrakraniellen Drucksteigerung hervorgerufene massive Stimulation des sympathischen Nervensystems mit exzessiver Freisetzung der endogenen Katecholamine zu myokardialen Nekrosen und subendokardialen Einblutungen führt. Diese katecholamininduzierten Schäden werden als Ursache dafür gesehen, daß auch nach Überwindung des zerebralen Krankheitsgeschehens ein Teil der Patienten an kardialen Komplikationen stirbt [15]. In einer von Cruickshank et al. [5] publizierten multizentrischen Studie konnte gezeigt werden, daß bei Patienten mit akutem Schädel-Hirn-Trauma durch eine frühzeitige Gabe des β-Adrenozeptorantagonisten Atenolol das Auftreten myokardialer Läsionen und tödlicher kardialer Komplikationen vermindert werden kann. Die Autoren empfehlen deshalb, bei schwersten Hirnläsionen frühzeitig β-Blocker zu applizieren, um damit die negativen Folgen der exzessiven Stimulation des sympathischen Nervensystems zu verringern.

Organisation der Organspende

Alle deutschen Transplantationszentren sind bestrebt, bei einer Organspende die Mitarbeiter der kooperierenden Spenderkrankenhäuser zu unterstützen und soweit wie möglich zu entlasten. Aus diesem Grunde wurde mit Unterstützung des Kuratoriums für Dialyse und Nierentransplantation und der Deutschen Stiftung Organspende die Position des Transplantationskoordinators geschaffen. Mit dem Transplantationskoordinator steht den potentiellen Spenderkrankenhäusern jederzeit ein erfahrener Arzt zur Verfügung, der in der Lage ist, alle im Rahmen einer Organspende auftretenden Fragen kompetent zu beantworten und einen reibungslosen Ablauf der Organspende zu gewährleisten.

Werden bei einem Patienten mit schwersten Hirnläsionen die klinischen Zeichen des Hirntodes festgestellt, sollte von den behandelnden Ärzten frühzeitig Kontakt mit dem Transplantationskoordinator aufgenommen werden. Hierbei sollte zunächst die Frage geklärt werden, ob unter Berücksichtigung der Anamnese und des aktuellen Krankheitsverlaufs eine Organspende überhaupt in Frage kommt, und wenn dies der Fall ist, welche Organe gespendet werden könnten. Danach sollte das weitere Vorgehen hinsichtlich der Hirntoddiagnostik und der Aufklärung der Angehörigen des Patienten abgesprochen werden. Sind die Ärzte des meldenden Krankenhauses nicht in der Lage, die Hirntoddiagnostik nach den von der Bundesärztekammer vorgegebenen Richtlinien selbständig durchzuführen, kann der Transplantationskoordinator behilflich sein, den Kontakt zu Neurologen oder Neurochirurgen herzustellen, die mit der Hirntoddiagnostik vertraut sind. Sofern dies gewünscht wird, kann der Transplantationskoordinator auch die Ärzte des Spenderkrankenhauses beim Gespräch mit den Angehörigen des Hirntoten unterstützen.

Sind alle Voraussetzungen für eine Organspende erfüllt, kann die Entnahmeoperation im Falle einer Nierenspende sowohl im Spenderkrankenhaus als auch im Transplantationszentrum erfolgen. Ist die Spende mehrerer Organe möglich, sollte der Organspender in das Transplantationszentrum verlegt werden. Die Verlegung ist anzustreben, da die Vorbereitungen für eine Mehrfachorganspende einen hohen organisatorischen Aufwand erfordern, mit dem die Mitarbeiter des Spenderkrankenhauses leicht überfordert sein können. Darüber hinaus stellt eine Mehrfachorganspende für alle Beteiligten eine große psychische Belastung dar. Diese Belastung kann von Mitarbeitern eines Transplantationszentrums besser bewältigt werden. Im Gegensatz zu den Mitarbeitern der Spenderkrankenhäuser erfahren sie direkt, daß mit einer Organspende auch die Hilfe für einen Patienten verbunden ist, dessen Lebenserwartung und/oder Lebensqualität ohne Spenderorgan nur sehr gering gewesen wäre. Der Transport des Organspenders sollte von den Mitarbeitern des Transplantationszentrums übernommen werden, die mit den intensivmedizinischen Besonderheiten bei der Betreuung von Organspendern vertraut sind.

Alle zusätzlichen Kosten, die dem Spenderkrankenhaus durch die Meldung eines potentiellen Organspenders entstehen, werden von den Krankenkassen über die Deutsche Stiftung Organspende übernommen. Auch für die Mehrkosten, die durch eine Überführung der Leiche zum Heimatort entstehen, tritt das Transplantationszentrum ein.

Die deutschen Transplantationszentren haben durch eine Verbesserung ihrer Organisationsstrukturen die Voraussetzungen geschaffen, daß bei einer Organspende die Belastung der Mitarbeiter des Spenderkrankenhauses soweit wie möglich reduziert wird und dem Spenderkrankenhaus keine zusätzlichen Kosten entstehen. Dennoch wird auch in Zukunft jede Organspende für alle Beteiligten eine große physische und v. a. psychische Belastung darstellen. Eine Zunahme der Organspenden wird deshalb in erster Linie davon abhängen, in welchem Umfang die Mitarbeiter der betreffenden Krankenhäuser bereit sein werden, diese Aufgaben zu übernehmen.

Literatur

 1. Angstwurm H (1989) Gibt es genügend postmortale Organspender? Z Tx Med 1: 39–42
 2. Brodde OE (1987) Cardiac beta-adrenergic receptors. ISI Atlas of Science. Pharmacology 1: 107–112
 3. Buchholz B, Blum M, Winde G et al. (1986) Indikation zur Organspende und organerhaltende Maßnahmen. Chir Prax 36: 563–570
 4. Bundesärztekammer (1986) Stellungnahme des Wissenschaftlichen Beirates der Bundesärztekammer: Kriterien des Hirntodes. Dtsch Ärztebl 83: 2940–2946
 5. Cruickshank JM, Neil-Dwyer G, Degaute JP et al. (1987) Reduction of stress/catecholamine-induced cardiac necrosis by beta$_1$-selective blockade. Lancet II: 585–589
 6. Eurotransplant Report (1986) Newsletter 32: 2–20
 7. Frowein RA (1986) Die Feststellung des Hirntodes. Anästh Intensivmed 27: 383–388
 8. Hochrein H (1988) Erfahrungen mit dem (West-)Berliner Notarztsystem. In: Deutsch E, Dienstl F, Kleinberger G, Ritz R, Schuster HP (Hrsg) Aktuelle Fragen der Notfallmedizin. Aktuelle Intensivmedizin 6. Schattauer, Stuttgart, S 49–52
 9. Hume DM, Magee JH, Kauffman HM, Rittenbury MS, Prout GR (1963) Renal homotransplantation in man in modified recipients. Ann Surg 158: 608–644
10. Keogh AM, Howlett TA, Perry L, Rees LH (1988) Pituitary function in brain-stem dead organ donors: a prospective survey. Transplant Proc 20: 729–230
11. Klöss T, Roewer N, Wischhusen F (1985) Prognose der präklinischen kardiopulmonalen Reanimation. Anaesth Intensivther Notfallmed 20: 237–243
12. Margreiter R (1984) Multiple organ procurement. Transplant Proc 16: 261–263
13. Murray JE, Merril JP, Harrison JH, Wilson RE, Dammin GJ (1963) Prolonged survival of human-kidney homografts by immunosuppressive drug therapy. N Engl J Med 268: 1315–1323

14. Neumayer HH, Molzahn M, Offermann G, Scholle J, Schultze G (1985) Endlich Fortschritte durch mehr Kooperation. Berl Ärztekammer 13: 45–56
15. Okereke OUJ, Frazier OH, Reece IJ, Painvin GA, Radovancevic B, Cooley DA (1987) Cause and importance of donor neurogenic myocardial injury in cardiac transplantation. Transplant Proc 19: 1034–1035
16. Pia HW (1985) Primary and secondary hypothalamus and brain stem lesions. Adv Neurosurg 13: 217–253
17. Pichlmayr R, Brölsch CHE (1981) Der Organspender. In: Pichlmayr R (Hrsg) Transplantationschirurgie. Springer, Berlin Heidelberg New York, S 461–481
18. Prien T, Mertes N, Buchholz B, Lawin P (1989) Organspende vom hirntoten Organismus. Dtsch Med Wochenschr 114: 998–1002
19. Rath H, Bauer H (1985) Reanimationsergebnisse – Begleitverletzungen und Überlebensquoten. In: Deutsch E, Dienstl F, Kleinberger G, Ritz R, Schuster HP (Hrsg) Aktuelle Fragen der Notfallmedizin. Aktuelle Intensivmedizin 6. Schattauer, Stuttgart, S 185–189
20. Ringe B, Neuhaus P, Pichlmayr R, Heigel B (1985) Aims and practical application of a multi organ procurement protocol. Langenbecks Arch Chir 365: 47–55
21. Ross DN (1988) Evolution of the biological concept in cardiac surgery: A Pilgrim's Progress. In: Yankah AC, Hetzer R, Miller DC, Ross DN, Somerville J, Yacoub MH (eds) Cardiac valve allografts 1962–1987. Steinkopff, Darmstadt, Springer, Berlin Heidelberg New York Tokyo, pp 1–11
22. Schüler S, Parnt R, Warnecke H, Matheis G, Hetzer R (1988) Extended donor criteria for heart transplantation. J Heart Transplant 7: 326–330
23. Starzl TE, Miller C, Broznick B, Makowka L (1987) An improved technique for multiple organ harvesting. Surg Gynecol Obstet 165: 343–348
24. Steiner E, Koller J, Dietze O, Königsrainer A, Margreiter R (1988) Untersuchungen zur Brauchbarkeit von Pankreastransplantaten. Chirurg 59: 469–471
25. Zerkowski HR, Doetsch N, Michel M, Nau H-E, Brand MA, Marggraf G (1988) Hämodynamik, EKG, Plasmakatecholamin-Spiegel sowie myokardiale Beta-Adrenozeptor-Funktion und Regulation nach akutem Hirntod des Miniaturschweines. Z Herz Thorax Gefäßchir 2: 162–168

Kardiopulmonale Reanimation: Ethische Aufgabe – ethische Grenze

H. Pichlmaier

Die kardiopulmonale Reanimation ist die ursprüngliche Form der Wiederbelebung. Durch die Anwendung geeigneter Maßnahmen kann der Arzt, soweit er Erfolg hat, das schwindende Leben zurückholen und den schon innerhalb weniger Minuten definitiv eintretenden Tod abwenden. Damit verrichtet er eine ärztliche Leistung, wie sie kaum klarer als solche definiert sein kann.

Die rechtliche Position ist einfach, allerdings nicht in jedem Fall befriedigend. Da die Einwilligung des Betroffenen nicht eingeholt werden kann, wird diese unterstellt. Die Meinung von Angehörigen ist irrelevant. Da die Zeit in höchstem Maße drängt, kann der sonst geforderte Weg über Vormundschaft oder Pflege nicht beschritten werden. Der Arzt ist zum Handeln verpflichtet, andernfalls macht er sich unterlassener Hilfeleistung schuldig.

Auch ethisch ist diese Situation zunächst eindeutig. Im klassischen Fall sind eben Recht und Ethik deckungsgleich. Allerdings ist der ethische Rahmen weitergesteckt. „Recht sei das ethische Minimum". Doch nicht immer ist das, was Recht ist, ethisch richtig. Während Recht in Rechtssätzen und schließlich in Gesetzen festgelegt ist, ist Ethik als ein Verhaltenskodex fließend und regional und ethisch durchaus verschieden. Dies alles wird in der grundsätzlichen Bewertung der Reanimation deutlich.

Reanimation ist im plötzlich eintretenden Notfall für den Arzt zwingend. Dies ist rechtlich und ethisch gleichermaßen eindeutig.

Problematisch wird es dann, wenn sich in Kenntnis des Krankheitsfalles die Frage stellt, ob reanimiert werden soll. Dies ist eine wiederkehrende Situation, beispielsweise auf Wachstationen. Dabei denke ich an den Herzstillstand bei fortgeschrittenem Gefäß- oder Tumorleiden oder in einer hoffnungslosen Unfallsituation.

Rechtlich ist der Arzt verpflichtet, alles zu tun, das Leben zu erhalten und sei es nur für kurze Zeit. Tut er es nicht und tritt ein Kläger auf, so muß er sich ggf. wegen unterlassener Hilfeleistung verantworten. Allerdings gilt auch für die Reanimation, daß sie indiziert sein muß. Die Indikation zu einer ärztlichen Maßnahme stellt der Arzt und nur er allein.

Gibt es nicht doch Fälle, in denen wir die Reanimation unterlassen dürfen? Der Arzt ist zur Hilfeleistung verpflichtet, die Art der Hilfeleistung rechtlich jedoch nicht vorgeschrieben. Sie kann es auch nicht sein. Es wird davon ausgegangen, daß der Arzt die Maßnahmen und Mittel einsetzt, die in einer gegebenen Situation aufgrund der ärztlichen Lehrmeinung angezeigt sind. Dabei bleibt es im Einzelfall offen, welche von mehreren möglichen Methoden er einsetzen will und wovon er sich im wohlverstandenen Interesse seines Patienten die beste Wirkung verspricht. Allerdings muß er bereit sein, seine Entscheidung zu vertreten und sich im gegebenen Fall Sachverständigen zu stellen, die seine Indikation überprüfen.

Insofern, und darauf kann nicht oft und nachdrücklich genug hingewiesen werden, ist es der medizinisch-sachverständige Gutachter, der im wesentlichen den Ausgang von Ärzteprozessen bestimmt, letztlich das Recht erst produziert, nach dem ärztliche Handlung beurteilt wird.

Auf dieser Basis kann man, wie ich meine, fragen, ob man das Mittel Reanimation im gegebenen Fall immer einsetzen muß. Will man diese Frage grundsätzlich zulassen – ich sage ausdrücklich, daß ich dies unter bestimmten Umständen und für meine Klinik tue –, dann ist die *ärztliche Indikation* der Kern aller weiteren Argumente. Sie enthält folgende Bestandteile:

1. Die *Diagnose* der Erkrankung muß gesichert sein.
   Sie kann dies nur auf der Basis naturwissenschaftlicher Befunde, die irrtumsfrei vorliegen. So würde ich die histologische Diagnose bei einem weit fortgeschrittenen Krebsleiden in diesem Zusammenhang akzeptieren, allerdings in der Regel die Sicherung durch eine zweite Gewebsentnahme und unabhängige zweite Untersuchung fordern. Auch sollte man sich nicht auf Fremddiagnosen stützen. Vielmehr ist im Zweifelsfall die Überprüfung mit invasiven Methoden eines auch noch so sicher geschilderten inkurablen Befundes erforderlich.
2. Steht die Diagnose fest, ist eine genügend sichere *Prognose* zu stellen. Dies macht in der Regel die größten Schwierigkeiten. Daher wird seit Jahren versucht, prognostische Indizes zu schaffen.
   Es ist möglich, in Verbindung von ärztlicher Aussage und prognostischem Index eine Vorhersage zu treffen, die, wenn sie ein Zeitprofil berücksichtigt, in Sicherheitsbereiche von annähernd 100% gelangt.
3. Von größter Bedeutung und auch rechtlich verbindlich ist heute der *Wille des Kranken*. Lehnt ein Schwerstkranker es ab, sich intensiv behandeln zu lassen, so müssen wir diesen Willen respektieren. Lehnt er es ab, im Verlaufe einer Behandlung, der er grundsätzlich zugestimmt hat, ggf. reanimiert zu werden, so müssen wir die Reanimation unterlassen. Allerdings würde ich einer derartigen prospektiven Entscheidung ausführliche Gespräche und die volle Aufklärung über die Konsequenzen voraussetzen. Irrelevant scheint mir eine Entscheidung zu sein, die vor Eintritt der Erkrankung aus grundsätzlichen Erwägungen und ohne Bezug zur jetzigen Situation des Patienten getroffen wurde. Hier könnte der Arzt mutmaßen, daß sich der Wille des Betroffenen geändert hat. Wiederholt habe ich derartige Situationen bei Suizidpatienten erlebt.
4. Völlig anders ist der *Wille der Angehörigen* zu beurteilen. Rechtlich hat er für die ärztliche Entscheidung keine Relevanz. Menschlich erscheint es mir zwingend, die Angehörigen zu informieren und mit ihnen über die Schwere der eingetretenen Erkrankung zu sprechen. Auch sollte man sie darauf vorbereiten, daß es im gegebenen Fall besser sein kann, nicht mehr alles einzusetzen, was die Medizin bereithält. Das richtige Gespräch im richtigen Augenblick und in richtiger Form mit den Angehörigen hilft in diesem Fall dem Kranken und seinem Arzt.

5. Entscheidungen für oder gegen die Reanimation im individuellen Fall können nicht ohne Kenntnis des *sozialen Hintergrundes* des Betroffenen getroffen werden. Der Arzt muß die Umstände kennen, in denen der Kranke lebt, seine sozialen Bindungen, die Möglichkeiten, Hilfe zu erhalten u. ä. m.

6. Ohne Zweifel ist die Lage des Betroffenen für derartige Überlegungen entscheidend. Doch auch die *Lage des Arztes* und seines Krankenhauses bedürfen der Analyse. Ich nenne folgende Punkte:
   - Alter und Erfahrung des Arztes,
   - Stellung in der ärztlichen Entscheidungshierarchie,
   - fachbezogene Kompetenz im Einzelfall,
   - Größe, Fächerumfang und Zuordnung im Versorgungsauftrag des Krankenhauses.

Je schwieriger eine Entscheidung wird, um so breiter muß die Entscheidungsbasis, um so größer die Erfahrung des Arztes, um so höher seine Position in der Entscheidungshierarchie sein. Ein Krankenhaus, das alle Disziplinen umfaßt und alle konsiliarischen Möglichkeiten besitzt, ist für den entscheidenden Arzt die sicherste Grundlage. Hieraus ergeben sich eine Reihe von Konsequenzen.

Die Wege zur Entscheidung

Steht eine weitreichende Entscheidung an, wie die Fortsetzung der Intensivtherapie, einschließlich Wiederbelebung, sind verschiedene Wege denkbar, um zu einem Entschluß zu kommen. So kann die Entscheidung getroffen werden durch

- den einzelnen Arzt,
- ein Ärztekonsil,
- die Behandlergruppe,
- ein Gremium.

Ich halte die Entscheidung durch einen einzelnen Arzt für kaum vertretbar. Ein Ärztekonsil mag die medizinischen Fakten vorbereiten und den Hintergrund erarbeiten. Am besten erscheint es mir, wenn eine derartig weitreichende Entscheidung durch alle im gegebenen Zeitpunkt den Kranken Behandelnden getroffen wird. Dies schließt neben den Ärzten auch die Schwestern und Pfleger ein und muß in ausreichender Diskussion vorbereitet und einstimmig getroffen werden. Auch nur eine gegenteilige Meinung entscheidet zugunsten der Reanimation. Niemand ist so unmittelbar beteiligt und daher mit den Umständen so sehr vertraut, wie die aktuelle Behandlergruppe.

Dies träfe für ein Gemium, wie es immer wieder gefordert wird, aus meiner Sicht nicht zu. Laien, die womöglich den Kranken gar nicht kennen, stehen, abgesehen von der Tatsache, daß die Zeit oft nicht reicht, der Problematik viel zu fern und zu theoretisch gegenüber. Ich bin mir bewußt, daß diese Frage kontrovers diskutiert wird.

Demgegenüber gehören die Angehörigen in den Entscheidungsprozeß nicht eingebunden. Sie sollten jedoch eingehend und auf einer Basis des Vertrauens über die Lage des Betroffenen informiert und aufgeklärt werden. Sie müssen Therapieentscheidungen in ihren Grundzügen verstehen und bejahen, ohne selbst in sie einbezogen zu werden. Auf dieser Basis kann der Arzt das nötige Verständnis finden, um das zu tun, was menschlich sinnvoll ist.

Die Form der Entscheidung

Ist die Behandlergruppe definitiv zu der Meinung gekommen, daß die Durchführung einer Reanimation im gegebenen Fall sinnlos sei, so muß dies gerade im Schichtdienst auf Wachstation festgelegt und weitergegeben werden. Der vielleicht weiterbehandelnde jüngere Chirurg oder Anästhesist darf nicht erneut vor die Frage gestellt werden. Er muß sich auf die Therapieentscheidung der kompetentesten Behandlergruppe berufen können und in seiner Verantwortung geschützt sein. Ein kurzer Eintrag im Therapieverordnungsbogen, mit Kennzeichnung des Zeitpunktes, der Festlegung und Unterschrift des letztverantwortlichen Arztes, erscheint mir vernünftig.

Schließlich muß festgehalten werden, daß derartig weitreichende therapeutische Festlegungen zwar in einer Art demokratischer Meinungsbildung erarbeitet und gefaßt werden können, daß aber der für die betreffende Institution letztzuständige Arzt die *Verantwortung* in vollem Umfang zu tragen hat.

In diesem Sinne ist es, wie schon angedeutet, nicht nur der medizinische Sachverständige, der ganz wesentlich für die Gestaltung des Arztrechtes verantwortlich ist, sondern der verantwortliche Arzt, der zusammen mit seinen Kollegen, Schwestern und Pflegern Ethik schafft.

Ich halte es für falsch, wenn wir Ärzte es fachfremden Gruppierungen überlassen, medizinische Ethik zu definieren. Phiolosophen, Juristen, Theologen, Soziologen, Psychologen und andere sollen mit uns die menschlichen Probleme ärztlicher Behandlung diskutieren. Wir sind auch dazu verpflichtet, unsere Entscheidungen zur Diskussion zu stellen. Dieser Prozeß sollte jedoch von uns aktiv in Gang gesetzt und gestaltet werden. Wir müssen ihm die Dimension geben. Dies kann im Einzelfall schwer und gelegentlich auch gefährlich sein.

Teil IV

Reanimation durch Ersthelfer (Laien)

Aschaffenburger Pilotprojekt

R. Juchems, W. Frese, und H.J. Roth

Bei einer Untersuchung an 388 prähospital Reanimierten und 228 intrahospital Reanimierten ließ sich eine Überlebensrate von lediglich 6,9% der prähospital Reanimierten, aber von 17,6% der intrahospital Reanimierten feststellen [5]. Die wesentliche Variable bei beiden Kollektiven war die Zeit des Einsatzes der Rettungsmaßnahmen, da die Reanimationen von den gleichen Ärzten durchgeführt wurden. Neurologische Ausfälle waren in der Verstorbenengruppe bei den prähospital Reanimierten 5mal höher als in der intrahospital reanimierten Gruppe, bei den Überlebenden ca. 6mal höher [5]. Entscheidend für das bessere Ergebnis der intrahospital Reanimierten muß demnach der Zeitfaktor sein. In einer weiteren Studie wurde 1982 eine direkte Abhängigkeit der Überlebensrate von der Kürze des Einsatzes von Rettungsmaßnahmen nachgewiesen [1].

Nach eigenen Untersuchungen vergehen bei optimalen Zeitverhältnissen ca. 7–8 min, bis der NAW am Notfallort erscheinen kann [3]; da das Gehirn nach ca. 4 min irreversibel geschädigt wird, ergibt sich aus *logistischen Gründen* die Notwendigkeit des Einsatzes von Laien zur Durchführung der kardiopulmonalen Reanimation (Abb 1).

Die Deutsche Gesellschaft für Internistische Intensivmedizin gründete 1984 eine Kommission „Laienreanimation", 1985 folgte die Besichtigung von Einrichtungen in den USA, im Frühjahr 1985 wurde die Pilotstudie Aschaffenburg mit Ärzten der medizinischen Klinik und Rettungssanitätern begonnen. Da die Göttinger Arbeitsgruppe v. a. über die Erfolgsrate der Laienreanimation referieren wird, werden wir über die Akzeptanz der Kurse, Memorierbarkeit der praktischen und theoretischen Kenntnisse, Effektivität von Beatmungshilfen und über die praktische Ausbildung berichten.

Lehrinhalte

Die Lehrinhalte wurden in Anlehnung an die Richtlinien der American Heart Association von 1981 bzw. 1986 erstellt [7]. Es wurde eine eigene Broschüre herausgegeben [2], die jeder Teilnehmer an Kursen in Herz-Lungen-Wiederbelebung (HLW) erhält. Ferner wurden audiovisuelle Hilfen herangezogen; ein eigener Film „Herz-Lungen-Wiederbelebung für Laien" wurde erstellt, der als Filmkassette zur Verfügung steht.

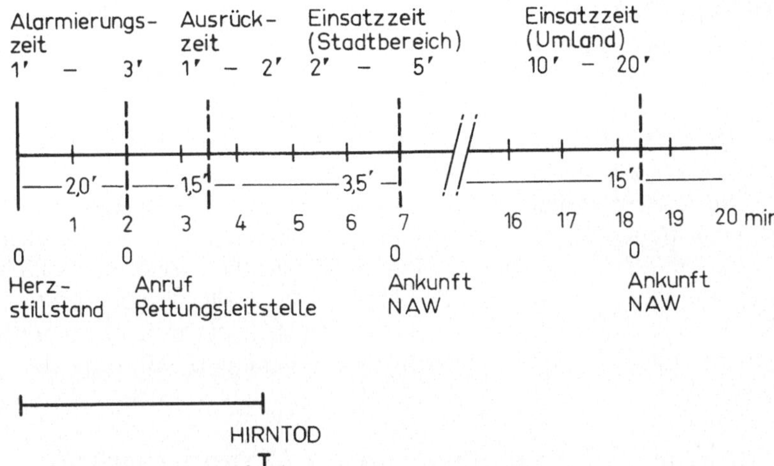

Abb. 1. Zeiten beim Einsatz des Rettungssystems (n = 388). Die *Alarmierungszeit* ist die Zeit vom Herzstillstand bis zur Benachrichtigung der Rettungsleitstelle und ist unter optimalen Bedingungen mit 2 min anzusetzen. Die *Ausrückzeit* ist die Zeit von der Benachrichtigung des Notarztes bis zum Ausrücken des NAW und beträgt bei günstigen Verhältnissen (NAW im Krankenhaus loziert) 90 s. Die *Einsatzzeit* des NAW wurde exakt gemessen und konnte im Stadtbereich mit ca. 3,5 min angesetzt werden. Es werden somit mindestens 7 min benötigt, ehe der NAW am Ort des Notfallgeschehens erscheinen kann. Bei einem Herzstillstand durch Kammerflimmern, -flattern ist aber schon nach 4 min mit dem Beginn des Hirntodes (Individualtodes) zu rechnen

Ausbildung

Die Ausbildung erfolgt nach der vorher genannten Broschüre [2]. An einem Abend werden die theoretischen Grundlagen dargelegt, die normale Beschaffenheit und Funktion von Herz und Lungen wird erläutert, ferner werden die Krankheitszeichen der koronaren Herzkrankheit besprochen. Einen besonderen Stellenwert hat die Prävention der koronaren Herzkrankheiten bzw. des Herzinfarktes, weshalb die Risikofaktoren der koronaren Herzkrankheit mit Nachdruck erläutert werden. Die Erkennung des Herzinfarktes wird verständlich gemacht, ebenso welche Zeichen beobachtet werden müssen und schließlich welche Notfallmaßnahmen folgen, damit die kardiopulmonale Reanimation erfolgreich durchgeführt werden kann. Anschließend werden die Laien mit Hilfe des Films in die Reanimationstechnik eingewiesen. Am nächsten Tag folgen die praktischen Übungen. Es wird den Teilnehmern eingeschärft, daß die kardiopulmonale Reanimation nur dann durchgeführt werden darf, wenn eindeutig feststeht:

1. Bewußtlosigkeit
2. Atemstillstand
3. Herz-Kreislauf-Stillstand

Die ABC-Regel wird im einzelnen erläutert. Schließlich werden die Laien über medikolegale Fragen informiert und über die Indikationen der kardiopulmonalen Reanimation. Als wesentliche Indikation sehen wir den plötzlichen Herztod, Ertrinken, Ersticken, Starkstromunfälle, Intoxikation und Atemstillstand verschiedener Genese an. Nach unserer Auffassung sollte jeder ab dem 16. Lebensjahr die Herz-Lungen-Wiederbelebung erlernen.

Die *Teilnehmer* bilden ca. 57% Frauen und ca. 43% Männer. Alle Altersgruppen von 16 bis über 80 Jahren sind bisher vertreten mit 2 Altersgipfeln zwischen 21 und 30 Jahren und 41 und 50 Jahren. Hinsichtlich der *Kosten* sollte festgestellt werden, daß nur Kurse im Rahmen der VHS bisher kostenpflichtig waren (5,– DM), sonst keine Unkosten erhoben wurden. Nach einer theoretischen und praktischen Übung bzw. Selbstkontrolle erhielten die Teilnehmer ein Zertifikat.

Zur Frage der Akzeptanz und der Memorierbarkeit

Die *Akzeptanz* der Kurse ist nach unseren Erfahrungen durch eine Befragungsaktion an 1000 Teilnehmern, die im Durchschnitt 14 Monate vorher erstmals an einem Kurs teilgenommen hatten, bestätigt. Davon hielten 79,2% die Kursdauer für richtig, 18% der Befragten sagten, die Kursdauer wäre zu lang, und 2,8% waren ohne Meinung. Hinsichtlich der Selbsteinschätzung gaben von den 1000 Befragten 62,6% ein ausreichendes Wissen und praktisches Können in kardiopulmonaler Reanimation an, 32,7% hielten sich für fähig, sachgemäß Hilfe leisten zu können, lediglich 2,5% waren nach der Selbsteinschätzung nicht in der Lage, die Herz-Lungen-Wiederbelebung im Notfall durchzuführen, 2,2% hatten Angst vor einer Infektion. Bei der Befragungsaktion wurde u. a. auch Kritik an den Rettungsgesellschaften geübt. So schrieb eine Teilnehmerin: „Wie wäre es, die Organisationen, die Erste-Hilfe-Kurse durchführen, von der Notwendigkeit der kardiopulmonalen Reanimation durch Laien zu überzeugen? Dort wird zwar Beatmung usw. gelehrt, aber mit der Warnung, dies sei alles sehr schwierig und man sollte lieber auf den Fachmann – Arzt oder Sanitäter – warten".

Hinsichtlich der *Memorierbarkeit* der Kenntnisse haben wir eine Überprüfung von 125 Laien, die ihren ersten Kurs in Herz-Lungen-Wiederbelebung im Durchschnitt 9 Monate vorher absolviert hatten, vorgenommen [6]. Das Ergebnis zeigt, daß die theoretischen Grundlagen mit der korrekten Abfolge des ABC-Schemas zufriedenstellend memorierbar sind. Die *objektive Prüfung* der praktischen Kenntnisse an der Übungspuppe ergab, daß das Freimachen der Atemwege, Überstrecken des Kopfes, Erzielung eines ausreichenden Beatmungsvolumens und das Tasten der Karotispulse von den meisten Teilnehmern (bis 90%) gut memoriert wurden. Die Durchführung der Herzdruckmassage ergab deutliche Schwierigkeiten; nur 57% der Laien konnten bei der Überprüfung die Herzdruckmassage am richtigen Druckpunkt durchführen, 60% der Frauen und 47% der Männer; 20% der Männer führten eine zu starke Herzdruckmassage durch, 10% inkorrekte Arm- und Handtechniken. Die Gesamtleistung der Frauen unterschied sich nicht wesentlich von der der Männer, auch war eine für die Herz-Lungen-

Wiederbelebung prädestinierte Altersgruppe nicht erkennbar. Die Prüfungsergebnisse derjenigen Teilnehmer, deren erster Kurs mehr als 1 Jahr zurücklag, waren schlechter als die jener, die den Kurs innerhalb der letzten 12 Monate absolviert hatten.

Überprüfung von Beatmungshilfen

Auch wurde eine Überprüfung der Beatmungshilfen, nämlich Weinmann-Tubus, Göttinger Tubus, CP-Reviver, Dual-Aid, Taschenmaske (Laerdal) und Beatmungstuch (Laerdal) vorgenommen. Es konnte nachgewiesen werden, daß hinsichtlich einer ausreichenden Beatmungsfrequenz bei Vornahme der Einhelferreanimation lediglich das Tuch, mit Einschränkung auch die Maske, brauchbare Ergebnisse zeigte (Abb. 2).

Folgerungen

Nach unseren Erfahrungen ist die Realisierbarkeit der Laienreanimation grundsätzlich gegeben, jedoch nur in Zusammenarbeit mit den Rettungsgesellschaften oder ähnlichen Gruppierungen. Dabei sollte Wert darauf gelegt werden, die kardiopulmonale Reanimation frühzeitig entweder während der Schulzeit oder

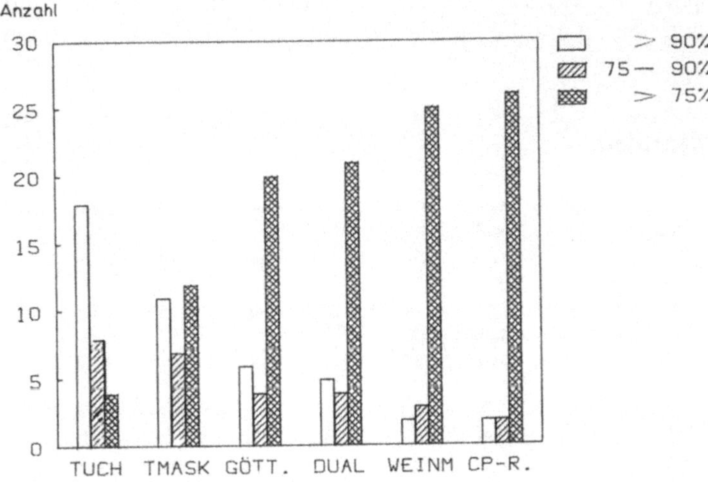

Abb. 2. Überprüfung von 6 Beatmungshilfen. Auf der Ordinate ist die Anzahl der 30 Teilnehmer angegeben, die unter Verwendung der Beatmungshilfen in der Lage waren, ohne Herzdruckmassage bei einem Beatmungsvolumen von mindestens 500 ml eine Frequenz von 11 Beatmungen und mehr/min (= 90%) zu erreichen, 9–11 Beatmungen/min bedeutet 75–90% und weniger als 9 Beatmungen/min unter 75%. Es läßt sich erkennen, daß lediglich das Tuch, mit Einschränkung auch die Maske ausreichende Ergebnisse zeigen

bei Führerscheinerwerb zu erlernen. Wiederholungskurse sind nach unserer Erfahrung notwendig:

Aufgaben des Pilotprojektes Aschaffenburg

1. Realisierung der Laienausbildung?
   Ja in Zusammenarbeit mit Rettungsorganisationen.
2. Akzeptanz der Bevölkerung?
   Positiv.
3. Memorierbarkeit der Fähigkeiten?
   Bis 12 Monate ausreichend. Keine Alters- oder Geschlechtsspezifischen Abhängigkeiten in der Gesamtleistung.
4. Basis für weitere Projekte?
   Pilotstudie Aschaffenburg ist initiative und aktive Hilfe weiterer CPR-Kurse gewesen.

Hinsichtlich der Frage, ob unsere Pilotstudie als Basis für weitere Projekte dienen kann, sei darauf hingewiesen, daß Ärztegruppen, Verbände, Volkshochschulen etc. in Aschaffenburg waren und das Projekt im wesentlichen übernommen haben. Unsere Erfahrungen konnten wir mit anderen engagierten Ärzten, v. a. zusammen mit dem Projekt Göttingen bei einer Arbeitstagung im Frühjahr 1987 im einzelnen diskutieren [4]. Als ein wesentliches Ergebnis dieser Arbeitstagung wurden Entschlüsse gefaßt, die eine Zusammenarbeit mit den Rettungsgesellschaften forderten, mit dem Ziel, die Laienreanimation in der Bundesrepublik Deutschland über einen Beirat für Wiederbelebung und Erste Hilfe allgemein einzuführen.

Literatur

1. Cobb LA, Hallstrom AP (1982) Community-based cardiopulmonary resuscitation: What have we learned? Ann NY Acad Sci 382: 330–342
2. Juchems R (1986) Cardiopulmonale Reanimation (Kurs: Herz-Lungen-Wiederbelebung), Monheim
3. Juchems R (1987) Strategien zur Wiederbelebung in der präklinischen Phase unter Einbeziehung von Laien. Intensivmedizin 24: 84–89
4. Juchems R (1988) Kardiopulmonale Reanimation durch Ersthelfer. Schattauer, Stuttgart New York
5. Juchems R, Jacob E, Frese W, Roth HJ (1988) Kardiopulmonale Reanimation: Vergleich der Erfolgsquoten der prä- und intrahospital begonnenen Reanimationen. Intensivmedizin 25: 420–424
6. Roth HJ, Gaham A, Juchems R (1988) Kardiopulmonale Reanimation durch Laien (CPR): Überprüfung der Fähigkeiten der Laienhelfer nach einmalig absolviertem Kurs. Med Klinik 83: 367–369
7. Standards and Guidelines for cardiopulmonary Resuscitation and Emergency cardiac Care (1986) JAMA 255: 2841–3044

Göttinger Pilotprojekt

C. BUSSE, D. KETTLER, und J. BAHR

Weitgehend unabhängig von gesellschaftlichen oder regionalen Einflüssen und Strukturen gibt es eine Reihe von Fakten, die dazu zwingen, sich mit der Frage der Breitenausbildung von Ersthelfern in den Basismaßnahmen der kardiopulmonalen Reanimation auseinanderzusetzen.

Nach den Angaben des statistischen Bundesamtes sind 1988 in der Bundesrepublik Deutschland 341 428 Menschen an Erkrankungen des Herz-Kreislauf-Systems gestorben; davon 135 682 an den Folgen eines akut aufgetretenen Herz-Kreislauf-Versagens infolge ischämischer Herzerkrankungen und 76 679 an einem akuten Myokardinfarkt [15].

Von allen akuten Todesfällen aufgrund myokardialer Ischämien sterben nach Fry (zit. nach [16]) 51 % innerhalb der ersten 15 min nach einem akuten Ereignis, weitere 30 % in den ersten 60 min und die restlichen 19 % innerhalb der ersten 24 h.

Der limitierende Faktor für den Erfolg einer Wiederbelebung liegt in der geringen Ischämietoleranz bzw. der adäquaten Sauerstoffversorgung des Gehirns innerhalb kürzester Zeit:

- In Normothermie muß schon 3–5 min nach Eintritt des Atem- und Herz-Kreislauf-Stillstandes mit irrreversiblen Schäden durch Sauerstoffmangel gerechnet werden.

Innerhalb dieser kurzen Zeit erreicht jedoch der professionelle Rettungsdienst trotz des Einsatzes schneller Rettungsmittel Patienten mit einem akut aufgetretenen Herz-Kreislauf-Versagen nur in Ausnahmefällen so rechtzeitig, daß die Reanimationsmaßnahmen zu einem dauerhaften Erfolg führen können.

Dieses Problem ist seit langem bekannt und wird im Notarztdienst fast täglich aufs neue deutlich.

Nach der zufälligen Entdeckung eines Notfalls ist die Alarmierung des Rettungsdienstes häufig die einzig sinnvolle Hilfeleistung eines an sich potentiellen Helfers; wegen fehlender Ausbildung ist er zu mehr meist nicht in der Lage.

Hier gilt es anzusetzen, um das „therapiefreie Intervall", dessen Länge sowieso nur zum Teil beeinflußbar ist, zu verkürzen.

Da auf der Seite des „professionellen Rettungsdientes" die Möglichkeiten zur Verkürzung der Eintreffzeiten weitgehend ausgeschöpft sind, muß die Forderung lauten:

– Aktivierung des brachliegenden Helferpotentials durch Breitenausbildung in den Basismaßnahmen der Herz-Lungen-Wiederbelebung.

Die Idee, das vorhandene Helferpotential zur Verkürzung des „therapiefreien Intervalls" zu nutzen, ist keineswegs neu.

Beispielhaft sei hier nur auf die Wiederbelebungsprojekte in Seattle und King County (USA) hingewiesen [10, 11].

Diese und andere umfangreiche Studien [6, 7, 8, 9, 13, 14] haben klar gezeigt, daß die Prognosen von Patienten mit einem außerklinischen Kreislaufstillstand dann am günstigsten sind, wenn innerhalb von 4 min nach Eintritt des akuten Ereignisses durch Ersthelfer mit den Basismaßnahmen und innerhalb von 8 min durch den Rettungsdienst (Paramedics) mit den erweiterten Maßnahmen der Herz-Lungen-Wiederbelebung begonnen wird [12]. ·

Daraus folgt, daß einerseits alle Anstrengungen auf dem Gebiet der Ersthelferreanimation nicht zu einem Nachlassen der Bemühungen um weitere Verbesserungen des Rettungsdienstes führen dürfen; andererseits würde das „Reanimationssystem" ohne Breitenausbildung aber unvollständig und ineffektiv bleiben.

In der Bundesrepublik Deutschland ist man z. Z. noch mit der Ausbildung von Ersthelfern in der Technik der äußeren Herzdruckmassage wesentlich zurückhaltender als in anderen westlichen Staaten.

In der Breitenausbildung wurde bis vor kurzem noch als einzige effektive Wiederbelebungsmaßnahme nur die Atemspende gelehrt.

Als Begründung hierfür wird im wesentlichen die Furcht vor der unsachgemäßen Anwendung der Herzdruckmassage angeführt und die dadurch möglicherweise entstehenden Komplikationen sowie Fehler bei der Diagnose des Atem- und Herz-Kreislauf-Stillstandes.

Diese Befürchtung um eine Steigerung der Letalitätsrate durch Reanimationsverletzungen ist aber – wie amerikanische Untersuchungen [8] gezeigt haben – unbegründet.

Während in den USA die forensische Problematik eindeutig durch das „Washington State Samaritan Law" gesetzlich geregelt ist, finden in der Bundesrepublik Deutschland für die Beurteilung dieser Frage mehrere Rechtsgrundsätze Anwendung:

1. Einerseits ist nach § 323 c StGB grundsätzlich jeder Bürger im Rahmen seiner individuellen Kenntnisse und Fähigkeiten zur Hilfeleistung verpflichtet.
2. Andererseits setzt sich derjenige dem Vorwurf eines Übernahmeverschuldens aus, der eine Leitung übernimmt, die seine Fähigkeiten übersteigt und dabei Schäden verursacht.

Daraus ergeben sich für den Helfer zwei rechtliche Risiken, von denen nach Abwägung das der „unterlassenen Hilfeleistung" das weitaus höhere sein dürfte. Wenn unsere Rechtsordnung jeden verpflichtet, in Notsituationen zu helfen, dann können Ersthelfer schwerlich dafür belangt werden, daß sie in bester Absicht evtl. etwas Falsches tun.

Ein weiterer Ansatzpunkt ergibt sich noch aus § 680 BGB. Da der Ersthelfer in der Regel ohne Aufforderung durch den Patienten oder einen Vertreter tätig wird, handelt er als „Geschäftsführer ohne Auftrag"; seine Haftung ist dann lediglich auf Vorsatz und grobe Fahrlässigkeit beschränkt.

Zusammenfassend muß festgestellt werden, daß auch für die Bundesrepublik Deutschland die Frage, ob ausgebildete Bürger als Ersthelfer die Basismaßnahmen der kardiopulmonalen Reanimation anwenden dürfen, kein primär juristisches, sondern ein medizinisches Problem ist.

Es muß allerdings davor gewarnt werden, alle Ergebnisse ausländischer Reanimationsprojekte [6–14] unkritisch auf die z.T. sehr unterschiedlichen soziokulturellen Bedingungen der Bundesrepublik Deutschland zu übertragen.

In Pilotstudien – im folgenden dargestellt am Beispiel von Göttingen – müssen den jeweils vorherrschenden Verhältnissen angemessene Ideen und Konzepte entwickelt und wissenschaftlich überprüft werden, um damit Grundlagen für ein breit angelegtes, flächendeckendes Ersthelferausbildungsprogramm zu schaffen.

In Göttingen haben wir es uns im Rahmen eines Pilotprojektes, das von der Bundesregierung, dem Land Niedersachsen, der Stadt und dem Landkreis Göttingen unterstützt wird, zum Ziel gesetzt, innerhalb von 4 Jahren ca. 20 000 Menschen, das entspricht etwa 10 % der Bevölkerung in der Projektregion, in den Basismaßnahmen der kardiopulmonalen Reanimation zu Ersthelfern auszubilden.

Damit soll ein wichtiger Beitrag geleistet werden zur Beurteilung der Effektivität einer Breitenausbildung, der Motivation und des Anmeldeverhaltens der Bürger in städtischen und ländlichen Bereichen sowie der dafür notwendigen organisatorischen Voraussetzungen.

Die Projektregion – Stadt und Landkreis Göttingen – bietet dafür geeignete soziodemographische und strukturelle Bedingungen, so daß übertragbare Ergebnisse erwartet werden können.

Wir konnten bereits sehen, daß neben einer breit angelegten Öffentlichkeitsarbeit auch die gezielte Ansprache sog. Prioritätsgruppen sowie die Zusammenarbeit mit organisatorisch leicht zugänglichen Institutionen wichtig und nötig ist.

Von den 16 000 bis Ende des Jahres 1988 von uns ausgebildeten Ersthelfern konnten weit mehr als 80 % über bestehende Kommunikations- und Organisationsstrukturen angesprochen und für die HLW-Ausbildung interessiert werden. Diese Zahlen beweisen einerseits die Notwendigkeit der Zusammenarbeit mit Vereinen, Verbänden, Betrieben, Verwaltungen und anderen Organisationen; zeigen andererseits aber auch die große Schwierigkeit, Einzelpersonen für die Teilnahme an einer HLW-Ausbildung zu motivieren. Das Bewußtsein für den Problemkreis des kardialen Notfalls ist in der Bevölkerung nur unzureichend vorhanden [3].

Das entwickelte Ausbildungskonzept sieht 6stündige Kurse vor, die in der Regel an 2 aufeinanderfolgenden Tagen mit jeweils 3 h durchgeführt werden.

Der Inhalt orientiert sich weitgehend an den *Standards and guidelines* der American Heart Association [1, 2]. Aus didaktischen Gründen wird die Diagnostik des Atem- und Herz-Kreislauf-Stillstandes vor den therapeutischen Schritten behandelt [4, 5].

Der Schwerpunkt in den Kursen liegt in praktischen Übungen; an Theorie wird nur das Notwendigste vermittelt.

Hauptübungsmaterial ist das System „Recording Resusci Anne" (Fa.Laerdal); es wird ergänzt durch eine selbstverfaßte Broschüre und einen Videolehrfilm, die von den Teilnehmern erworben werden können.

Neben der Ausbildung in den eigentlichen Basismaßnahmen werden die Kursteilnehmer noch in wichtigen Aspekten der Alarmierung des Rettungsdienstes, der Prävention und Symptomatologie kardial ausgelöster Notsituationen, rechtlicher Aspekte und Prinzipien des Infektionsschutzes ausgebildet.

Die Ersthelferausbildung wird von einer Studie begleitet, die sowohl das Projekt selbst als auch das soziale Umfeld sorgfältig evaluiert. So werden beispielsweise von den Kursteilnehmern einige Daten erhoben, um in regelmäßigen Abständen grobe Profile der Ausgebildetenpopulation zeichnen zu können.

Aus der Altersstruktur und dem Geschlechterverhältnis der bisherigen Kursteilnehmer – jeweils über 60% waren männlich und unter 30 Jahre – darf nicht gefolgert werden, ältere Menschen und besonders Frauen seien nur schwer für einen Herz-Lungen-Wiederbelebungskurs zu motivieren.

Diese Zahlen spiegeln einerseits nur das Geschlechterverhältnis und die Altersstruktur der Verbände und Organisationen wider, deren Mitglieder bisher den weitaus größten Teil der Ausgebildetenpopulation gestellt haben. Andererseits wird deutlich, daß verstärkte Bemühungen notwendig sind, außerhalb von bestehenden Organisationsstrukturen Einzelpersonen und besonders ältere Menschen zu erreichen.

Neben der sozialwissenschaftlichen hat die Evalution auch eine medizinische Dimension. Seit Beginn des Jahres 1986 werden in der Göttinger Projektregion sämtliche Außerklinischen Reanimationsversuche erfaßt und ausgewertet. Da statistische Analysen wegen der kurzen Zeitspanne und der geringen Fallzahl (250 nachuntersuchte präklinisch reanimierte Patienten) noch nicht sinnvoll sind, hier nur einige Trends:

– Der primäre Reanimationserfolg (Patient kann lebend in die Klinik eingeliefert werden) ist bei Reanimationsversuchen mit Ersthelferbeteiligung fast doppelt so hoch (64% mit und 34% ohne Ersthelferbeteiligung) wie bei den Wiederbelebungen, die erst durch den Rettungsdienst begonnen wurden.

Bei dem sekundären Reanimationserfolg (der Patient kann ohne neurologische Restschäden aus einem Krankenhaus entlassen werden) kann von noch gravierenderen Unterschieden ausgegangen werden:

– Etwa 30% der Patienten, bei denen Ersthelfer mit der Wiederbelebung begonnen haben, konnten ohne neurologische Defizite aus der Klinik entlassen werden. Der Anteil bei den ausschließlich durch den Rettungsdienst reanimierten Patienten liegt dagegen nur bei 4%.

Hieraus folgt:

- Je früher mit den Basismaßnahmen der kardiopulmonalen Wiederbelebung begonnen wird, wenn auch mit z. T. höchst unterschiedlicher Qualität, desto günstiger ist die Prognose für die betroffenen Patienten.

Weitere Zwischenergebnisse (356 präklinisch reanimierte Patienten):

- Die Geschlechter- und Altersstruktur reanimierter Patienten entspricht der Häufigkeitsverteilung des akuten Myokardinfarktes als Todesursache in der BRD 1988: 68% sind männlich und 60% älter als 60 Jahre.
- Über 70% der Notfälle haben eine kardiale Ursache.
- Fast zwei Drittel der Notfälle ereignen sich im Hause der Patienten.
- Mehr als zwei Drittel der Notfälle werden beobachtet, d. h. in diesen Fällen sind Personen anwesend, die bei entsprechender Ausbildung mit den Wiederbelebungsmaßnahmen unverzüglich beginnen könnten.
- Die Prognose der Patienten mit (noch bestehendem) Kammerflimmern ist wesentlich besser als derjenigen Patienten, bei denen nach Ankunft des Notarztes eine elektrokardiographisch gesicherte Asystolie vorlag.

Die Ausbildung von bis heute ca. 19000 Menschen zu HLW-Ersthelfern hat sich bis Ende 1987 noch in keinem nennnswerten Umfang bei den außerklinischen Reanimationsversuchen niedergeschlagen.

Der bis zu diesem Zeitpunkt in Göttingen beobachtete Anteil von etwa 11–13% Ersthelferreanimationen muß z. Z. als fester Sockel betrachtet werden, der sich erst nach Schulung größerer Bevölkerungskreise steigern dürfte. 1988 stieg die Rate der Ersthelferreanimationen zum ersten Mal auf über 20% an. Ob wir allerdings die amerikanischen Relationen erreichen, wo nach Ausbildung von etwa 30% der erwachsenen Bevölkerung in rund einem Drittel aller außerklinischen Herz-Kreislauf-Stillstände von Ersthelfern mit der Reanimation begonnen wird, bleibt abzuwarten [11].

Zum Schluß noch einen Blick in die Zukunft:

Man muß sich darüber im klaren sein, daß die flächendeckende Ersthelferausbildung in den Basismaßnahmen der kardiopulmonalen Reanimation zwar eine Notwendigkeit, aber nur ein Schlüssel zum Beherrschen des extrahospitalen Reanimationssystems ist.

Nur wenn es gelingt, durch Zusammenschluß aller notfallmedizinisch interessierten und engagierten Fachverbände zu gemeinsam getragenen Empfehlungen, vergleichbar denen der American Heart Association, in den Bereichen Präventivmaßnahmen, kardiopulmonale Reanimation und Ersthelferausbildung zu kommen, wird es möglich sein, auch langfristig die Morbidität und Mortalität von Kreislauferkrankungen zu senken.

Literatur

1. American Heart Association (1980) Standards and guidelines for cardiopulmonary resuscitation (CPR) and emergency cardiac care (ECC). JAMA 244: 453–509
2. American Heart Association (1986) Standards and guidelines for cardiopulmonary resuscitation (CPR) and emergency cardiac care (ECC). JAMA 255: 2841–3044
3. Bahr J (1987) HLW-Breitenausbildung – Diskussion über Inhalte, Methoden und Didaktik. Notfallmedizin 13: 765–766
4. Bahr J (1988) Didaktisches Konzept für die Laienausbildung. in: Juchems R (Hrsg) Kardiopulmonale Reanimation durch Ersthelfer (Laien-Reanimation). Schattauer, Stuttgart New York, S 67–80
5. Bahr J, Busse C (1988) HLW-Breitenausbildung: Eine Lanze für den Diagnostischen Block. Notfallmedizin 14: 456–460
6. Cobb LA, Hallstrom AP, Thompson RG, Mandel LP, Copass UK (1980) Community cardiopulmonary resuscitation. Ann Rev Med 31: 453
7. Copley DP, Mantle WJ, Rogers RO, Russell RO, Rackley CE (1977) Improved outcome for pre-hospital cardiopulmonary collaps with resuscitation by bystanders. Circulation 56: 901
8. Cummins RO, Eisenberg MS (1985) Cardiopulmonary resuscitation – American style. Br Med J 291: 1401
9. Eberle B, Kynast M, Dick W (1986) Reanimation in der Prähospitalphase. Eine Analyse von Überlebensdaten in der Literatur. Notfallmedizin 12: 928–944
10. Eisenberg MS, Hallstrom A et al. (1982) Long-term survival after out-of-hospital cardiac arrest. N Engl J Med 306: 1340
11. Eisenberg MS, Bergner L, Hallstrom AP (1984) Sudden cardiac death in the Community. Praeger, New York Philadelphia
12. Eisenberg MS (1984) Who shall live? Who shall die? (In: [3], Ch 4, p 44)
13. Hart HN (1984) Einige Aspekte eines großstädtischen Reanimationsprojektes: das „Rotterdam-Projekt". In: Kettler D (Hrsg) Kardiopulmonale und zerebrale Reanimation. MMM B 56, S 163, Melsungen
14. Lund J,Skulberg A (1976) Cardiopulmonary resuscitation by lay people. Lancet II 702
15. Statistisches Bundesamt (1989) Todesursachen 1988. Fachserie 12, Gesundheitswesen, Reihe 4
16. Wieluch W, Lang E, Niedermaier K (1977) Sofortbehandlung des akuten Myocardinfarktes. Notfallmedizin 3: 311

Rechtsfragen im Spannungsfeld der Notfallmedizin

P. KNUTH

Rechtsfragen im Spannungsfeld der Notfallmedizin

Das Recht greift täglich tiefer in die Medizin ein, als mancher Arzt weiß oder auch wahrhaben will. Dieses Spannungsfeld berührt in der Notfallmedizin

- den helfenden Laien,
- das Rettungsdienstpersonal.

Schwerpunktmäßig soll auf folgende Themen eingegangen werden:

- Pflicht des Laien zur Hilfe,
- Haftung des Laien bei Hilfeleistung,
- Kompetenzniveau des Notarztes (Fachkunde Rettungsdienst),
- Haftung des Notarztes,
- Rettungssanitäter und rechtfertigender Notstand,
- Haftung des Rettungssanitäters.

Pflicht des Laien zur Hilfe

In einer Gesellschaft, die sich aus humanitären Erwägungen der Hilfe bei Unglücksfällen verpflichtet sieht, war es nur logisch, daß eine Verweigerung dieser Hilfe mit einer Strafandrohung versehen wurde.

So stellt § 323c StGB jeden unter Strafe, der bei Unglücksfällen nicht Hilfe leistet, obwohl dieses erforderlich und ihm den Umständen nach zuzumuten ist.

Wesentlich erscheint mir festzuhalten, daß zu dieser spontanen Hilfeleistung *jedermann* verpflichtet ist, also auch ein Arzt, der außerhalb seiner beruflichen Tätigkeit zufällig am Unglücksort ist.

Hilfeleistungspflichten im Rahmen ärztlicher Berufsausübung müssen einer gesonderten Betrachtungsweise unterzogen werden.

Der Staat, der seinen Bürgern besondere Hilfeleistungspflichten auferlegt, hat auch die Verpflichtung, seine Bürger gegen Schäden abzusichern, die diese bei einer Hilfeleistung erleiden.

So regelt § 539 (1) der Reichsversicherungsordnung, daß bei Schadensfällen infolge Hilfeleistungen, die dem Gemeinwohle dienen, das Recht der gesetzlichen

Unfallversicherung anzuwenden ist und Schutz wie bei einem Berufsunfall gewährt wird.

Haftung des Laien bei der Hilfeleistung

Inwieweit haftet der Laienhelfer für Schäden, die er im Rahmen der ihm auferlegten Hilfeleistungspflicht verursacht?

In zivilrechtlicher Hinsicht – also unter dem Aspekt des Ersatzes entstandener Personen-, Sach- und Vermögensschäden – haftet jeder entsprechend § 276 BGB für Vorsatz und Fahrlässigkeit. Fahrlässig handelt, wer die im Verkehr erforderliche Sorgfalt außer acht läßt.

Diese Haftung ist bei der in aller Regel bei einer spontanen Hilfeleistung vorliegenden „Geschäftsführung ohne Auftrag" gemäß § 680 BGB auf die Haftung für Vorsatz und grobe Fahrlässigkeit beschränkt.

Kompetenzniveau des Notarztes (Fachkunde Rettungsdienst)

Im Gegensatz zur spontanen Hilfeleistung bei Unglücksfällen sind an das Personal im organisierten Rettungsdienst andere und stengere rechtliche Anforderungen zu stellen. Der im organisierten Rettungsdienst tätig werdende Arzt unterwirft sich durch die Übernahme des Dienstes bestimmten Regularien.

Er ist dafür verantwortlich, daß er seine fachlichen Leistungen bei der Versorgung von Notfallpatienten so qualifiziert, wie dies der durchschnittlich erfahrene Notarzt vermag. Da in einem Schadensfall der Einzelnachweis dieser fachlichen Voraussetzung schwierig sein mag, kann man nur jedem Notarzt raten, sich durch den Erwerb der Fachkunde Rettungsdienst oder gleichqualifizierender Fortbildungen in die Lage zu versetzen, zumindest den „Anscheinsbeweis" des Erfüllens dieser Voraussetzungen führen zu können. Der Notarzt haftet gegenüber dem ihm anvertrauten Notfallpatienten auch aus dem Gesichtspunkt seiner Garantenstellung heraus. Der Notarzt hat eine besondere, über die spontane Hilfeleistungspflicht aus § 323c StGB hinausgehende Verpflichtung. Hieraus ist denkbar, daß ein Notarzt, der einem Einsatzauftrag nicht folgt oder an einem Einsatzort nicht die ihm nach den Umständen mögliche zumutbare Hilfe leistet, ein Körperverletzungs- oder Tötungsdelikt durch Unterlassen begehen kann, wenn durch sachgerechtes Handeln Körperverletzung oder Tod des Patienten hätten abgewendet werden können.

Hierzu muß im Gegensatz zu § 323 StGB, der das Unterlassen der Hilfeleistung unter Strafe stellt, nachgewiesen werden, daß die Unterlassung der gebotenen Hilfe für den eingetretenen Körperschaden oder Tod kausal war.

Haftung des Notarztes

Für den Notarzt gilt vom Grundsatz her das bereits zur Haftung des Laien Gesagte. Strittig ist jedoch, ob die den spontanen Helfer begünstigende Regelung des § 680 BGB mit seiner Haftungsbegrenzung auf Vorsatz und grobe Fahrlässigkeit auch für den Notarzt gelten kann. Da der Notarzt seine qualifizierte Hilfeleistung zumeist berufsmäßig erbringt, wird eine Haftungsbegrenzung auf grob fahrlässige Schäden kaum Anerkennung finden.

Im Kern wird sich die Haftung des Notarztes immer daran messen lassen müssen, ob nach objektiven Maßstäben der Notarzt bei der Behandlung die erforderliche Sorgfalt aufgewendet hat. Diese erforderliche Sorgfalt wird im Zivilrecht nicht etwa daran gemessen, was der Handelnde an individuellen Fähigkeiten aufzubieten in der Lage war, sondern danach, was ein gewissenhafter Angehöriger dieser Berufsgruppe an Sorgfalt aufwenden würde.

Hierbei sind durchaus Abstufungen denkbar. So wird der langjährig erfahrene Gebietsarzt einen anderen Sorgfaltsmaßstab gegen sich gelten lassen müssen, als ein in der Notfallmedizin wenig erfahrener Arzt.

Nicht verkannt werden sollte jedoch, daß im Rahmen des Organisationsverschuldens der für Planung und Einsatz des Rettungsdienstes Verantwortliche gleichfalls in Haftungsprobleme gelangen könnte, wenn er Ärzte einsetzt, die nicht dem durchschnittlichen Wissens- und Erfahrungsstand eines Notarztes im Sinne der Fortbildung zur „Fachkunde Rettungsdienst" entsprechen.

Auf weitergehende Aspekte der komplexen Problematik unterschiedlicher Vertragsbeziehungen zwischen Notfallpatient-Notarzt-Krankenhaus-Rettungsdienstorganisation, kann hier nicht eingegangen werden.

Rettungssanitäter und rechtfertigender Notstand

Ein im Rettungsdienst immer wieder breit diskutiertes Thema sind alleinverantwortliche Behandlungsmaßnahmen durch Rettungssanitäter, die von ihrer Art her eigentlich die approbationsgebundene Ausübung der ärztlichen Heilkunde darstellen. Steht dem Rettungssanitäter in einer konkreten Situation ärztliche Hilfe nicht rechtzeitig oder gar nicht zur Verfügung, so ist er aufgrund seiner Garantenstellung aus seiner berufsmäßigen Mitwirkung im organisierten Rettungsdienst verpflichtet, die beste und wirksamste Hilfe zu leisten, die ihm möglich ist.

Was ihm möglich ist, wird von seiner Ausbildung und seinem Übungsstand abzuleiten sein.

Im Rahmen dieser originären Notkompetenz kann der Rettungssanitäter keineswegs – wie leider oft durch diesen Personenkreis angenommen wird – nicht jede Methode und jedes Mittel anwenden, welches ihm geeignet erscheint.

Nach dem Grundsatz der Verhältnismäßigkeit muß der Rettungssanitäter seine Maßnahmen und Mittel so wählen, daß sie zur Notfallversorgung ausreichen und dennoch den kleinsten Eingriff in die körperliche Integrität des Notfallpatienten darstellen.

So wird eine Beatmung mit dem Beatmungsbeutel in der Regel ein ausreichender und geeigneter Weg der Substitution der sistierenden Atmung sein.

Erst wenn diese Möglichkeit nicht ausreichend ist, kann bei entsprechendem Ausbildungs- und Übungsstand eine Intubation durch den Rettungssanitäter in Betracht kommen.

Gleiches gilt für die in jüngster Zeit kontrovers diskutierte Methode der Frühdefibrillation durch Rettungssanitäter, die bei guter Organisation des Notarztdienstes keinen Anwendungsfreiraum finden dürfte.

Haftung des Rettungssanitäters

Hier sind grundsätzlich die gleichen Kriterien zu beachten wie bei den Überlegungen zur Haftung des Notarztes, sofern der Rettungssanitäter eigenverantwortlich tätig wird. Handelt der Rettungssanitäter nach Weisung des Notarztes, können komplizierte Haftungsfragen entstehen.

Grundsätzlich haftet der Notarzt für Fehler seiner Mitarbeiter, also auch des Rettungssanitäters. Insoweit muß der Notarzt vor der Delegation von Aufgaben an den Rettungssanitäter dessen persönliche und fachliche Qualifikation überprüfen. Er muß erforderliche generelle und spezielle Weisungen an den Rettungssanitäter erteilen und sich vergewissern, daß diese auch ausgeführt werden.

Ansonsten kann der Notarzt darauf vertrauen, daß der Rettungssanitäter die ihm obliegenden Tätigkeiten ordnungsgemäß durchführt.

Meine Ausführungen zu „Rechtsfragen im Spannungsfeld der Notfallmedizin" müssen zwangsweise unvollständig bleiben. Sie können die komplexen und teilweise noch nicht letztendlich geklärten Probleme nur skizzieren.

Eine Folgerung aus meinen Ausführungen wäre allerdings das falsche Resümee: angesichts der Rechtsprobleme in der Notfallmedizin einen übertriebenen Sicherheitsstandpunkt einzunehmen und hierbei möglicherweise in Kauf zu nehmen, daß die medizinischen Möglichkeiten der präklinischen Notfallmedizin nicht voll ausgeschöpft werden. Richtig dagegen ist, sich der rechtlichen Probleme bewußt zu sein und sie in Organisation, Ausrüstung und Ausbildung des gesamten Rettungsdienstpersonals einzubeziehen.

Motivation zur Teilnahme an Kursen für die Herz-Lungen-Wiederbelebung

H.J. Roth, W. Frese und R. Juchems

Einleitung

Von der Medizinischen Klinik des Städtischen Krankenhauses in Aschaffenburg werden seit Juni 1985 Kurse in Herz-Lungen-Wiederbelebung (HLW) durchgeführt [4].

Der Anteil der sog. Selbstmelder – Einzelpersonen also – die sich unabhängig von bestehenden Organisationsstrukturen, Verbänden oder aus beruflichen Gründen mit uns in Verbindung setzen, um in HLW ausgebildet zu werden, ist mit nahezu 60% als relativ hoch anzusehen [1].

Da die Teilnahme jener Mitbürger völlig freiwillig erfolgt, ist die Beantwortung der Frage nach deren Motivation interessant und möglicherweise hilfreich für Planungen nationaler HLW-Kurse.

Werden tatsächlich die richtigen Personen in HLW ausgebildet?

Methodik

Zur Ermittlung der Motivation führten wir 2 Befragungsaktionen durch.

Die sog. Akutumfrage erfaßte alle 787 Besucher unserer ersten 25 HLW-Kurse. Diese Fragebogenaktion wurde bereits vor der eigentlichen Schulung durchgeführt.

Bei der zweiten, als Nachumfrage bezeichneten Aktion, die durchschnittlich 14 Monate nach dem Erstkurs erfolgte, wurden 1000 Teilnehmer ad randum angeschrieben. Die nach 3 Wochen zurückgesandten 471 Antwortbögen kamen zur Auswertung [7].

Zur Ermittlung von Signifikanzen wurde der Chi-Quadrat-Test angewendet.

Ergebnisse

Die Geschlechtsverteilung im Vergleich beider Erhebungen zeigt die überwiegende Teilnahme des weiblichen Geschlechts mit 72% bzw. 63% (Abb. 1).

Bei der Altersverteilung sind keine auffälligen Unterschiede zwischen beiden Stichproben erkennbar. Die Altersverteilung ist doppelgipflig mit einem Maximum zwischen 20 und 30 Jahren sowie zwischen 40 und 50 Jahren.

In der Nachumfrage lag das Durchschnittsalter aller Teilnehmer bei 39 Jahren.

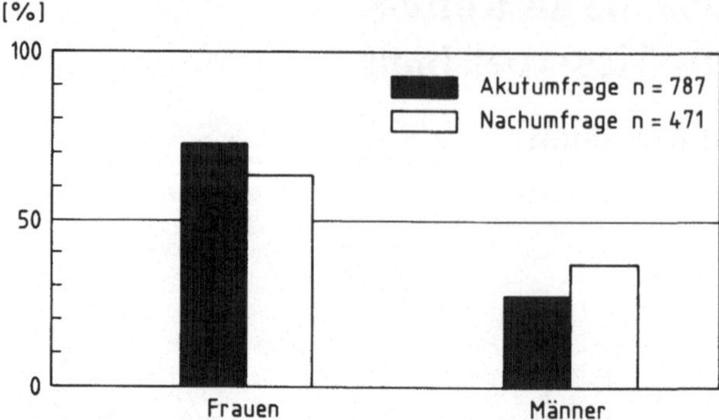

Abb. 1. Geschlechtsverteilung der Akut- und Nachumfrage

Die weiblichen Teilnehmer waren durchschnittlich 37,3 Jahre, die Männer 41,5 Jahre alt.

Motiviert zur Teilnahme bzw. aufmerksam auf unsere HLW-Kurse wurden 48 % der Befragten durch regelmäßige Veröffentlichungen und Berichte in den Tageszeitungen, 39 % durch Hilfsorganisationen, 11 % durch frühere Teilnehmer, 7 % erfuhren im Krankenhaus und 2 % durch lokale Rundfunksender von den Kursen (Abb. 2).

Die soziale Struktur der Teilnehmer gliedert sich folgendermaßen: 29,6 % Angestellte, Beamte, Lehrer, Akademiker, 10,1 % Arbeiter, 11,3 % medizinische Hilfsberufe, 22,3 % Hausfrauen, 6,3 % Rentner, 15,3 % Schüler, Studenten und Auszubildende.

Die Motivation der Teilnehmer der Akutumfrage, also derjenigen Teilnehmer, die den Fragebogen zu Beginn des Kurses ausfüllten und mehrere Antworten geben konnten, stellt sich folgendermaßen dar: 26 % kamen wegen der Angehörigen oder waren selbst herzkrank, 22 % waren wegen ihres Berufes oder der Assoziation zu Hilfsorganisationen motiviert, 60 % wollten helfen und 72 % kamen wegen des Informationsbedürfnisses.

Wie stellt sich die Motivation unter den Teilnehmern der Nachumfrage dar, jenen also, die durchschnittlich 14 Monate nach dem Erstkurs schriftlich befragt wurden? Es konnten erneut mehrere Antworten gegeben werden. Zusätzlich führten wir hier den Beweggrund „Angst, in einer entscheidenden Situation hilflos zu sein" ein.

Wegen der Angehörigen nahmen 24,2 % teil, 6,4 % waren selbst herzkrank, 34,2 % kamen aus beruflichen Gründen und/oder der Assoziation zu Hilfsorganisationen, 57,1 % hatten den Wunsch zu helfen und nahezu genauso viele, nämlich 55,6 % hatten Angst, in einer entscheidenden Situation hilflos zu sein. Wegen des Informationsbedürfnisses absolvierten 53,9 % der Teilnehmer den Kurs.

Der Vergleich der Akut- mit der Nachumfrage zeigt, daß statistisch signifikant mehr Teilnehmer der Nachumfrage zum Helfen motiviert wurden und gleichzeitig deren allgemeines Informationsbedürfnis geringer ausgeprägt war. Die Teilneh-

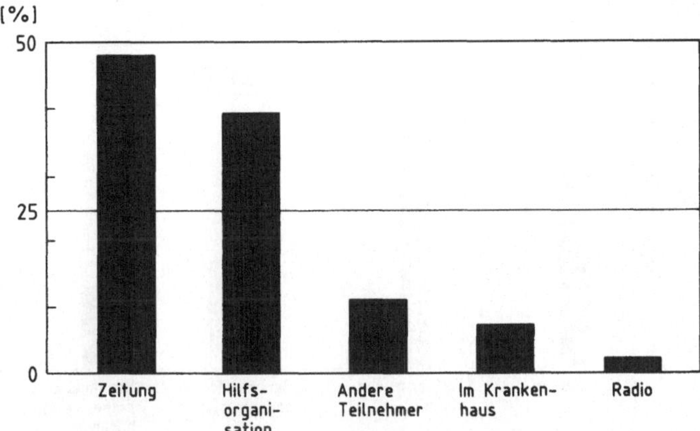

Abb. 2. Medien, die wesentlich zur Teilnahme beitrugen (n = 471)

mer der Nachumfrage waren häufiger aus beruflichen Gründen oder der Assoziation zu Hilfsorganisationen motiviert. Es nahmen mehr Menschen wegen der Angehörigen teil oder waren selbst herzkrank, ohne daß hier allerdings eine Signifikanz beobachtet werden konnte (Abb. 3).

Die geschlechtsabhängige Motivation unter den Teilnehmern der Nachumfrage läßt erkennen, daß deutlich mehr Frauen Angst hatten, in einer entscheidenden Situation hilflos zu sein und gleichzeitig auch häufiger wegen des Informationsbedürfnisses kamen. Von großer Wichtigkeit wegen der besonderen Stellung der Frauen bei der Ersthelferreanimation ist die Tatsache, daß statistisch signifikant mehr weibliche Teilnehmer wegen der Angehörigen den Kurs absolvierten als Männer (Abb. 4).

Die Aufteilung der Motivation nach den Altersgruppen ergab keine Signifikanzen in bezug auf Helfen, Wunsch zu helfen, Angst in einer entscheidenden Situation hilflos zu sein und das Informationsbedürfnis der unter und über 40 Jahre alten Teilnehmer.

Statistisch signifikant waren berufliche Gründe bzw. Assoziationen zu den Hilfsorganisationen – was sich von selbst versteht – und die Tatsache, daß die über 40jährigen häufiger wegen der Angehörigen teilnahmen.

Betrachtet man ausschließlich die Motivation der unter und über 40 Jahre alten Frauen, zeigt sich, daß ebenfalls die unter 40jährigen wegen des Berufes oder der Assoziation zu Hilfsorganisationen teilnahmen. Interessant ist, daß hier die Motivation wegen der Angehörigen am Kurs teilzunehmen, nicht zu statistisch signifikanten Unterschieden führte, daß die unter wie die über 40 Jahre alten Frauen also gleichermaßen wegen des potentiellen Risikos, in der Familie eine Reanimationssituation zu erleben, den Kurs besuchten (Abb. 5).

Der Vergleich der Motivation von Angestellten und Beamten mit Arbeitern zeigt keine statistische Signifikanz bis auf die berufliche Motivation.

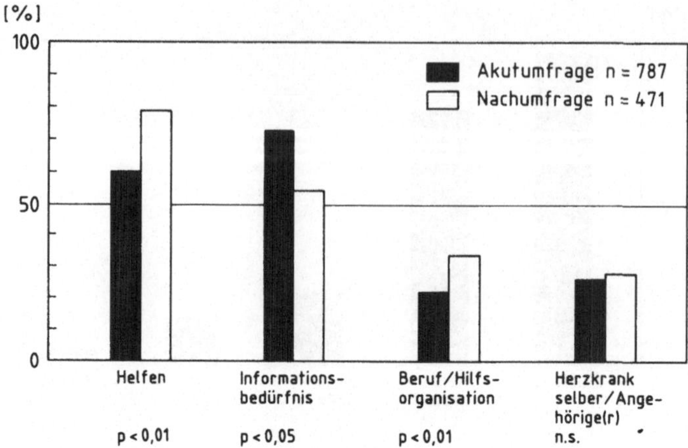

Abb. 3. Motivation für den HLW-Kursbesuch

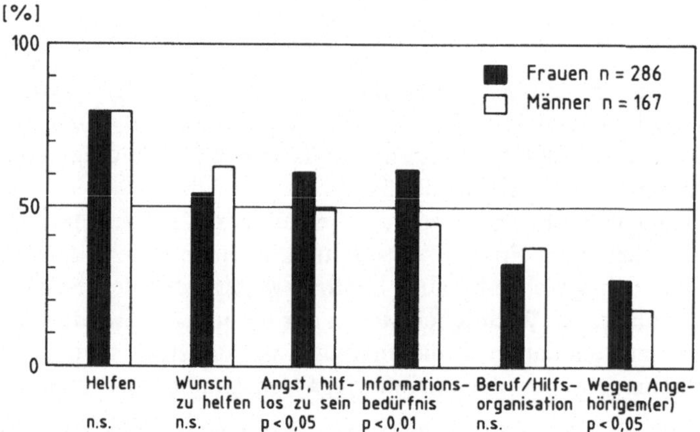

Abb. 4. Geschlechtsabhängigkeit der Motivation für den Kursbesuch (n = 471)

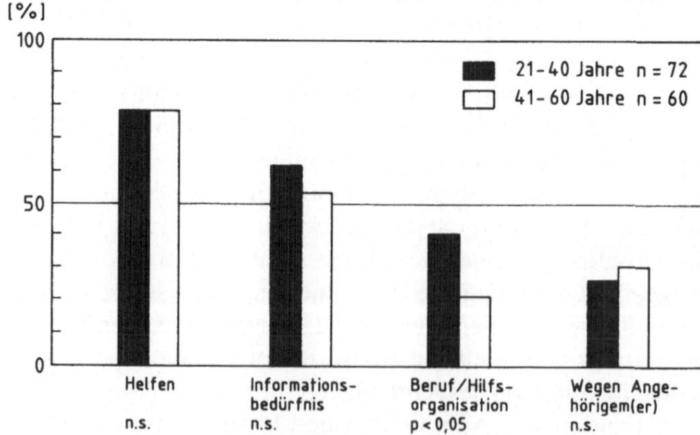

Abb. 5. Altersabhängige Motivation der Frauen (n = 286)

Statistisch signifikant ist der Unterschied der Motivation der Erwerbstätigen gegenüber Rentnern, wenn es um die Angehörigen geht. Knapp 60% der Rentner nahmen wegen der Angehörigen am Kurs teil.

Beim Vergleich der Erwerbstätigen mit den Hausfrauen zeigen sich signifikante Unterschiede im Wunsch zu helfen, der bei den Erwerbstätigen im Vordergrund steht, während die Hausfrauen stärkere Angst haben, in einer entscheidenden Situation hilflos zu sein. Statistisch signifikant und für uns sehr erfreulich ist die Tatsache, daß mehr als $^1/_3$ der Hausfrauen wegen ihrer Angehörigen den Kurs besuchen (Abb. 6).

Diskussion

Aufgrund unserer Befragungsaktion ist festzuhalten, daß der Anteil derjenigen, die primär wegen ihrer Angehörigen an den HLW-Kursen teilnehmen, in Aschaffenburg mit knapp 25% sehr hoch ist. Ein vergleichbares deutsches HLW-Projekt motivierte nach eigenen Mitteilungen [5] bis Ende 1988 erst 1,7% der Teilnehmer, primär wegen ihrer Angehörigen den Kurs zu besuchen. In einem amerikanischen Projekt [6] konnte die Anzahl derjenigen, die wegen der Angehörigen kamen, erst durch eine gezielte Aktion von 5,6% in dem einen, auf 13,2% im nachfolgenden Jahr gesteigert werden.

Wir führten die hohe Anzahl von Teilnehmern, die in Aschaffenburg wegen ihrer Angehörigen und Freunde den HLW-kurs besuchten, auf unsere Öffentlichkeitsarbeit zurück. Hier wird nämlich grundsätzlich neben dem Risiko des plötzlichen Herztodes und der Präventionsmöglichkeit auch das Profil des potentiell zu reanimierenden, etwa 60 Jahre alten Mannes, der vermutlich seinen Kreislaufstillstand zu Hause erleiden wird, hervorgehoben. Insbesondere die Gruppe

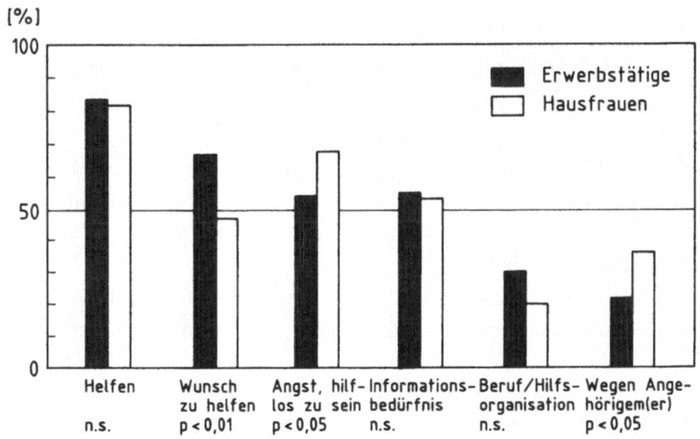

Abb. 6. Vergleich der Motivation der erwerbstätigen Frauen mit der Motivation der Hausfrauen (n = 471)

der Hausfrauen jeden Alters – wie unsere Befragungsaktion zeigt – scheint sich hierdurch besonders angesprochen zu fühlen [2, 7].

Aufgrund der gegenwärtigen Prävalenz der koronaren Herzkrankheit sind $^1/_3$ der Männer zwischen 35 und 75 Jahren potentiell durch den plötzlichen Herztod gefährdet [2]. Wir glauben daher, daß zur allgemein anerkannten Zielgruppe der Laienreanimation, wie sie von der Berliner Gruppe formuliert wurde [8], also den Angehörigen von Koronarkranken, Feuerwehr und Polizeibeamten, Ersthelfern in Betrieben, Sportlern, Schülern und Studenten, Außendienstpersonal der Verkehrsbetriebe, Führerscheinbewerbern und Soldaten, auf jeden Fall die große Gruppe der Ehefrauen und Lebensgefährtinnen der am stärksten gefährdeten 35–75 Jahre alten Männer hinzukommen muß.

In unserer Befragungsaktion stellte sich heraus, daß nur 7% unserer Kursteilnehmer bislang im Krankenhaus auf die HLW-Bewegung aufmerksam wurden. Wir glauben, daß hier die Möglichkeit und der Ort für verstärkte Aufklärungsarbeit gegeben ist. Seit kurzer Zeit sprechen unsere Ärzte daher die Ehefrauen der Patienten wegen des Risikos des plötzlichen Herztodes an und informieren mittels eines Flugblattes (Abb. 7). Negative Auswirkungen oder überängstliche Reaktionen der solcherart Angesprochenen konnten wir bisher nicht beobachten. Es scheint im Gegenteil ein persönlicheres Verhältnis in der Arzt-Patienten-Angehörigen-Beziehung zu entstehen.

Daß die Akzeptanz der bisher durchgeführten HLW-Kurse sehr hoch ist, wird an der Absicht von 80–90% der Teilnehmer – durch alle sozialen Gruppen und Altersstufen hindurch – erkennbar, nochmals einen HLW-Kurs besuchen zu wollen (Abb. 8).

Die Frage: Are we training the right people? [3] (Werden überhaupt die richtigen Personen ausgebildet?), kann daher bejaht werden.

Zusammenfassung

Knapp 25% der Teilnehmer unserer HLW-Kurse nahmen wegen der Angehörigen am Kursus teil. Insbesondere auf die Teilnahme der hochmotivierten Frauen sollte besonders Wert gelegt werden. In der Strategie zur Ausbildung von Laien sollten daher in Zukunft 2 Wege beschritten werden: einerseits Ausbildung einer großen Anzahl an Mitbürgern zunächst in der Schule und dann in Erste-Hilfe-Kursen für Führerscheinbewerber; andererseits sollte eine gezielte Ansprache und Ausbildung der besonders motivierten Ehefrauen der potentiell gefährdeten 35- bis 75jährigen erfolgen.

Hierbei scheint den Ärzten, d. h. den Krankenhausärzten und niedergelassenen Kollegen eine motivierende Rolle zuzukommen, welche nicht ungenutzt bleiben darf.

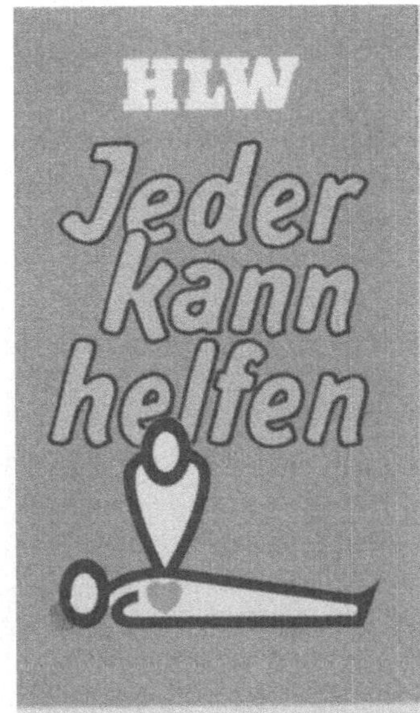

WAS TUN BEI HERZINFARKT?

Ein Angehöriger, Ehepartner, Freund oder vielleicht Sie selbst sind herzkrank! Möglicherweise haben Sie bereits in Ihrer Familie die bangen Minuten miterlebt, wenn einer Ihrer Familienangehörigen über heftige SCHMERZEN IN DER BRUST, SCHMERZEN IM LINKEN ARM, dem HALS, UNTERKIEFER oder dem OBERBAUCH klagte und GROßE ANGST verspürte, LUFTNOT, SCHWEIßAUSBRÜCHE hatte und sich ÜBELKEIT und ERBRECHEN einstellten. Wissen Sie, daß dies Vorboten, ja möglicherweise Zeichen eines AKUTEN HERZINFARKTES sein können und jährlich in der Bundesrepublik Deutschland nahezu 100 000 Menschen daran versterben?!

Wissen Sie genau, was Sie in dieser Situation tun müssen?
Wissen Sie, wen Sie verständigen müssen - welche Telefonnummer Sie wählen müssen?

Was ist zu tun, wenn der Patient möglicherweise das Bewußtsein verliert und im schlimmsten Falle beim Eintritt des HERZ-KREISLAUFSTILLSTANDES seine Lebensuhr abzulaufen droht?

Wie kann schon in jungen Jahren dem Herzinfarkt vorgebeugt werden?

Wenn Sie auch nur in einer dieser Fragen unsicher sind, sprechen Sie unsere Stationsärzte an! Wir führen regelmäßig HERZ-LUNGEN-WIEDERBELEBUNGSKURSE (HLW) im STÄDTISCHEN KRANKENHAUS durch und zeigen Ihnen, wie Sie helfen können.

NUTZEN SIE DIESE MÖGLICHKEITEN, DENN VIELLEICHT KÖNNEN SIE DURCH IHR ERWORBENES WISSEN BEITRAGEN, MENSCHENLEBEN ZU ERHALTEN!

PROF. DR. R. JUCHEMS
CHEFARZT DER MEDIZINISCHEN KLINIK DES STÄDTISCHEN KRANKENHAUSES
AKADEMISCHES LEHRKRANKENHAUS DER UNIVERSITÄT WÜRZBURG
LAMPRECHTSTRASSE 2, 8750 ASCHAFFENBURG

Abb. 7. Flugblatt mit Informationsbroschüre (Fa. Laerdal)

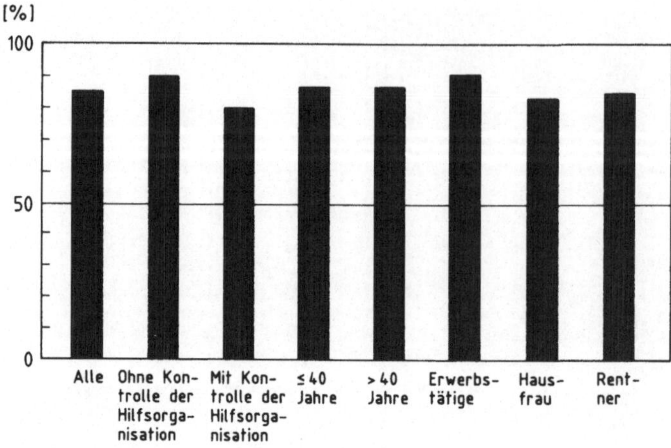

Abb. 8. Akzeptanz der durchgeführten HLW-Kurse

Literatur

1. Bahr J, Busse C, Kettler D (1989) Herz-Lungen Wiederbelebung durch Ersthelfer. Notfall-medizin 15: 53–62
2. Frese W, Juchems R (1988) Prävention des plötzlichen Herztodes als wesentlicher Lehrinhalt des Ausbildungsprogrammes für Laienreanimation. In: Juchems R (Hrsg) Kardiopulmonale Reanimation durch Ersthelfer (Laien-Reanimation). Schattauer, Stuttgart Neq York, S 25–30
3. Goldberg RJ, Gore JM, Love DG, Ockene JK, Dalen JE (1984) Layperson – CPR – are we training the right people? Ann Emerg Med Sep 13 (9P + 1): 701–704
4. Juchems R, Jürgens U, Roth HJ (1986) Reanimation durch Laien. Bericht über eine Pilot-studie. Intensivmedizin 23: 5
5. Neugebohren M (1988) Das Uelzener HLW-Programm. Wie geht es weiter? In: Praktizierte Breitenausbildung von Ersthelfern-Laienhelfern. HLW + Frühdefibrillation. (Abstractband der 5. Uelzener interdisziplinären notfallmedizinischen Tagung 15./16. 10. 1988, S. 61–62)
6. Pane GA, Salness KA (1989) Targeted recruitment of senior citizens and cardiac patients to a mass CPR training course. Ann Emerg Med 18/2: 152–154
7. Roth HJ, Frese W, Juchems R (1988) Das Aschaffenburger HLW-Programm. Vortrag wäh-rend der 5. Uelzener interdisziplinären notfallmedizinischen Tagung (15./16. 10. 1988)
8. Storch HW, Schöder R (1987) Zielgruppenorientierte Ausbildung von Ersthelfern in Herz-Lungen-Wiederbelebung. Notfallmedizin 13: 16–20

Hemmende Faktoren helfenden Verhaltens – Bedeutung für die Ersthelferausbildung

J. Bahr

Es gibt 2 schon klassische Beispiele, an denen sich die Faktoren, die Hilfeleistungen in Notfällen behindern können, aufzeigen lassen:

Da ist einmal der Fall von Ulrich Nacken:
Er wurde am 2. Januar 1971 nachts überfallen, ausgeraubt und dann entkleidet an einen Baum gefesselt. Er konnte sich zum Teil befreien und, noch an Händen und Füßen gefesselt, eine Straße erreichen, wo er winkend die vorbeifahrenden Autofahrer um Hilfe bat. Niemand hielt an; Ulrich Nacken ist erfroren.

Da ist zum anderen der Fall von Kitty Genovese:
Die junge Frau wurde an einem Abend des Jahres 1964 in einem Stadtteil von New York von einem Mann angegriffen, der mit einem Messer auf sie einstach. Aus den Fenstern der umliegenden Wohnungen sahen 38 Zeugen dem ungleichen Kampf zu, der sich über eine halbe Stunde hinzog. Niemand griff ein, niemand half; es wurde nicht einmal die Polizei alarmiert. Kitty Genovese starb.

Zwei sicher krasse Beispiele, die rasch die Frage aufkommen lassen: Was mögen das für Menschen gewesen sein, die an dem winkenden Ulrich Nacken vorbeigefahen sind oder die tatenlos dem Todeskampf der Kitty Genovese zugeschaut haben? Es waren Menschen wie Sie und ich, die in ganz typischer Weise auf bestimmte sozialpsychologisch erklärbare Phänomene reagiert haben.

Was ist es also, das ganz normale, sich durchaus als hilfsbereit einschätzende Menschen davon abhält, in Notfallsituationen tatsächlich Hilfe zu leisten? Und wie kann versucht werden, diese Hemmnisse zu überwinden?

Grundsätzlich hängt die Entscheidung zur Hilfeleistung zwar auch von persönlichen Merkmalen bzw. Charaktereigenschaften ab, wie Empathie, also Mitgefühl und Einfühlungsvermögen, Selbständigkeit, positivem Selbstgefühl, Spontaneität und Entscheidungsfähigkeit. Vielmehr jedoch wird die Hilfsbereitschaft bestimmt von den äußeren Bedingungen, in denen sich der potentielle Helfer befindet. Und hier sind es hauptsächlich 3 Faktoren, die sich speziell in Situationen mit mehreren Anwesenden hemmend auswirken.

Die erste ist die Diffusion oder Verzettelung der Verantwortung. Sie entsteht aus dem Konflikt, daß man einerseits helfen soll und eigentlich auch will, andererseits aber mit der Sache nichts zu tun haben möchte. So hemmen sich die Zeugen der Notfallsituation gegenseitig, besonders dann, und das ist die Regel, wenn sie untereinander keinen Kontakt aufnehmen. Der einzelne orientiert sich am Verhalten der anderen, und so entsteht ein Teufelskreis: Eine bestimmte

Person hilft nicht, weil auch die anderen nicht helfen, und trägt so dazu bei, daß die anderen die Situation derart einschätzen, daß nicht ausgerechnet sie die Verantwortung übernehmen müssen.

Der zweite Faktor wird als pluralistische Ignoranz bezeichnet. Darunter ist eine kollektive Falschinterpretation der Lage zu verstehen: Wenn die anwesenden Zeugen den Eindruck vermitteln, die Situation sei gar nicht so ernst, wird auch der einzelne sie als weniger ernst, als weniger hilfeheischend einschätzen. Selbst für gut ausgebildete und motivierte potentielle Helfer entstehen so große Hemmungen und Skrupel, sich aktiv helfend zu verhalten.

Und das dritte ist die sog. soziale Angst, die Angst vor sozialer Kontrolle, die Angst davor, von den anderen Anwesenden beobachtet und kritisch beurteilt zu werden. Dieses Gefühl hemmt und behindert die Entscheidung zur Hilfeleistung bzw. verstärkt Tendenzen, dieses Risiko, das sich auf der Hilfeleistung ergeben könnte, zu vermeiden [1].

Die Wirksamkeit dieser Faktoren wird beeinflußt durch Merkmale, die dem Opfer des Notfalls zugeschrieben werden. Schwächeren, also Kindern, Frauen und älteren Menschen, wird eher geholfen, ebenso Personen, die äußerlich attraktiv sind und dem mittleren sozialen Status angehören. Bei Angehörigen von Minderheitsgruppen geht die Bereitschaft zurück, wie auch dann, wenn angenommen wird, der Notfall sei selbst verschuldet, etwa bei Alkoholmißbrauch.

Neben den hier aufgezeigten Faktoren wirken noch weitere auf die Hilfsbereitschaft ein, die wegen der Kürze der hier zur Verfügung stehenden Zeit nicht dargestellt werden sollen. Sie alle wirken im psychisch-emotionalen Bereich und führen häufig dazu, daß dringend notwendige medizinische Hilfe nicht gegeben wird.

An der Relevanz von Laieninterventionen im Rahmen der präklinischen Notfallversorgung besteht nicht der geringste Zweifel – die wichtige Rolle der Ersthelfer ist im Bild der Rettungskette anschaulich beschrieben.

Die Notwendigkeit der Ersten Hilfe findet ihren Ausdruck auch darin, daß ein umfangreiches Kursangebot vorgehalten wird: Jedes Jahr werden von den Hilfsorganisationen etwa 1 Mio. Menschen in Erster Hilfe und weitere 750 000 in den sog. Sofortmaßnahmen am Unfallort ausgebildet. Aber es genügt offensichtlich nicht, nur Kenntnisse und Fertigkeiten zu vermitteln, sonst wären suffiziente Hilfeleistungen in Notfällen nicht derart selten.

Nun liegt dem derzeitigen Kursangebot ein bestimmtes Menschenbild zugrunde, das psychische und emotionale Größen weitgehend vernachlässigt. Es wird vielmehr von einem rationalen, vernunftgeleiteten Menschen ausgegangen, der den Lernstoff aufnimmt, speichert und im Notfall anwendet. Träfe diese Prämisse zu, dann könnte man sich in der Tat auf die Vermittlung von Techniken beschränken. Der Mensch aber ist nicht nur rational, sondern auch emotional. Um in Notfällen helfen zu können, benötigt er nicht nur Wissen, sondern muß über Handlungskompetenz verfügen, mit der er dem hohen Anforderungsdruck in einer Notfallsituation begegnen kann. Er muß mit den besonderen Bedingungen einer solchen komplexen Situation vertraut sein, er muß gelernt haben, mit den sozialen und psychischen Barrieren umzugehen, die die Hilfeleistung häufig behindern.

Aus alledem folgt, daß die Ersthelferausbildung inhaltlich erweitert werden muß mit dem Ziel, die Handlungsbereitschaft und Handlungsfähigkeit der Bürger zu fördern. Die Ausbildungsmethoden sollten dahingehend geändert werden, daß etwa mit Hilfe von Rollenspielen und der Realität nachgestellten Situationen nicht nur Fertigkeiten eingeübt, sondern auch die eigene Handlungskompetenz erprobt werden kann [3, 4].

Diese Forderungen sind sicher nicht ohne weiteres und sofort umzusetzen, aber auch relativ kleine Schritte können zu Verbesserungen führen. Zum Beispiel überwiegt in den Kursen und auch in der Öffentlichkeitsarbeit immer noch die Darstellung des Notfalls als kollektive, anonyme Situation, in der eine Hilfeleistung zugunsten Unbekannter nötig wird. Besser und auch realistischer wäre es dagegen, solche Notfälle zugrunde zu legen, bei denen der Helfende dem Opfer nahesteht, also häusliche Unfälle oder Herz-Kreislauf-Notfälle. Die Betonung dessen, daß häufig eine Nähe zum Opfer besteht und daß der Helfende die einzige anwesende Person ist, vermag die Hilfsbereitschaft ebenso zu fördern wie die Auswahl von konkreten, täglich erfahrbaren Fallbeispielen. Diffuse Vorstellungen und Angstphantasien können damit eher abgebaut werden [2].

Wichtig ist es auch, nicht so stark auf die gesetzliche Verpflichtung zur Hilfeleistung hinzuweisen, weil großer normativer Druck die persönlichen, inneren Beweggründe in Frage stellt und die Tendenz fördert, Situationen aus dem Wege zu gehen, in denen Hilfe nötig ist. Auch die gesetzliche Verpflichtung zum Kursbesuch dürfte eher negativen Einfluß auf die individuelle Hilfsbereitschaft haben und die Angst vor rechtlichen Konsequenzen einer falschen Hilfeleistung bestärken.

Die Stellung des Ersthelfers, seine Bedeutung für die Notfallversorgung sollte deutlicher herausgestrichen werden. Im Rahmen unseres arbeitsteiligen Gesellschaftssystems führt die zunehmende Professionalisierung des Rettungsdienstes schon dazu, daß sich bei Laien die Hemmschwellen erhöhen, in diesem Bereich tätig zu werden. Wenn bei ihnen dann noch zusätzlich der Eindruck entsteht, die Rettungskette sei ein hierarchisches Prinzip, in dem die professionelle Hilfe etwas Höherwertiges darstellt, dann hat dieses negativen Einfluß auf die Hilfsbereitschaft. Die Rettungskette verläuft horizontal; Laienhilfe und professioneller Rettungsdienst sollten als gleichberechtigte Glieder verstanden werden, und dies nicht nur von den Laien, sondern auch von den Professionellen.

Den bisherigen Bemerkungen zu einigen hemmenden Faktoren helfenden Verhaltens seien nun noch wenige allgemeinere Überlegungen nachgestellt. Grundsätzlich ist helfendes Verhalten eine soziale Kompetenz, die gelernt werden muß, wie andere soziale Fähigkeiten auch. Ein Erste-Hilfe-Kurs kann da nicht mehr besonders viel bewegen; hier kann nur an Symptomen gearbeitet werden. Die Grundlagen müssen früher und an anderer Stelle gelegt werden – in der Familie und in der Schule. Der Erfolg hängt allerdings auch davon ab, inwieweit es gelingt, die Auswirkungen gesellschaftlicher Veränderungen abzumildern: Die Auflösung ehemals intakter sozialer Strukturen, der Rückzug ins Private, die Vereinzelung sind Phänomene, die das Verhalten der Menschen zueinander stark beeinflussen.

Vielleicht wäre die Integration der Breitenausbildung in ein umfassendes Programm der Gesundheitserziehung bzw. Gesundheitsförderung ein erster Ansatz, zielgruppenbezogen und an konkreten Lebenssituationen orientiert. Ziel dabei sollten nicht nur individuelle Verhaltensänderungen sein, sondern auch die Steigerung von Notfallbewältigungskompetenzen in der Bevölkerung. Es bedarf hier sicher eines langen Atems, und es bedarf enger interdisziplinärer Kooperation. Erfolge werden sich nur langsam einstellen, aber die Anstrengungen lohnen sich allemal.

Literatur

1. Friedrich H (1989)Beziehungen zwischen theoretischer Vorbereitung und konkreter Handlungssituation – Zur Psychologie der Hilfsbereitschaft. In: Kettler D, Bahr J (Hrsg) Herz-Lungen-Wiederbelebung durch Ersthelfer. Bibliomed, Melsungen
2. Garms-Homolova V, Schaeffer D (1987) Die Bedeutung der Laien in der Notfallversorgung. Bundesgesundhbl 30: 5–11
3. Garms-Homolova V, Schaeffer D (1987) Wirkung der Ersten Hilfe durch Laienhelfer. Sonderbericht zur Literaturanalyse „Wirksamkeit des Rettungswesens". In: Bundesanstalt für Straßenwesen, Bereich Unfallforschung (Hrsg) Untersuchungen zum Rettungswesen. Bericht 16: Literaturanalyse Wirksamkeit des Rettungswesens. Bergisch Gladbach
4. Garms-Homolova V, Hein U, Müller R, Schaeffer D (1988) Inhalte und Formen der Ausbildung in EH und SMU. Folgerungen aus dem Forschungsarbeiten auf dem Gebiet der Laienhilfe bei Unfällen. (Unveröffentlichter Zwischenbericht)

Reanimation durch Ersthelfer aus berufsgenossenschaftlicher Sicht

D. GÖNNER

Die gewerblichen Berufsgenossenschaften haben nicht nur die Aufgabe, bei Eintritt eines Versicherungsfalles Maßnahmen der Rehabilitation einzuleiten und ggf. Entschädigungsleistungen zu erbringen, sondern sie sind verpflichtet, für die Unfallverhütung sowie die Organisation und Durchführung der Ersten Hilfe in den Betrieben zu sorgen. Zur Erfüllung dieser gesetzlichen Aufgabe erlassen sie Unfallverhütungsvorschriften, die sich sowohl an die Unternehmer als auch an die Versicherten wenden. So haben sie einheitlich die Unfallverhütungsvorschrift „Erste Hilfe" erlassen. Diese bestimmt, daß in Büros und ähnlichen Bereichen jeder 20., in Produktionsbetrieben und ähnlichen Bereichen jeder 10. der anwesenden Beschäftigten zum Ersthelfer ausgebildet sein muß.

Von den ca. 60 Mio. Einwohnern der Bundesrepublik Deutschland sind etwa 28 Mio. in der gewerblichen Wirtschaft tätig, die bei den gewerblichen Berufsgenossenschaften für den Fall des Eintritts eines Arbeitsunfalles versichert sind. Die Zuständigkeit der gewerblichen Berufsgenossenschaften erstreckt sich in gleicher Weise auf Banken, Versicherungen, Arztpraxen, private Krankenhäuser, Kaufhäuser, Industriebetriebe wie Automobilfabriken, Chemiefabriken sowie Handwerksbetriebe, Friseure, „Tante-Emma-Läden" usw.

Die Forderung der Unfallverhütungsvorschrift „Erste Hilfe" bedeutet, daß in der gewerblichen Wirtschaft etwa 2 Mio. Ersthelfer ständig zur Verfügung stehen müssen. Das wird allerdings in der Praxis nicht erreicht. Kleinbetriebe sind schwer zu betreuen, so daß hier ein Defizit zu vermuten ist.

Die Qualifizierung der Ersthelfer in den Betrieben wird entscheidend dadurch abgesichert, daß die Unfallverhütungsvorschrift „Erste Hilfe" eine Fortbildung fordert. Im Gegensatz zur Regelung in der Straßenverkehrs-Zulassungs-Ordnung verpflichtet die berufsgenossenschaftliche Vorschrift sowohl die Unternehmer, für die Fortbildung der Ersthelfer in angemessenen Zeiträumen zu sorgen, als auch die Ersthelfer, sich fortbilden zu lassen.

Seit vielen Jahrzehnten enthält die Unfallverhütungsvorschrift auch Bestimmungen für die betrieblichen Bereiche, in denen mit Unfällen zu rechnen ist, die einen Herz-Kreislauf-Stillstand zur Folge haben können, wie z. B. bei Unfällen durch Einwirken elektrischen Stroms. Hier müssen Ersthelfer zusätzlich in der Herz-Lungen-Wiederbelebung ausgebildet und jährlich fortgebildet werden. Diese Maßnahme der Ersten Hilfe ist und bleibt ein unverzichtbarer Bestandteil der Erste-Hilfe-Ausbildung in den Betrieben.

Diese Regelungen, wie sie die gewerblichen Berufsgenossenschaften getroffen haben, haben ihre Parallelen im öffentlichen Dienst, in der Landwirtschaft und in spezifizierter Form für den Bergbau.

Auf Ausführungen zu den Faktoren

- Hilfe in den ersten Minuten,
- Anzahl der internen und anderen Hilfeleistungen,
- Motivation,
- Behalten und Vergessen des Erlernten und die
- Kostenfrage,

die alle auch für den berufsgenossenschaftlichen Bereich gelten, möchte ich bewußt verzichten. Es ist mir ein Anliegen, den derzeitigen Stand unserer Überlegungen zur Erste-Hilfe-Ausbildung, in der die Herz-Lungen-Wiederbelebung eine wesentliche Rolle spielt, darzustellen.

Das z. Z. auslaufende System der Ersthelferausbildung für den betrieblichen Bereich sieht den 8 Doppelstunden umfassenden Erste-Hilfe-Lehrgang vor. Die nach 3 Jahren vorgesehene Wiederholung besteht aus dem vollständigen Programm des 8 Doppelstunden währenden Lehrgangs. Ist nach Art des Betriebes mit besonderen Gefahren zu rechnen, so ist neben einer betriebsbezogenen Unterweisung auch die Teilname am Sonderlehrgang Herz-Lungen-Wiederbelebung (3 Doppelstunden) vorgeschrieben. Die Herz-Lungen-Wiederbelebung hat sich also durch die beiden Kriterien a) Sonderlehrgang und b) spezielle Gefährdung schon eingegrenzt. Die Wiederholung des Grundlehrgangs mit jeweils 8 Doppelstunden und die Vermittlung des gleichen Unterrichtsstoffes waren nicht geeignet, das Interesse an der Teilnahme von Fortbildungsveranstaltungen zu wecken.

Die Berufsgenossenschaften haben sich daher seit vielen Jahren um eine Änderung dieser Situation bemüht. In sehr intensiven Gesprächen mit den 4 Hilfsorganisationen und mit wesentlicher Unterstüzung der ärztlichen Sachverständigen ist jetzt die Erste-Hilfe-Ausbildung nach neuen Gesichtspunkten gegliedert und enthält nunmehr die Herz-Lungen-Wiederbelebung in der Einhelfermethode. Nach Angaben der 4 Hilfsorganisationen wird diese Ausbildung bundesweit zu Beginn des nächsten Jahres umgesetzt sein.

Gemeinsam mit den Hilfsorganisationen sind die Berufsgenossenschaften derzeit mit der Konzipierung eines sog. Erste-Hilfe-Trainings befaßt. Diese neue Lehreinheit soll in einem Zeitrahmen von 4 Doppelstunden zur Wiederholung, Auffrischung und Aktualisierung dienen und die wesentlichen Maßnahmen der Ersten Hilfe aufgreifen und adressatengerecht aufbereiten. Ein angemessener Anteil wird der praxisorientierten Wiederholung von Erste-Hilfe-Maßnahmen dienen, während im verbleibenden Zeitrahmen weiterbildende Inhalte unter besonderer Berücksichtigung der Aspekte von Zielgruppen erfaßt werden. Zur Zeit sind die Unfallversicherungsträger mit der Erarbeitung von betriebsspezifischen Fallbeispielen befaßt, die als Grundlage für eine branchenbezogene Ausbildung dienen sollen. Für diese Wiederholung wird ein Zeitraum von 2 Jahren als sinnvoll angesehen. Dies führt in Kürze zu einer Änderung der bestehenden Vorschriften.

Da künftig alle Ersthelfer im Rahmen der Ausbildung die Grundlagen der Herz-Lungen-Wiederbelebung erlernen und die Einhelfermethode üben, wird von den Berufsgenossenschaften derzeit überprüft, ob diese Ausbildung auch für die Angehörigen von Betrieben mit besonderen Gefährdungsbereichen ausreichend ist. Für diesen Personenkreis besteht ja – wie bereits gesagt – die Verpflichtung zur Teilnahme am Sonderlehrgang Herz-Lungen-Wiederbelebung, in dem die effektivere Zweihelfermethode gelehrt wird.

Wird die Frage positiv beantwortet – und davon gehe ich nach dem derzeitigen Stand aus – wird sich im Einvernehmen mit den Hilfsorganisationen folgender Fortbildungsrahmen ergeben: Erste-Hilfe-Lehrgang mit 8 Doppelstunden für alle Ersthelfer in den Betrieben unter Einbeziehung der Herz-Lungen-Wiederbelebung in der Einhelfermethode.

Für alle Ersthelfer aus Betrieben mit besonderen Gefährdungen bereits jeweils nach 1 Jahr die erste Fortbildung als das Erste-Hilfe-Training, in dem aber dann die Herz-Lungen-Wiederbelebung in der Zweihelfermethode gelehrt wird.

Ersthelfer aus anderen Betrieben absolvieren das Erste-Hilfe-Training innerhalb von 2 Jahren nach der Erstausbildung, aber ebenfalls mit der Herz-Lungen-Wiederbelebung in der Zweihelfermethode (Abb. 1).

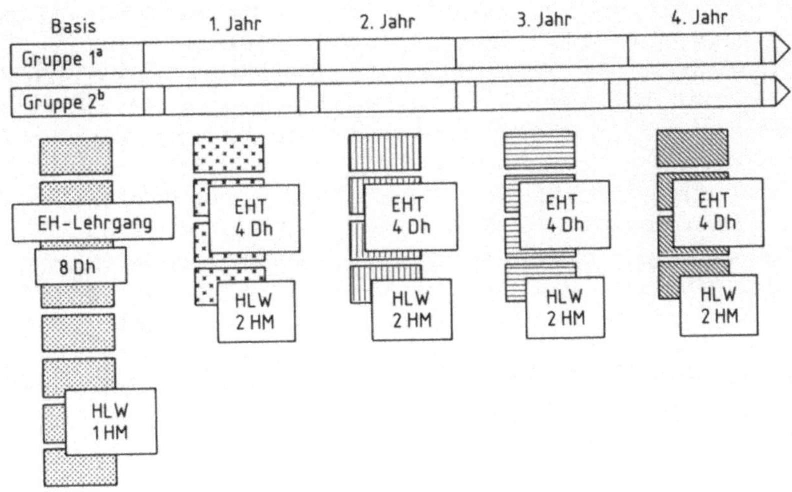

Abb. 1. Neukonzeption zur Ersthelferaus- und -fortbildung (*Dh* Doppelstunden, *HM* Helfermethode, *EHT* Ersthelfertraining, *HLW* Herz-Lungen-Wiederbelebung)

[a] Alle Ersthelfer ohne besondere Gefährdung
[b] Ersthelfer in besonders gefährdeten Bereichen (z. B. Elektro und Feinmechanik)

Das auf diese Weise weitgehend gleich definierbare Erste-Hilfe-Training läßt die wiederholende Ausbildung aller Betriebsangehörigen – unabhängig von besonderen Gefährdungsbereichen – zu. Lediglich in der Vorgabe des Zeitabstandes ergeben sich Unterschiede.

Ein auf den vorgenannten Überlegungen basierendes Gesamtkonzept ist nicht nur in der Durchführung mit gleichermaßen qualifizierten Lehrkräften einfacher sicherzustellen, es schafft auch für die Erstellung und Bereitstellung der erforderlichen Ausbildungshilfen und Medien kostendämpfende Voraussetzungen.

Zusammen mit den Hilfsorganisationen sind die Berufsgenossenschaften bemüht, diese Neukonzeption 1989 weiter zu entwickeln und Anfang kommenden Jahres Pilotlehrgänge durchzuführen.

Wir sind der festen Überzeugung, mit der besseren inhaltlichen Gestaltung der Ausbildung und der Neukonzeption der Fortbildung das Interesse an der Ersten Hilfe bei den Mitarbeitern in den Betrieben weiter zu steigern.

Mit der Einbeziehung der Herz-Lungen-Wiederbelebung in die Erste-Hilfe-Ausbildung wurde einer seit langem bestehenden Forderung der Berufsgenossenschaften Rechnung getragen und dieser ganz wesentlichen Maßnahme in der Ersten Hilfe im Gesamtprogramm der Ausbildung der gebührende Stellenwert eingeräumt.

Reanimation durch Ersthelfer aus der Sicht der Hilfsorganisationen

F. Bartels

Aus den vorangegangenen Beiträgen zur Reanimation durch Ersthelfer wird ein breites Spektrum an Initiativen und Erfahrungen deutlich, welche die Entwicklung in den letzten Jahren wesentlich beeinflußt haben.

Dies hat sich nicht zuletzt auch auf die Diskussionen innerhalb und zwischen den Hilfsorganisationen ausgewirkt, da diese einen nicht wegzudenkenden Anteil an der *Umsetzung* der wissenschaftlichen Erkenntnisse zur Lebensrettung haben und hier v. a. durch ihre bundesweiten Ausbildungsangebote den direkten Kontakt zum Bürger suchen, um ihn von der Notwendigkeit *sachgerechter Erster Hilfe* zu überzeugen und *anwendbares Wissen* zu vermitteln.

Die 20000 Lehrkräfte, die jährlich mit über 1 Mio. Menschen Lehrgespräche zur Ersten Hilfe führen, sowie über 7000 Ärzte, die sich in den Hilfsorganisationen engagieren, wurden in den letzten Jahren immer wieder mit der Frage konfrontiert, warum die Herzdruckmassage nicht zum Lehrgegenstand der Ersten-Hilfe-Ausbildung zähle.

Schon immer bestimmte die gesellschaftliche Entwicklung in unserem Staat, insbesondere im Bereich des Rettungswesens, die Wege der Gedankengänge und Forderungen.

Allein der ASB kann auf eine über 100jährige Tradition der Ersten-Hilfe-Ausbildung zurückblicken, da die damaligen Lebensverhältnisse der „Arbeiterschaft" diese Organisation speziell zur Durchführung von Lehrkursen in Erster Hilfe zum Leben erweckte.

Gewissenhaftigkeit aus der Verantwortung der damals unterrichtenden Ärzte ließ vom Umfang der seinerzeit 1/2 Jahr dauernden Kurse auf eine gründliche Ausbildung schließen.

Im Jahre *1953* trat der Gedanke der Breitenausbildung in den Vordergrund. Ziel war und ist es, möglichst viele Menschen vorbeugend – zunächst unter dem Aspekt der „Zivilschutzvorsorge" – mit den Grundlagen der Ersten Hilfe vertraut zu machen.

So hat man sich bei den inhaltlichen Festlegungen auf das Notwendigste beschränkt, um im Zeitrahmen von 8 Doppelstunden dem gewünschten Ziel Rechnung zu tragen.

Eine weitere Reduzierung erfolgte 1968 mit der Definition der *Unterrichtung in Sofortmaßnahmen am Unfallort,* um dem Unfallgeschehen im zunehmenden Straßenverkehr zu begegnen.

Die Auswahl der Themen, die aus der 8 Doppelstunden umfassenden Ausbildung in einen neuen Zeitrahmen von nur 3 Doppelstunden übertragen wurden, orientierte sich am Notfallgeschehen bei Verkehrsunfällen, ohne daß die Inhalte selbst verkürzt dargestellt werden sollten.

Um das „ABC" der Soforthilfe bei lebensbedrohenden Störungen zu erlernen, d. h.

– einen aufgefundenen Bewußtlosen in die Seitenlage zu bringen,
– ggf. einen Schutzhelm abzunehmen,
– eine nicht atmende Person zu beatmen,
– eine stark spritzende Blutung erfolgversprechend zu stillen,
– einen bei jeder Notfallsituation auftretbaren Schock mit geeigneten Mitteln einzudämmen sowie
– grundlegende Verhaltensweisen und einen Notruf zu erlernen,

bedarf es keiner längeren Ausbildungszeit, wenn der Anspruch an die Wirksamkeit der Ausbildung genauso verfolgt wird wie im Programm von 8 Doppelstunden.

Zur effektiven Vermittlung und zum Erlernen der möglichen praktischen *Sofortmaßnahmen* stand im Erste-Hilfe-Lehrgang nicht mehr Unterrichtszeit zur Verfügung.

Der einzige Unterschied war: Im längeren Lehrgang ergaben sich durch Beispiele weiterer Notfallsituationen häufiger Möglichkeiten zur Wiederholung der Basismaßnahmen, ohne daß diese – bei gleicher Teilnehmerzahl – intensiver geübt werden konnten.

In konsequenter Folgerung kann daher davon ausgegangen werden, daß die Vermittlung ausgewählter Inhalte der Ersten Hilfe in einem zeitlich kürzeren Rahmen für die Lernziele, die den einzelnen Themenschwerpunkten zugeordnet sind, genauso wirksam – oder unwirksam – erfolgt.

Je stärker der Rettungsdienst ausgebaut, je vordergründiger das Vertrauen auf den anderen, den vermeintlich fachlich kompetenteren Helfer, letztlich auf den Arzt oder Rettungssanitäter, im Verlauf der letzten 30 Jahre wurde, desto handlungs*un*williger wurde der Laie;

– vielleicht, weil man ihn immer wieder als eben diesen „Laien" bezeichnet und als solchen behandelt,
– statt ihm bewußt zu machen, daß es im Notfall *zuerst* auf ihn ankommt, daß er entscheidet über Leben und Tod ... und,
– daß er Hoffnung und Zutrauen haben muß
  zu sich selbst,
  zu seinem Leistungsvermögen,
  zu den lebensrettenden Auswirkungen seines Handelns.

Daher soll der Lehrgangsteilnehmer nach den an ihn zu stellenden Erwartungen ausgebildet werden.

Stand früher das medizinische Grundwissen zum Bau und zur Funktion des menschlichen Körpers als vermeintlich wichtige Grundlage für die Fähigkeit zur

Hilfeleistung im – auch zeitlichen – Vordergrund, wird davon heute deutlich Abstand genommen.

Vorbei sind die Zeiten, in denen Aufzählungen einzelner Knochen, Muskeln oder Organe Gegenstand langer Vorträge war. Vorbei ist auch die Zeit, in der vielfältige Ursachen, die oftmals im Ergebnis keine anderen Notfallsituationen zur Folge hatten, zu schillernden Erlebnisberichten aus der Erfahrungswelt einzelner Lehrkräfte führten, die die Teilnehmer begeisterten – oder wohl eher langweilten.

Statt dessen wird dem tatsächlichen Praktizierbaren, dem im Notfall anzuwendenden Wissen Vorrang gegeben. Insbesondere werden die dazu erforderlichen Fertigkeiten regelrecht trainiert.

Nicht halbmedizinisches Wissen, sondern ausschließlich praktische Fertigkeiten durch gezieltes Handeln entscheiden!

Die Umsetzung erfolgt auf der Basis *gemeinsamer Grundsätze,* in denen die 4 ausbildenden Organisationen 1987 die Grundlagen ihrer Arbeit zum Ausdruck brachten.

Es gehört nicht nur zum *Selbstverständnis* jeder der 4 ausbildenden Organisationen, *in Notfällen qualifizierte Hilfe zu leisten, sondern auch, die hierfür erforderlichen Voraussetzungen zu schaffen.*

Für die Durchführung der Ausbildungen werden fachliche Voraussetzungen gewährleistet:

– Eigene Ärzte nehmen die medizinische Aufsichtspflicht wahr.
– Die Einbindung in den Rettungsdienst und Katastrophenschutz garantiert, daß hier gemachte Erfahrungen ausgewertet werden und in die Ausbildung einfließen können.

Auch die erziehungswissenschaftliche Komponente ist von Bedeutung. Es wird sichergestellt, daß nach jeweils aktuellen „pädagogischen" Erkenntnissen die Grundlagen für die Wissensvermittlung regelmäßig überprüft und angepaßt werden, um sich v. a. in der Schulung und Weiterbildung der Lehrkräfte auszuwirken.

Waren es anfangs ausschließlich Ärzte, wurde mit Zunahme der Breitenwirkung die Vermittlung des Wissens zur Ersten Hilfe besonders geschulten Lehrkräften der Hilfsorganisationen zugebilligt, auch wenn diese kein Medizinstudium nachweisen konnten. Hier gilt die Aufmerksamkeit der besonderen Verantwortung für die erforderliche Qualifizierung der Ausbilderinnen und Ausbilder nunmehr auch für die Herzdruckmassage. Sie ist Bestandteil der Ersten Hilfe geworden – sozusagen Allgemeingut.

Ob sie allgemein „GUT" sein wird, hängt von der pädagogischen Umsetzung der Lernziele – und das gilt für alle Maßnahmen der Ersten Hilfe – wesentlich ab.

Medizin und Pädagogik müssen miteinander harmonieren, um eine wirkungsvolle Verknüpfung medizinischer Fachkenntnis mit lernwirksamen Unterrichtsverfahren sicherzustellen.

Daher zählen auch zweckentsprechend eingerichtete Schulungsräume und die Verfügbarkeit lerneffektiv einsetzbarer Unterrichts- und Übungsmedien zu den sachlichen Voraussetzungen.

Die notwendigen Medien werden hierbei in ausreichender Zahl und funktionsfähig vorgehalten. Besondere Aufmerksamkeit wird der Hygiene und Desinfektion, insbesondere bei den Übungsgeräten zur HLW, gewidmet.

Absprachen erfolgen hinsichtlich einheitlicher Rahmenbedingungen. Je Lehrgangsform werden Themenkatalog, Mindestausbildungszeit und eine pädagogisch begründete Beschränkung der maximalen Teilnehmerzahl festgelegt.

Die Einbeziehung der *Herzdruckmassage in die Breitenausbildung* führte zu einer völlig neuen Konzeption der Erste-Hilfe-Ausbildung, die in einer ersten wissenschaftlichen Wirksamkeitsuntersuchung bereits deutliche Erfolge verzeichnen konnte.

Methoden zur Wiederbelebung oder Behandlung von „Scheintoten" sind schon aus Urzeiten bekannt. Lange Zeit jedoch prägten mechanisch wirkende Bewegungsübungen nach Holger-Nielsen oder Sylvester-Bosch die Erste Hilfe.

Erst 1958 – vor 30 Jahren – entdeckte man die *Mund-zu-Mund-Beatmung als Atemspende* wieder.

Schon damals waren es die USA von wo die „heilsame Kunde" nach Europa drang.

Drei Faktoren wurden als wichtig für eine erfolgversprechende Wiederbelebung aufgeführt:

- das unerläßliche Freimachen der Atemwege,
- die schnellstmögliche und reichliche Zufuhr sauerstoffreicher Luft und
- die Wiederingangsetzung der Herztätigkeit, die durch die verschiedensten Reizwirkungen erreicht werden kann.

Es sollte nach dieser Feststellung noch über 20 Jahre dauern, bis man sich auf eine sinnvolle und erfolgversprechende Methode der Erste Hilfe bei Herzstillstand einigen konnte, die zugleich dem „Laien" zuzutrauen und zu vermitteln wäre.

Dennoch, schon 1960 wurde die Technik der äußeren Herzdruckmassage entwickelt und anerkannt. Sie blieb jedoch bis 1984 ausschließlich besonderen Personengruppen vorbehalten.

„Kampf dem Herztod" ist ein Schlagwort, welches aufgrund der Häufung bestimmter Notfallsituationen auch zur Integration *geeigneter und anerkannter Sofortmaßnahmen* in die Breitenausbildung aufrief.

So ist (dem Trend der Zeit entsprechend) die *HLW* nunmehr vollständig Gegenstand der Ersthelferausbildung geworden und soll ebenso Gegenstand der neuen, zeitlich erweiterten *Lebensrettenden Sofortmaßnahmen* werden.

Gleichzeitig wurden weniger häufig erforderliche oder veraltete Maßnahmen, denen früher besonderes Gewicht gegeben wurde, verdrängt.

Ausschließlich die Zielsetzung der praktischen Maßnahmen stehen im Vordergrund.

Derzeit bieten die Hilfsorganisationen im Rahmen der Breitenausbildung folgende Lehrgangsformen bundesweit an:

- Erste-Hilfe-Lehrgang in 8 Doppelstunden,
- Sofortmaßnahmen am Unfallort in 3 Doppelstunden und
- die Sonderausbildung HLW für besonders gefährliche Arbeitsbereiche (z. B. Elektro- und Feinmechanik).

Die Umstellung auf neue Konzepte erfolgt schrittweise und nacheinander. Dies ergibt sich aus arbeitsbedingten und finanziellen Gründen und erscheint sinnvoll zu sein, zumal sich die nachfolgenden Schritte aus den jeweils vorausgegangenen zwingend ergeben.

1. Schritt:

Erste-Hilfe-Lehrgang mit neuer Themenverteilung und integrierter Herzdruckmassage. Gleichzeitig wird besonderer Wert auf einen höheren Anteil praktischer Übungen und praxisorientierter Fallbeispiele gelegt.

Das Konzept beinhaltet den konsequenten Aufbau einer am Notfall orientierten Handlungskette. Der *Teilnehmer lernt schrittweise Zusammenhänge kennen.* Zur *Erreichung der Lernziele* steht ausreichend Unterrichtszeit zur Verfügung, wenn die hierfür *erforderlichen Einschränkungen* beachtet werden:

- Die Teilnehmerzahl darf 20 Personen nicht überschreiten.
- Bei den wesentlichen Übungen, insbesondere bei der Übung der Herz-Lungen-Wiederbelebung, darf die Teilnehmerzahl je Übungsgerät 10 Personen nicht überschreiten.
- Zur Überwachung, Korrektur und erneuten Anleitung ist je Übungsgerät ein Ausbilder oder besonders geschulter Lehrgangshelfer einzusetzen.

Ungeachtet des festgelegten Zeitrahmens bleibt der *Ausbilder verantwortlich* für das Erreichen aller Lernziele. Eine *Beschränkung auf das Wesentliche* ist daher schon *im „theoretischen Teil"* der Ausbildung erforderlich.

2. Schritt:

Betrifft die bisherige „Unterrichtung in Sofortmaßnahmen am Unfallort".

Sie soll um eine Doppelstunde verlängert und *Lebensrettende Sofortmaßnahmen* genannt werden. Auch hier wird die HLW integriert werden.

Unter Verzicht auf rein „verkehrsunfallbezogene" Inhalte könnte im gleichen Zeitrahmen der durchschnittlich höheren Altersgruppe der Angehörigen von Risikopatienten Rechnung getragen werden. Hier wird, neben einer auf diese Altersgruppe speziell abzustellenden pädagogischen Verfahrensweise, mehr Übungszeit erforderlich, da mit höherem Alter schon die „Beweglichkeit" bei Übungen abnimmt und mehr Geduld und Zeit aufgewendet werden muß.

Völlig neu wird ein *Erste-Hilfe-Training* sein. In 4 Doppelstunden sollen wesentliche Inhalte der Grundausbildung aufgefrischt und v. a. durch Übungen vertieft werden.

Alle 3 Programme sollen aufgrund einer Ausbilderschulung durch dieselbe Lehrkraft abgedeckt werden. »Bausteine« aus dem Erste-Hilfe-Lehrgang begrenzen den Aufwand für variabel gestaltete Medien.

Nachdem die Hilfsorganisationen in der Bundesrepublik Deutschland dem Druck von außen, aber auch von innen nachgegeben und die Herzdruckmassage in die Erste-Hilfe-Ausbildung aufgenommen haben, steht einer bundesweiten Verbreitung nichts mehr im Wege.

Dennoch gibt es erhebliche Vorbehalte, jedoch nicht mehr über das „Ob", sondern bestenfalls noch über das »Wie" – insbesondere in der Definition der Voraussetzungen für einzelne Adressatengruppen.

Kann den besonders interessierten und häufig davon berührten Angehörigen von Risikopatienten, welche die HLW als möglicherweise einzig rettende Maßnahme für ihre Ehemänner oder Ehefrauen, Mütter oder Väter beherrschen sollten, dies vorenthalten werden, wenn sie nicht gleichzeitig bereit sind, zuvor 8 Doppelstunden Erste Hilfe zu erlernen?

Dies ist eine der Fragen, die noch nicht endgültig geklärt sind, zumal sich Argumente dafür und dagegen aufzeigen lassen.

Ein „HLW-Lehrgang", der sich in erster Linie an die Angehörigen der Risikopatienten wendet und sich dabei ausschließlich auf die Inhalte der Herz-Lungen-Wiederbelebung („isolierte HLW") beschränkt, führt, so meinen Kritiker, zu einem Ersthelferspezialisten, der möglicherweise bei allen anderen Notfallsituationen handlungsunfähig bleibt, wenn von ihm nicht vorweg z. B. der Besuch eines Erste-Hilfe-Lehrgangs gefordert wird.

Könnte dies nicht sogar dazu führen, daß er bei einer weniger eindeutigen Situation, die nicht nur die Ausschließlichkeit der HLW erfordert, in Zweifel gerät, was er zu tun habe und – wie viele anderen Menschen heute – dann lieber gar nichts tut?

Den Zielen der Breitenausbildung entspricht die „breite" Vermittlung eines Standardwissens zur Ersten Hilfe, welches die wesentlichen Notfallsituationen abdecken kann – und das v. a. zur Selbst- und Nachbarschaftshilfe.

Trotz überzeugender statistischer Zahlen muß daher die Frage erlaubt sein, ob es außer den 100 000 kardialen Notfällen nicht auch andere – in weitaus größerer Zahl – gibt, die ebenfalls einer sachgerechten Ersten Hilfe in den nicht wegzudiskutierenden „ersten 5 – 20 min" – oder mehr – bedürfen.

Daß es mit dem weit verbreiteten Vertrauen auf den gut ausgestatteten Rettungsdienst nicht getan ist, braucht gerade in diesem Kreis keiner besonderen Betonung.

Diskutiert wird z. B. ein 3 Doppelstunden umfassendes Programm, welches die *ABC-Maßnahmen* umfaßt. Es handelt sich hierbei nicht um ein ausschließlich auf die HLW, sondern auf das gesamte „ABC" ausgedehntes Lehrprogramm.

Dieser Lehrgang kommt den HLW-Projekten sehr nahe und soll diese aufgreifen und flächendeckend fortführen. Inhaltlich werden hier die Inhalte der neuen „Lebensrettenden Sofortmaßnahmen" ohne die mehr dem Verkehrsunfallgeschehen zugeordneten Themen (wie das Abnehmen des Schutzhelmes, Blutstillung und die Rettung aus dem Gefahrenbereich) – ansonsten jedoch in gleichem Umfang – übernommen und sollen gleich intensiv vermittelt werden.

Der Schein trügt, die Hilfsorganisationen würden sich dem Trend verschließen. Es kann sogar freiweg zugegeben werden, daß die hier gemachten Erfahrungen durchweg aufmerksam verfolgt, sachlich diskutiert und z. T. in Einzelprogrammen erprobt werden.

Wichtig ist, daß das Angebot attraktiv, zeitlich überschaubar, zum Nutzen jedes Einzelnen anwendbar und im Gesamtsystem sinnvoll eingegliedert ist.

Alle Neuerungen tragen zur Gesamtsituation der Erste-Hilfe-Leistungsfähigkeit der Bevölkerung bei. Dennoch sind alle Maßnahmen und Projekte nur „ein Tropfen auf den heißen Stein". Bei allem gutem Willen ist das *gesellschaftliche Bewußtsein für die Erste Hilfe im Notfall* nicht besonders ausgeprägt. Motivation zur Teilnahme tut Not, lediglich die Motivation zum Mitmachen, zum Erlernen der machbaren Erste-Hilfe-Maßnahmen läßt sich durch die Lehrkräfte fördern.

Um langfristig eine Änderung dieser Situation zu erreichen, muß die Erste Hilfe, welche nicht zuletzt einen unverzichtbaren Anteil zum Gesundheitsbewußtsein beitragen kann, in früher Kindheit Gegenstand der Allgemeinbildung werden. Sie gehört in die Schule, für jedes Kind, beginnend in der Grundschule, in einem Alter, in dem nachweislich eine weitaus höhere Lernbereitschaft und – selbst fachlich beurteilt – auch Lernfähigkeit besteht.

Aus diesbezüglichen Pilotprojekten liegen bereits umfangreiche Erfahrungen vor, die mehr als Hoffnung geben.

Nicht nur, weil es im Schulalltag üblich ist, ist Grundlegendes zu wiederholen, schließlich lernt man in der Schule „für's Leben" – und gerade hier trifft diese altschulmeisterliche Aussage mehr als zu!

Auch HLW kann hier möglicherweise schon thematisiert und trainiert werden.

Dabei darf man davon ausgehen, daß dann die Motivation aufgrund eines gänzlich anderen Bewußtseins zum *Helfenwollen* und *Helfenkönnen* eine andere sein wird, als wir sie heute kennen und beklagen.

Daher muß die Erste Hilfe einen festen Platz im Rahmen der Lehrpläne an den allgemeinbildenden Schulen finden und zum selbstverständlichen Bestandteil der Gesundheitserziehung werden.

Hier liegt noch ein langer Weg vor uns.

Sachverzeichnis